1天10分鐘
立即增高

掌握成長黃金期

孩子高人一等的關鍵祕笈

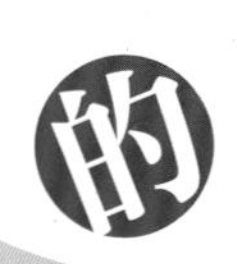

中醫獨門！兒童捏脊按摩法，提高免疫力！

長高穴位按摩　親子舒展操　美味增高料理

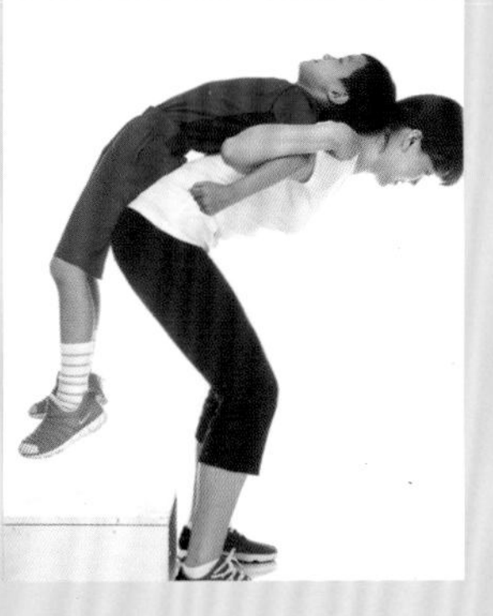

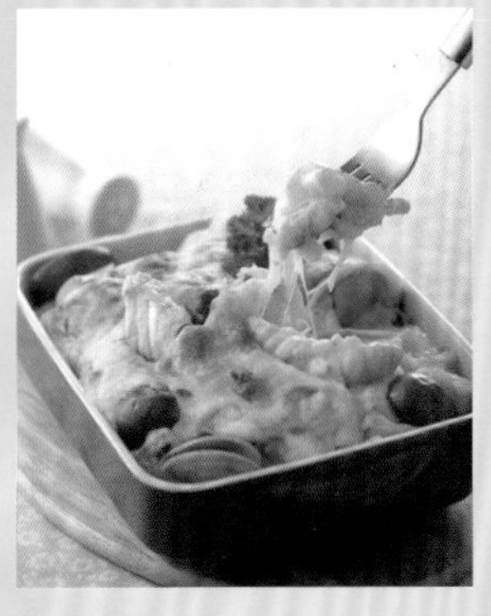

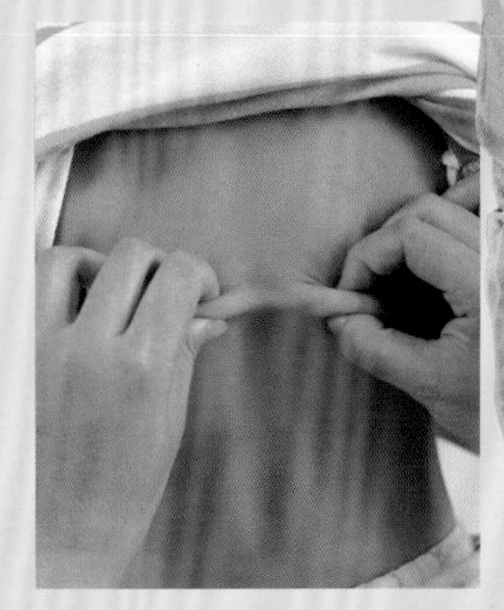

親子動一動，孩子長高，媽媽跟著瘦！

推薦序

「哪裡可以找得到專門看小孩子的中醫師？」這是不少家長心中的疑問。於是一間「專門看小孩子」的親子中醫院，應允而生，這幕後的推手，是我想要極力推薦的親子中醫師～黃子玶醫師

第一次遇到子玶，是在 2010 年，我剛從美國進修回來。當時，我請子玶幫忙，把長庚紀念醫院的小兒氣喘中醫優質門診看診流程建立起來，子玶不僅協助聯繫護理、醫檢、藥師、行政各方面的作業程序，還一起出版了「中醫小兒氣喘優質門診衛教手冊」，讓家長有多元化的中西醫合作照護氣喘病患的就醫環境。接著，子玶在長庚醫院擔任主治醫師期間，一方面，主持氣喘研究計畫、發表研究論文於國際雜誌，取得醫學碩士學位。一方面，還擔任兒童與青少年生長發育中西醫聯合門診主治醫師，是一個非常難得的優秀中西醫師。

同時兼具家長和醫師角色的子玶和幾個志同道合的「媽媽級」中醫師們一起開設了「悅兒親子中醫」診所。並經常在國中小與幼稚園辦理衛教講座，教老師和家長們注意孩童的生長發育還有身體健康。尤其是父母特別注意的身高問題，她也會和院裡的醫師們共同討論，除了對症治療外，也和父母建立起良好的友善關係，藉由溝通，想方設法讓上門求診的父母和小孩都能開開心心的享受成長的必經過程。

親子中醫，有別於一般傳統的中醫診所。一個屬於孩子與家長友善的中醫診所，瞭解孩子與家長的需求，並進行兒童與青少年中醫健康照護。「本著醫者心，讓每個孩子都是父母眼中喜悅、健康、快樂的兒童。」這是她開診的初衷，讓每個帶著孩子進門的家長，都能得到適切的中西醫建議與妥適的治療與健康照護，可以讓家長擔憂小孩的心得到依靠。

「1 天 10 分鐘，掌握黃金期孩子高人一等的關鍵秘笈」一書，就是以醫者父母心為出發，從孩子每一階段的成長期到最重要的青春發育期，提供在孩子的成長過程中，面對會擔心的各種疾病與體質調理，以中西醫兒科的專業訓練，提供最正確的方法，而不是到處「打聽」偏方。

本書除了提醒父母掌握成長的黃金期之外，也提供可助長的穴位按摩、捏脊等親子互動。書中還有讓孩子吃的健康，吃的安心的美味料理。相信本書，在子玶的中西醫兒科專業訓練下，絕對能提供給家長們最有「愛」的訊息，伴隨著家長與小孩們這快樂地喜悅長高又長壯。

中國醫藥大學附設醫院

顏宏融 中醫部兒科醫師

作者序

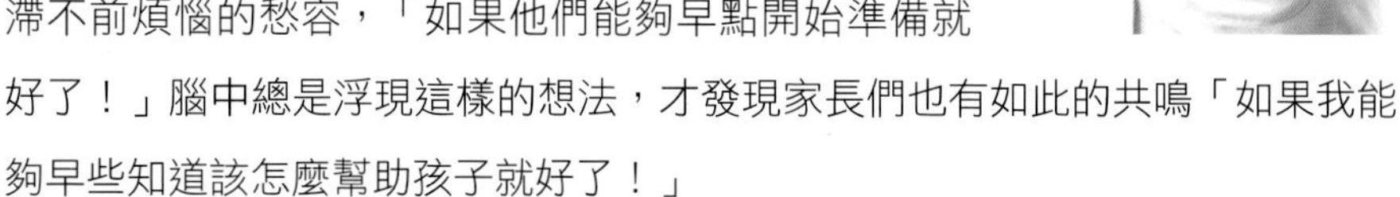

從事兒科臨床工作多年，又身為兩個孩子的母親，深能體會為人父母殷殷期盼著孩子健康長大的心！每每看到焦急的父母帶著孩子求診，擔心孩子是否因為早熟而可能長不高，或是已經錯過生長黃金時期而扼婉不已的眼神，心總是為他們揪了一下！

望著身高尺上點滴增長帶來的笑容，或是身高停滯不前煩惱的愁容，「如果他們能夠早點開始準備就好了！」腦中總是浮現這樣的想法，才發現家長們也有如此的共鳴「如果我能夠早些知道該怎麼幫助孩子就好了！」

於是，一直期許自己有天能夠整理一本如何照顧孩子成長的書，來幫忙父母完成這個重大的任務。

門診經常照顧到同一家庭的不同成員們，因而觀察到孩子與父母親的體質差異，也發現一件有趣的事實；孩子的體質跟父母的體質的相似度很高。除了父母遺傳給孩子先天的基因因素，後天的環境跟飲食的影響，更是讓孩子從白紙一樣地開始慢慢著上不同的色彩，形成自己獨特的體質，也影響了孩子的生長之路。

因此，從孩子不同階段的生長期開始，從孩子的生活與飲食照顧開始，一點一滴的細細照顧，才是幫助孩子健康成長的關鍵！成長只有一次，無法重新來過，本著希望讓家長把握黃金時期的努力，本書整理了生長發育相關的知識與個人的臨床經驗，按圖索驥一步一步的將孩子自兒童期至成長期的發育細節一一剖析！

從孩子出生開始，每天 10 分鐘，讓我們陪伴著孩子一起健康成長，順利轉大人！

悅兒親子中醫

黃子玶 總院長

作者序

要長高，吃的多、吃得好，也必須動的多、動的巧

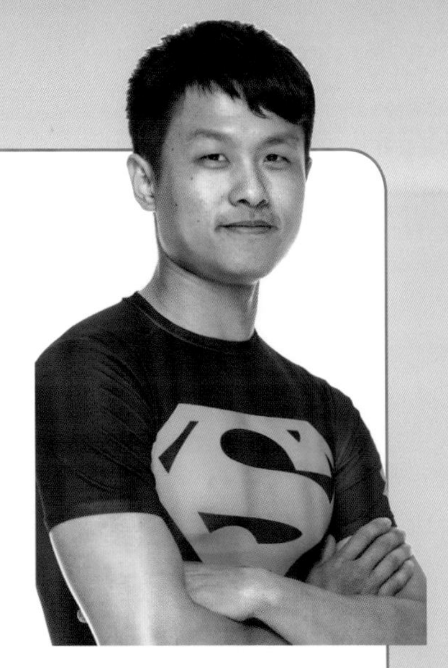

俗諺說「早早睡，一眠大一寸」，現在的家長無不希望自己的小孩從小就高人一等，然而，影響孩子身高的因素有很多，除了先天的基因遺傳外，還包括後天的均衡營養、充足睡眠、規律運動、良好的生活作息等，都與孩子的成長息息相關，缺一不可。

有很多時候，家長會有疑問，動太多或者是拿太重的小朋友是不是會長不高？其實不盡然，只要訓練的分量拿捏得宜，運動過程中時常觀察孩子的反應，就能預防不必要的傷害發生。適當的阻力運動及伸展練習，不僅可以讓孩子的肌肉力量提升與肌肉柔軟度變好，對於還在成長的孩子而言，也有助於身體協調性的發展，在從事其他運動的時候絕對會有加分的效果。

本書為不同年齡層的孩子設計適合的活動，希望透過親子間的互動，利用蹲、跑、跳、轉等一些動作來增加運動中的樂趣。當然，所有的訓練都需要持之以恆才能見效，相信在家長的陪伴之下，孩子的成長過程勢必會增添更多的色彩及美好的回憶。

最後要感謝家人的支持，公司主管的引薦及兒童治療部門同事們的幫忙，得以完成此本跨專業領域的書籍，希望能讓所有家長及孩子能透過此書體驗到一同運動的樂趣。

力康運動醫學機構

黃健哲 教練

作者序

姿勢正確！
讓孩子從小就高人一等

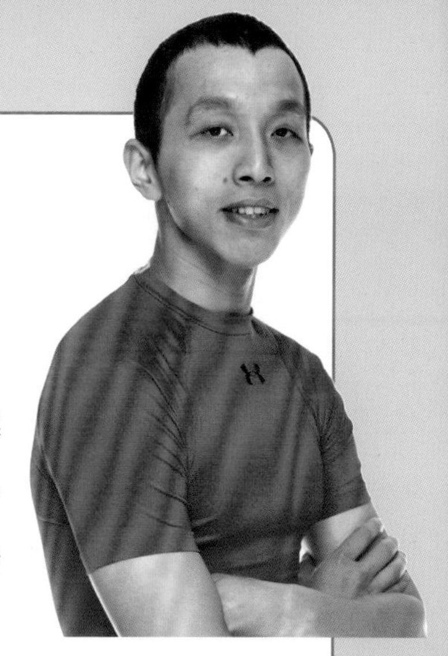

現在孩子從國小開始課業繁重，以至於缺乏足夠的運動，坐得時間比站的時間還久，時間一久，造成肌肉緊繃、圓背、烏龜頸、脊椎側彎等，若長時間下來，不良的姿勢甚至會影響骨骼的正常排列，阻礙身高的發展。

此外小朋友書包的重量往往超乎我們的想像，小小的身軀加上肌肉力不足，脊椎無法承受外在負荷，導致體態不佳，如果我們的姿勢調整正確，身體直了，身形就會拉長了。

因次透過本書，藉由設計不同年齡層的遊戲運動，幫助孩子增強軀幹及下肢的力量，維持良好體態，以減少脊椎的負荷，讓您的小孩在同年齡面前高人一等。

最後感謝單位的主管，以及診所與健康管理中心同事與各領域治療師們的協助，使得本書得以順利完成，希望讀著除了從遊戲中學會正確的運動，也可以增進親子感情，讓您與孩子動的安全，動的健康。

力康運動醫學機構

李梓綸 教練

目錄

PART

1 增高轉骨掌握成長關鍵期

PART

2 4大關鍵！助長身高祕方

PART

3 1天10鐘，捏脊按摩、親子伸展操，練出好骨力

CONTENTS

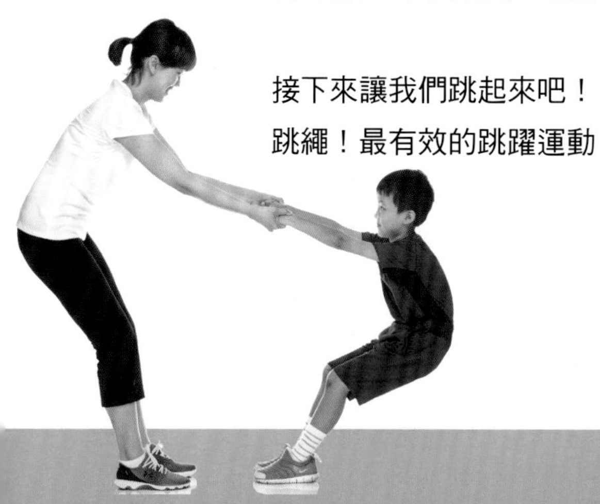

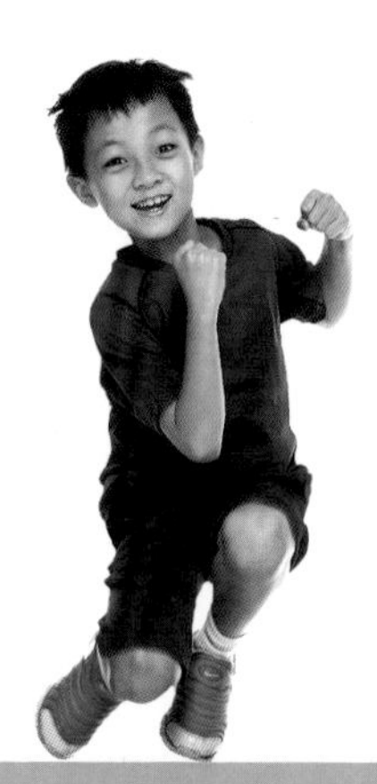

目錄

PART 4 有助成長的美味料理

CONTENTS

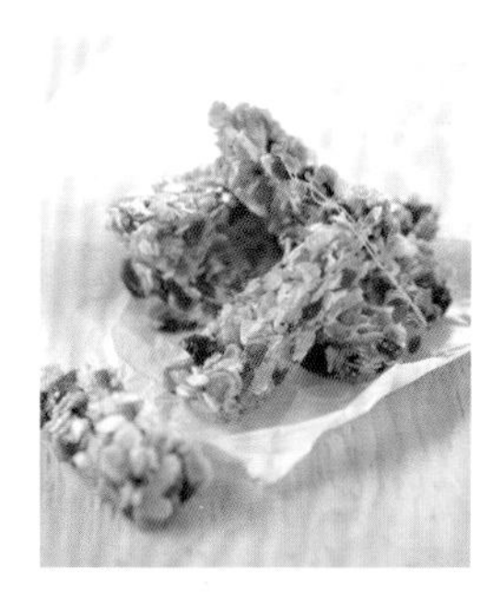
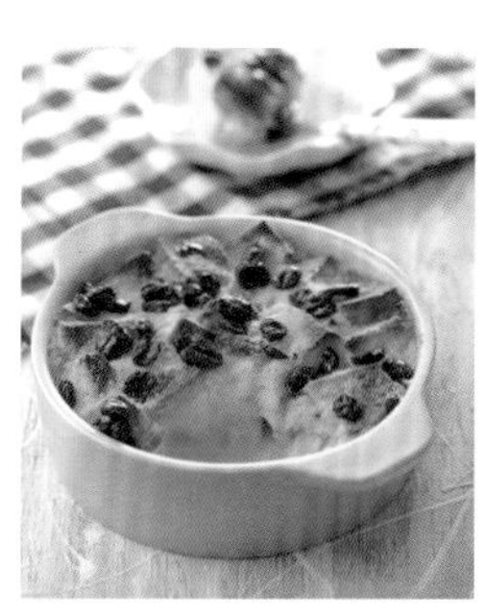
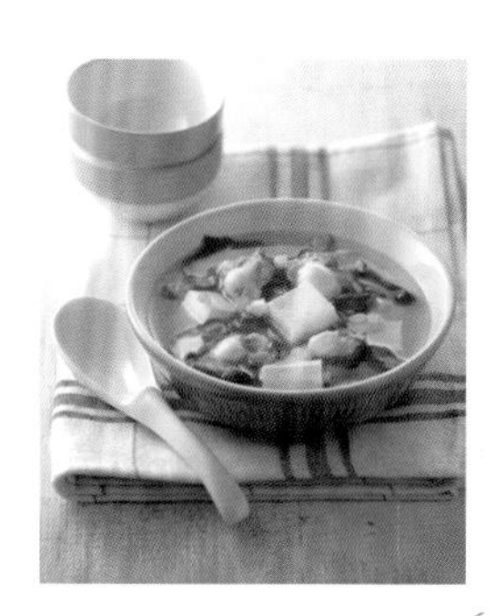
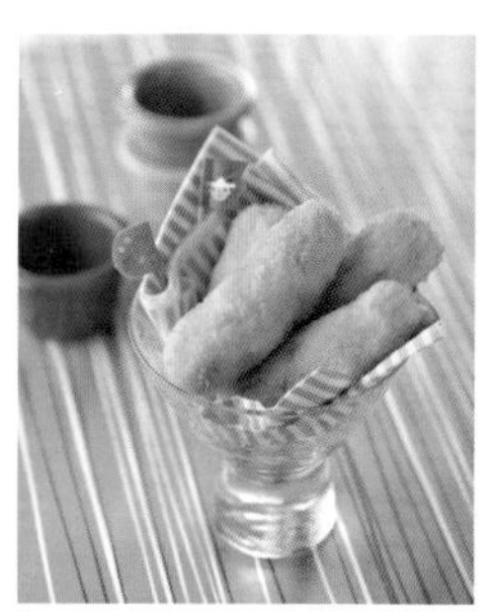

CONTENTS

PART

Q&A 成長階段的疑難雜症

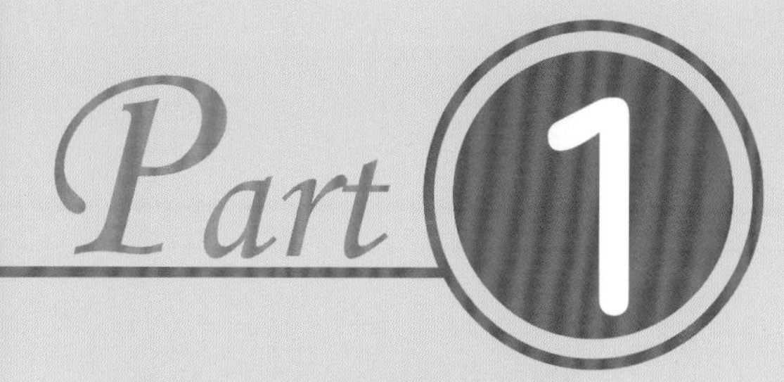

增高轉骨！掌握成長關鍵期

人與人接觸的第一印象，經常來自於身高，若是身高比別人矮，氣勢彷彿立刻少了一截。因此爸媽得好好掌握孩子的生長黃金期，用對「轉骨」方法！長高要趁早，時間點抓好，才能拯救身高，抬頭挺胸的充滿信心！

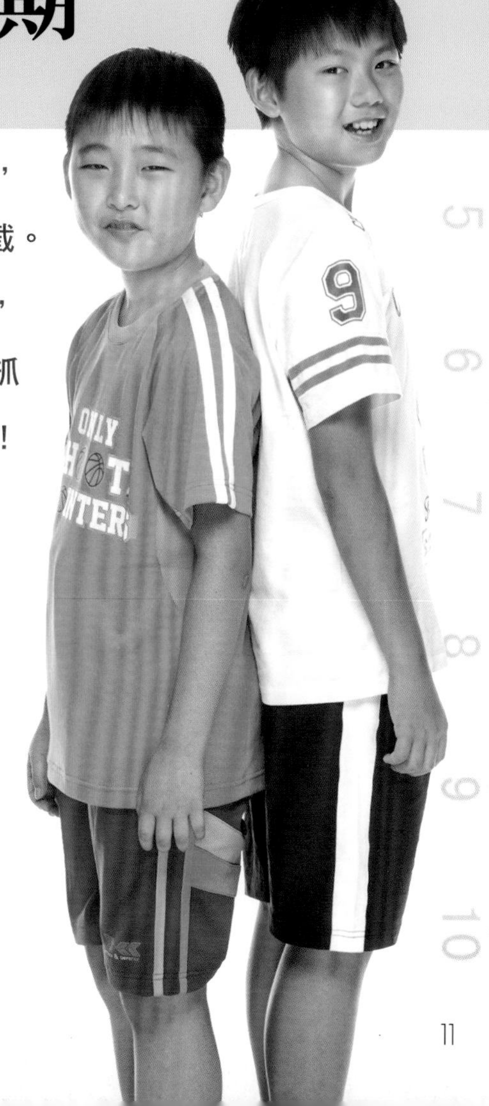

高人一等的人生勝利組

人與人對初次見面，身高、外貌、職業是決定印象的先決條件。其中又以「身高」最引人注目，總能比一般人多佔了些許優勢和好人緣，對於日後的發展可是很有助益的哦。要讓孩子未來當勝利組，爸媽就多費心囉！

孩子長得高！自信更加倍 !!

讓自己的孩子從小就能高人一等，相信是父母心中最大的期望之一！因為擁有高挑的身材，似乎在未來人生勝利組上就穩站「高」的位置，這不僅是吸引人的第一目光，對於提高自己的自信心和優越感也很有助益，相信在日後的人際關係能變的更活躍。

身高多 1 公分，未來年薪加 2%

根據威斯康辛大學 (University of Wisconsin-Madison) 的一項研究裡發現，在 173cm ～ 182cm 男性中，身高每增加 1cm，年薪就會增加 2%。而在我們國內的國際期刊「經濟與人類生物學」的研究調查中也顯示出，新鮮人求職身高多 3cm，平均月薪多 0.6%。

身高對職業的影響，其實從 1940 年代就有心理學家發現，高大的業務員比矮個兒的業績好。在 1980 年美國《財富》調查五百強企業的執行長中，有一半的人身高至少 183cm。其它像一些職業如，空姐，飛行員、模特兒、運動員等對身高都有一定的要求。所以，身高限制對兒童將來個人能力的發展也會有所影響。

由此可見，身材高挑的確能帶給孩子未來比別人多一點優勢及自信！站在醫師的角度上來看，兒童發展中的身高和體重是未來兒童體格生長的兩項重要指標，其中身高的增長是不可逆的。

所以想要孩子長高、長壯，只要把握在骨骼的生長板還未關閉前，都還有機會再長高的，尤其是成長的黃金時期努力是非常重要的。

突破成長密碼關鍵

孩子成長的變化，會受到環境、營養等外在的因素及發育期間的變化而改變生長曲線，所以快、慢會因人而異。在擔心家中的孩子長不高的前提下，是否先看看孩子的成長密碼中有那些需要加強的部分，才能確實掌握時機，拉孩子一把。

成長密碼 1 掌握成長關鍵時機

孩子總是爸媽最愛拿來相互比較的話題，常常在聚會中聽到：「你的小孩怎麼長這麼高？是給他吃什麼啊？」；「你的小孩怎麼那麼瘦啊？是不是很挑食？」一個餐會下來，簡直是比小孩大會。再熱心一點的朋友甚至會提供各種開胃的藥品或方法讓妳參考。

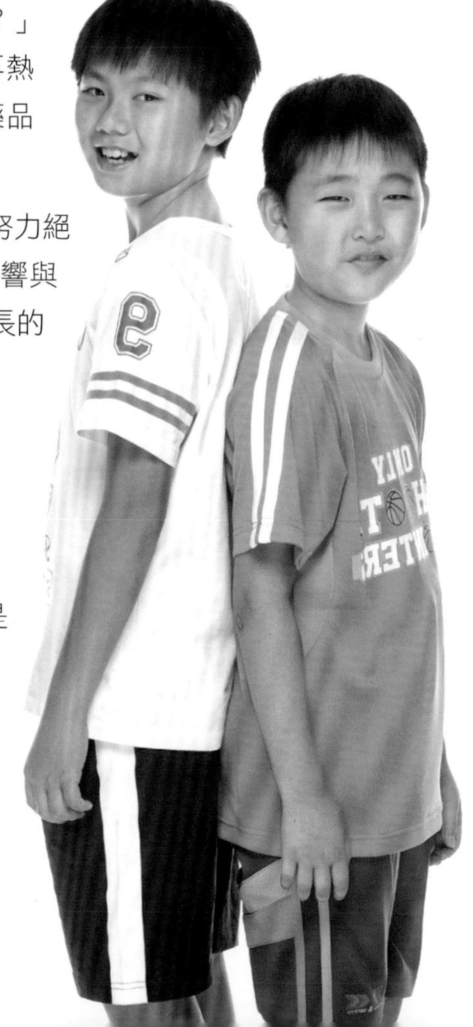

身高固然受遺傳決定比例，但後天的努力絕對能超越基因限制，並可獲得很大的影響與改善。想長高，就要掌握孩子重要的成長的關鍵期。

三大關鍵成長期

第一初生期：

以出生至 6 歲以前的嬰兒期，尤其是 1 歲半到 3 歲期間，是寶寶體質養成的關鍵期，所以爸媽得先幫寶寶養成容易長高的生長環境及習慣，尤其是睡眠品質很重要，才能成為未來進入成長期的助跑力。

第二黃金期：

女生約 10 到 13 歲，男生約 12 到 16 歲，開始進入發育成長的黃金期，這段時間，開始出現第二性徵，女生會開始長胸部，男生則會長鬍子、聲音也開始變的低沈，身高則會明顯抽高，其生長激素與性荷爾蒙會慢慢會增加。

所以這個階段，是決定身高的關鍵，俗稱「轉骨」的黃金期。

第三最後努力期：

孩童在發育期間，位於骨頭間的生長板，會不斷地增生軟骨來促使身體發育長高，也就是說，即便到了青春期的尾端，只要生長板還沒有閉合，就有機會長高，一旦生長板閉合了，就表示骨骼發展成熟，不會再長囉。

孩子都有自己成長步調

相信大多數的父母都會廣納各方意見，就怕錯過「轉大人」的機會，影響到孩子將來發展機會。長期下來，長高成效不彰，重要的是也忽略掉了其它關鍵像是「規律運動」的重要性及親子間的溝通。

不同年齡的兒童有其身高正常的標準，每個孩子的生長與發育也有自己的步調，正常的身高，是反映兒童健康和營養狀況的重要指標。長不高，有時候問題不完全來自於營養不夠或是遺傳等單方面問題。只要孩子的生長曲線是在正常範圍內，爸媽都可以先不要擔心太早。

從臨床經驗發現，**孩子的身高不再完全取決於父母遺傳的問題，生長板和生長激素才是有助於骨骼成長的秘密因素。**當然還有像是飲食、運動及生活習慣等，都和成長有相當密切的關聯，也是影響孩子生長激素的增生與否的重要原因！

生長激素，是位於腦部下方的「腦垂腺前葉」所分泌的內分泌激素。從胎兒時期可以一直分泌到成人約 50 到 55 歲。它能幫人體吸收胺基酸，促進醣類、脂質的分解與代謝，並促進蛋白質合成，使骨骼變長，肌肉能均衡成長。

當我們先天條件（父母的身高）已經無法占到那 70% 的優勢，那麼後天的養成將是決戰未來 30% 身高的最佳條件。

成長密碼 2　晚上 10 點到凌晨 2 點生長激素高峰期

生長激素會在睡眠時大量分泌，且在晚上 10 點到凌晨 2、3 點達到分泌的高峰期，此時若能進入熟睡狀態，有助於分泌生長激素，這也是為什麼我們都希望小孩能在 9 點就寢的原因。

一般來說，睡眠時間以睡足 7 ～ 8 小時為佳，但由於現在人習慣晚睡、熬夜，這對正面臨長高的衝刺期實在大不利。

快速培養良好的助睡環境

睡眠除了可以讓身體達到壓力放鬆外，對於提高兒童的智力和促進思維能力發展有相當大的作用關係。為了讓孩子能準時上床睡覺，爸媽要想辦法規定出生活習慣，把必要的固定活動或時間先訂定出來，例如，10 點前一定要上床睡覺，而在這之前的前半小時到 1 小時，就要避免做激烈的運動或玩的太興奮，盡量要營造出一個容易入睡的環境，輕柔的音樂，父母關電視的陪伴，屋內的光線可以針對睡眠調整，一旦進入睡眠期，最好不要有光線，以免影響睡覺的品質。

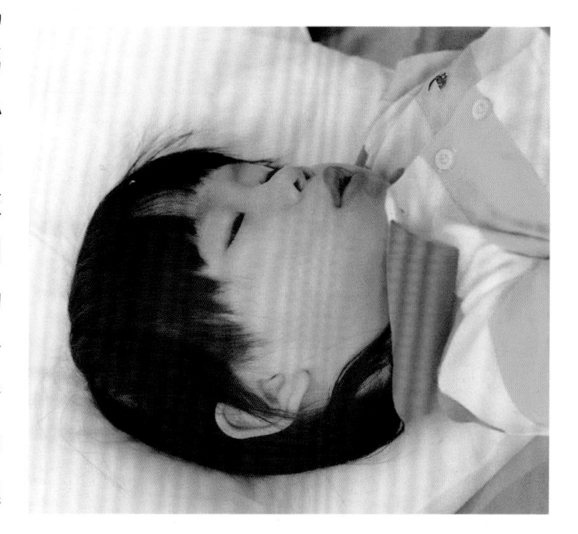

什麼是生長板？

所謂生長板，位於在四肢骨骼、脊椎體的兩端，它是一片板狀的軟骨組織，會受到生長激素的刺激增加骨質與細胞數目，讓骨頭變長而增長身高。，直到閉合。身高便不會再長高。

成長密碼3 營養均衡才有助於長高

根據行政院衛生署的「每日飲食指南」指出，人體要維持身體正常的運轉，需要蛋白質、醣類（碳水化合物）、脂肪、維生素、礦物質加上膳食纖維等六大營養素等均衡攝取。

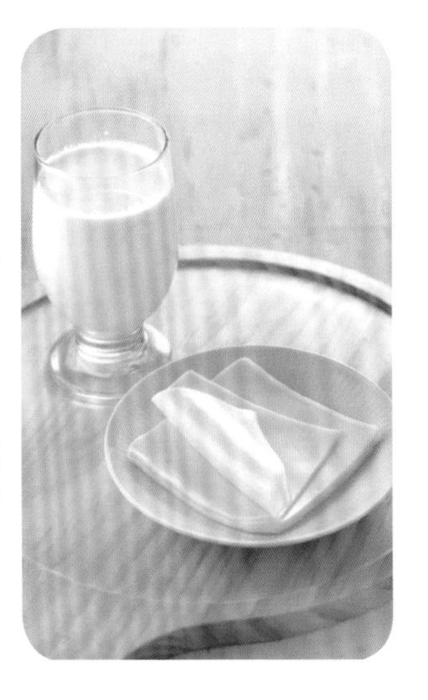

所有的營養素特別是蛋白質是構成人體最重要的成分，它是製造骨骼與肌肉的最佳原料，同時有助於腦部發育和提高人體免疫力，對於生長激素也有促進分泌的功效。人體對於蛋白質的需要量，以青春發育期最高。

營養不足會造成造骨的荷爾蒙無法分泌充足，進而妨礙骨胳成長。如果缺乏蛋白質不僅會影響身高的發展，間接也會影響到學習力和免疫力。

曬曬太陽１０分鐘。強化骨骼吸收

蛋白質能幫助孩子成長，而鈣質的主要功能在強化骨骼。成長中的孩子，爸媽一定會要小孩子多喝牛奶，但喝牛奶就真能補充到成長所需的鈣質幫助長高嗎？

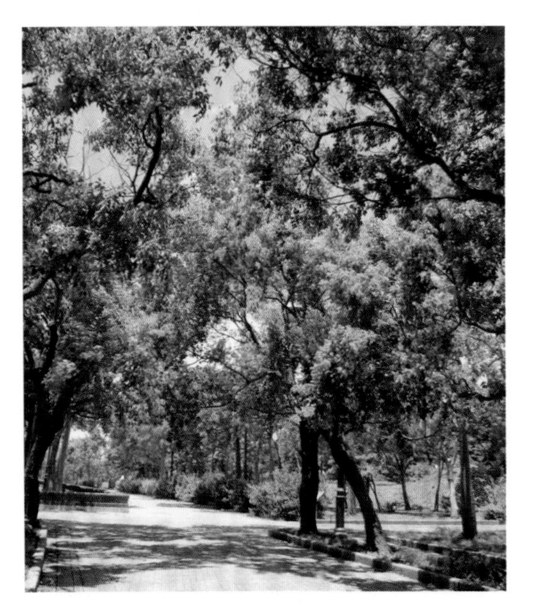

牛奶的確是最佳鈣質的來源之一，但一般牛奶 100c.c. 約只有 100 毫克鈣質含量，而人體的吸收率約只有 30 ～ 32% 左右。若以衛生署建議成人每天鈣質攝取量為 1000 ～ 1200 毫克，所以若每天狂飲 1000c.c. 牛奶，真正攝取到的還不到一天建議的一半！

尤其鈣質進入人體後並非馬上被利用，必須透過維生素 D 轉化才能將鈣質吸收儲存，達到補充鈣質的效果。

生活中最容易取得維生素 D 的來源，就是每天曬太陽 10 分鐘，曬曬太陽會加速維生素 D 的生成。不僅幫助鈣質吸收，還可預防心血管疾病。所以，不妨每天陪著孩子出去走走，曬曬太陽，千萬別宅在家或只玩戶內遊戲，白白浪費閃亮的陽光。

吃素小朋友如何補充蛋白質

吃素的人最擔心的就是蛋白質攝取不足，尤其是不吃蛋、奶素的全素者。在植物性蛋白質主來源，以大豆和其它豆製品、全穀類、各類堅果等，其它像是藻類、水果及蔬菜裡都包含不同人體必需的胺基酸，需要透過混合食用才能均衡攝取，因為單一種植物性的蛋白質中的胺基酸，都不是完全蛋白質，如豆類植物中就缺乏穀類中所有的甲硫胺酸，因此要完全獲得足夠的蛋白質，記住營養要均衡，別讓孩子挑食就可以了！

成長密碼4 運動，突破遺傳先天限制

許多爸媽帶著小孩來門診時，總憂心忡忡地擔心，會不會自己的身高限制而影響到孩子未來的成長問題？根據研究，雖然孩子的身高有約 60 ～ 70%是來自於父母的遺傳。然而，同父母生下來的小孩其兄弟、姐妹每個人的身高也會出現明顯高矮的差異性。

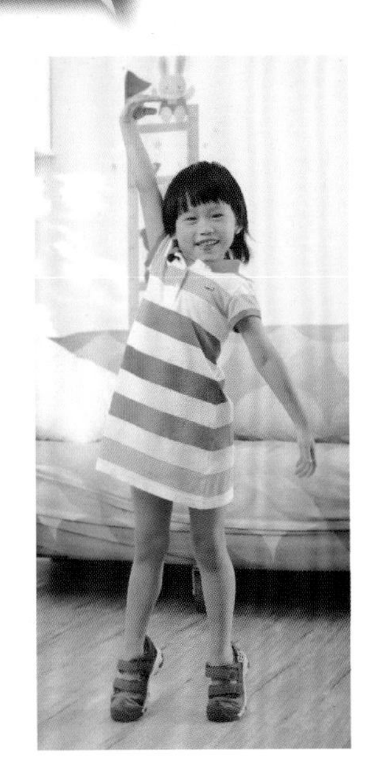

臨床上，我們發現通常家裡較為活潑、好動的小朋友平均會比一般同儕來得高出半個頭到一個頭。由此可證明，愛運動絕對有助於長高，尤其像最簡單的跳繩、打球運動，都能效刺激到生長板，對於改善身高是有顯著的效果。

適量的運動，除了可以加強人體骨骼負荷量的訓

練，同時也能刺激腦垂體分泌生長激素。也正因此，愛打球、愛運動的小朋友，四肢也特別發達，相信只要每天持之以恆，相信身材不高的父母同樣能培養出高人一等的孩子。

每天運動 10 分鐘，多長 1.5 公分

愛跑跑跳跳的孩子，活力總是特別充沛，只要正常的跑步、打球都對長高很有幫助，每天只要能維持到 10 到 30 鐘，就有機會比不運動的小孩多長 1.5 公分。尤其熱量消耗後，胃口也會變得特別好，只要提供均衡的營養素，就能提升孩子的吸收率。除此之外，運動完後，能獲得更深沉的睡眠，睡得早也睡好，正好幫助成長激素的分泌。

有時候，我們會發現，怎麼一個暑假下來，隔壁的男同學突然長高 4 到 5 公分之多，一問之下，整個暑假他都在打球，加上充足的陽光加強維生素 D 的生長及增長的胃口，正好全方位地把身高因子給拉高。

記錄孩子的身高

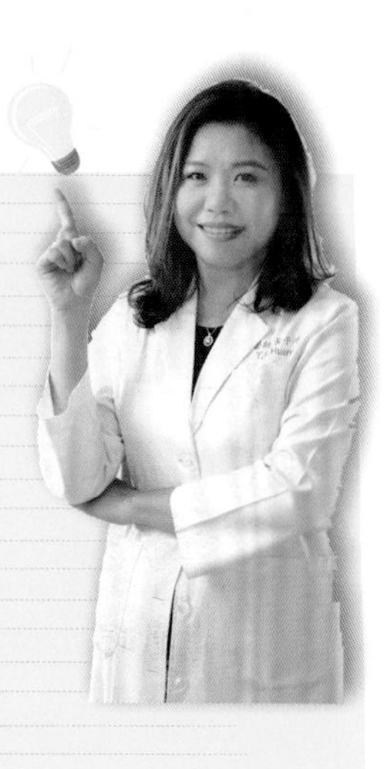

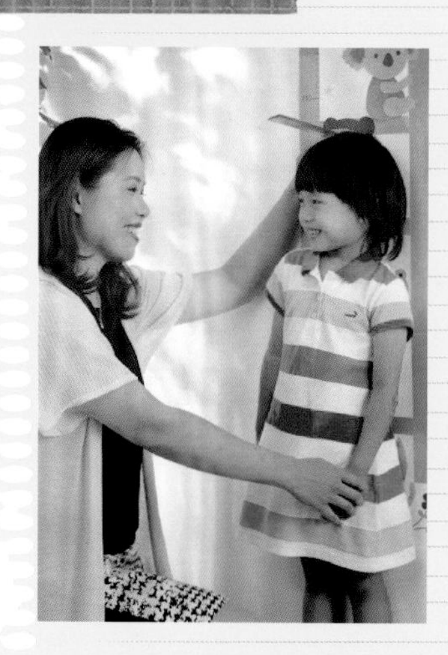

孩子的成長只有一次，每個階段所留下的痕跡，都是成長中最美好的記憶。還記不記得開始第一次幫孩子量身高的時間？那留在牆上的痕跡是不是每個季節都在往上增長，透過記錄孩子身高，你會發現孩子正在長大，是快？是慢？都是親子間最快樂的印記。

逆轉身高的四大因素

門診時經常會接觸到不同家庭，藉此也觀察到孩子與父母親的互動方式，發現一件非常有趣的事實；除了先天性的基因遺傳，家長所展現出的後天環境、習性與飲食偏好，更是孩子模仿學習的對象，也讓孩子從小開始慢慢發展出自己的行為模式與獨特的體質。

究竟哪些因素會影響到孩子成長呢？先來做一點小測試：

＞＞孩童檢測成長表 / 決定後天身高因素大檢查

● 若有符合的請打 ☑

測驗題	是	否
◎飲食習慣		
01. 沒有每天吃早餐		
02. 不喜歡奶製品		
03. 不喜歡吃蛋		
04. 不喜歡吃青菜		
05. 不喜歡吃魚（包含小魚乾）		
06. 會挑食只挑單一食物		
07. 愛吃零食與甜點勝過正餐		
08. 喜歡吃肉類及炸物		
09. 喜歡喝碳酸飲料		
10. 不愛喝白開水		
◎睡眠習慣		
01. 每天超過 10 點才睡覺		
02. 經常睡眠不足		

03. 很難入睡？		
04. 睡眠中經常作夢		
05. 睡眠時會經常磨牙或打呼		
◎運動習慣		
01. 坐著比站著好		
02. 沒有規律的運動習慣		
03. 未經常從事跳躍性運動如跳繩、籃球等		
◎情緒習慣		
01. 容易爆怒		
02. 不喜歡溝通		
03. 自信心不足		
04. 注意力無法集中		
◎生活習慣		
01. 有過敏體質，症狀經常影響生活		
02. 沈迷網路遊戲或手機、社群網站		
03. 每天看電視超過 1 小時		

若指標中的回答「是」的情況超過 10 個，表示孩子的生活型態已經受到影響了，此時父母要多花點時間陪伴孩子，矯正孩子的不良習慣，才能幫助孩子在成長的過程中，信心十足的健康、快樂成長。

哇！原來這些因素讓孩子成長卡關了

忙碌的雙薪家庭，經常會忙到七晚八晚才回家吃飯，因而我們將作息時間往後推。若是家裡習慣晚睡；加上三餐經常在外，對於油炸、速食等高熱量食物毫無抵抗力，這些因素，都有可能會影響到孩子日後的健康與身高發展。

我們都知道充足睡眠、均衡飲食、適當運動刺激以及良好的情緒控制，是促進孩子生長發育非常重要的四大關鍵。當然，也是破除遺傳不可逆的重要關鍵哦！

老一輩的人常會說，小朋友就要讓他多睡，正所謂「一瞑大一吋」。老人家的智慧可是有其科學根據的哦！所以，為了孩子的身高，不妨全家一起找出讓孩子卡關的因素，也藉由小小的改變，幫助孩子強化成長的速度，相信這些改變孩子開心，爸媽也很有面子哦！

因素 1 睡眠

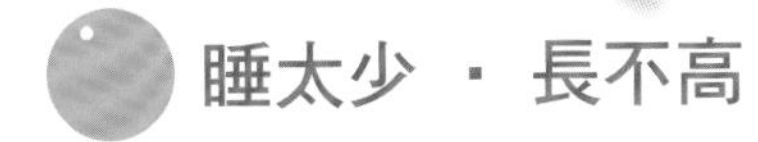

睡太少 · 長不高

在前面的章節裡我們提過，生長激素會在夜間達到分泌的高峰期，且在孩子成長過程扮演不可或缺的重要角色。現代的小孩由於課業壓力大，才藝、補習的課程，都是造成晚睡及睡眠時間不足的原因，進而造成生長激素分泌不足影響身高發育。無從發揮的生長因子，當然讓孩子的身高發展首先卡關，想逆轉身高基因，那請晚上早點上床睡覺吧！

因素 2 營養

甜食 · 便秘都會影響身高

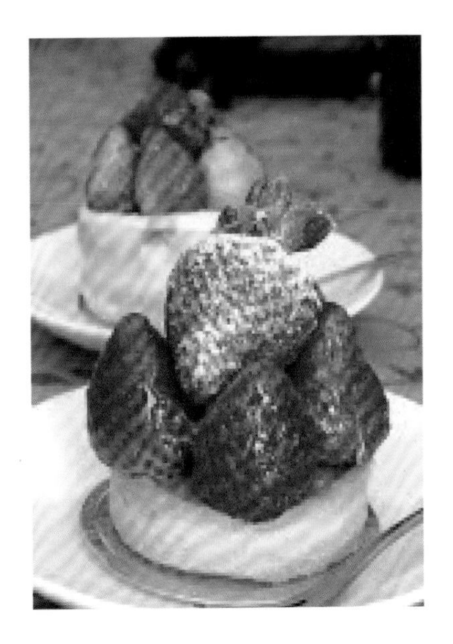

在中醫觀點上提及「腎為先天之本」、「脾胃為後天之本」，就是一切成長的根本是建築在脾胃的健康上。脾胃消化吸收好，才能讓營養輸佈全身。

因此要提醒父母盡量不要讓小朋友吃太多的冷飲及甜食。「味過甘則傷脾」，即說明愛吃甜食、零食的小朋友，會影響腸胃消化的吸收能力，且零食內過多的添加物容易讓情緒不穩定，造成肝氣鬱結，直接、間接都會影響到孩子的發育。

從營養學觀點來看，孩子的生長需要充足的熱量，蛋白質與鈣質、鐵質、鋅的補充，活動量大更需要足夠的熱量攝取，才能夠應付生長發育的需求。

然而，飲食習慣的改變及經常外食，使得孩童容易偏食而導致纖維質及奶類攝取都不夠，很容易會有便秘問題產生。**根據一項最新調查，有便祕問題的國小學童，平均身高較沒有便祕者矮約 3 公分，且隨著年齡愈大，身高的落後就愈多。**因此建議，父母要多準備蔬果讓孩子食用，並且每天養成定時解便的習慣。

因素 3 運動

每天 10 分鐘，刺激骨骼生長！

身為一個照顧兒童生長發育的醫師，在門診經常遇到父母充滿不解的問：「我跟她爸爸都長的那麼高，怎麼孩子身材那麼矮小？」

透過臨床觀察，發現一般身材較為矮小的孩童，常有駝背、斜肩、烏龜頸……等缺乏自信的表現。經與父母訪談後，可以歸納出一些因素：父母工作太忙，孩子三餐無法定時、定量，且全仰賴外食，營養就無法均衡，無法全面顧及孩子個個人手機一隻 3C 產品的陪伴，易造成孩子坐姿不良，又缺乏運動。長期下來，孩子的生長就有出現警訊的可能囉！

據美國 FDA 的研究指出，運動是刺激骨骼生長的最有效方法。主要是因為股骨和脛骨的兩端都有生長板，藉由上下的跳動能刺激骨頭與生長板的成長。所以只要是彈跳的球類運動如，跳高、游泳等都是有利長高的運動。

父母何不妨利用工作之餘，每天花個 10 分鐘，關掉電視，放下手機，陪著孩子做些簡單的運動或戶外休閒活動，並且提供充足的營養攝取及規律的生活作息，是有助於親子間的互動與了解，讓關係更為緊密。

因素 4 家庭環境

保持好心情，長高沒煩惱

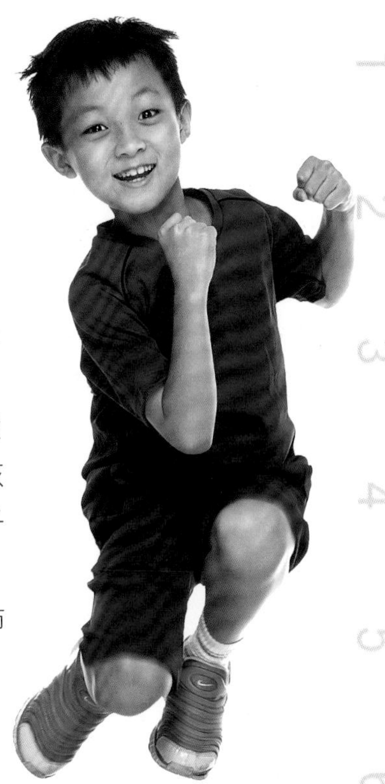

孩子長不高，除了缺乏運動外，課業及家庭所延伸出的情緒壓力也是主因，過大的壓力會造成人體的內分泌功能失調，生長激素分泌就會難以發揮，連帶也會讓腸胃道功能失常，吸收能力也變差。長期下來容易導致營養不良，想長高就很困難。

所以，要讓孩子保持一個愉快的心情，家裡的環境很重要，別讓孩子學太多才藝，假日要經常帶孩子參與戶外活動，才能增進親子之間的關係，孩子也在父母的關愛中快樂成長。

在良好環境下成長的孩童，每天都可以活力充沛展現自信，學習力也會提高，這樣一來，會比著眼在身高上導致關係緊張，同時也忽略掉孩子特殊才能來得重要哦！

◎重點整理影響身高 4 大因素◎

1. 遺傳	70%身材的發展，取決於父母的遺傳。但是後天的努力卻是可以逆轉身高的關鍵。
2. 營養	有足夠的營養，才有條件提供身體營養素，蛋白質、鈣質、維生素 D、A、C、鐵、鎂、鋅都要一起攝取才能讓身材長高又長壯。
3. 睡眠	生長激素在晚間 10 點開始到隔天凌晨 2 到 3 點是最活躍的時候，若能養成早睡早起的習慣，則有助於生長激素的分泌，加強促進長高哦！
4. 運動	上下跳動，有效刺激生長板，活化生長激素，強化骨骼，增加食慾，有助於改善身高發展。

自我檢測，突破遺傳限制

我們都知道，孩子的身高約有 70% 決定於基因的遺傳。所以，若是父母的身高不是很高，那孩子一般來說也不會太高。但是，我們也從很多的案例發現，孩子的身高遠遠超過父母兩人，常被人戲稱是「基因突變」或是有隔代遺傳而產生。

其實，身高不光是遺傳可以決定一切。後天的環境、營養、運動，甚至是疾病，都很有可能影響到未來身高的成長，要如何在生活上幫助小朋友促進成長發育，爸媽可要辛苦一下，找出原因囉。

遺傳身高？先用秘笈公式算一下！

身高的遺傳屬於數量遺傳，父母長得高，通常子女也容易長得高；如果父母都矮小，長高的可能性就較低。因此，首先可以透過目標身高 TargetHeight(TH) 公式。

參照性別，從父母的身高先來推測孩子未來會長多高？

男生身高：（爸爸身高 + 媽媽身高 +12)/2 ±6 公分
女生身高：（爸爸身高 + 媽媽身高 -12)/2 ± 6 公分

以男孩的爸爸 168 公分、媽媽 158 公分為例，
男孩的身高 =(168+158+12)/2±6cm；推估為 163~175cm，將近 10cm 的差距

當然，推估的數值僅供參考用。後天的體質因素影響甚大，也是父母必須特別幫孩子用心照顧的地方！

生長時機，評估骨齡來預測

骨齡是指骨頭實際發育的年齡，**依照骨頭的成熟度去判定**，和孩子們的實際年齡可能不一致，當孩子提早發育時，骨齡就會超過實際年齡，而為了掌握成長關鍵時間點，在女孩滿 10 歲、男孩子滿 12 歲時，或是孩子開始出現第二性徵時（女孩出現胸部發育，男孩的陰莖變長或陰囊變大），可請小兒科醫師代為安排骨齡檢查，瞭解孩子目前骨齡約在幾歲，爸媽也容易掌握孩子的成長時間，做關鍵加強與最後衝刺。

骨齡檢查是利用 X 光攝影，拍攝一張左手掌與手腕的 X 光片，顯示出骨骼狀態、成長程度以及生長板狀態來評估骨頭的生長的狀態，與實際年齡的差異。因此當生長曲線出現問題時，醫師除了詳細的病史詢問外，還會先進行骨齡檢查來檢視孩子目前的生長狀態，是否與實際年齡有差異，以進行更進一步的檢查。

◎避免重訓喔！

能跑、能跳的孩童，絕對占有成長的優勢，但是過度的重量訓練如體操、舉重反而會妨礙生長，所以提醒家長在成長階段最好能避免。

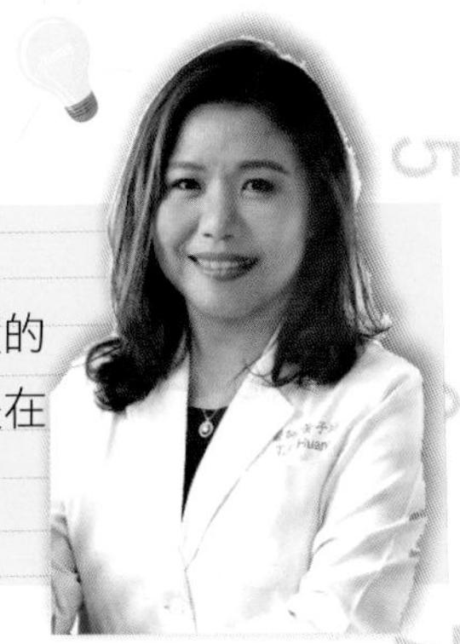

成長曲線掌握成長狀況

了解孩子的預估身高計算方式後，接下來要掌握孩子生長的脈絡，從孩子一出生，兒童健康手冊上通常會有世界衛生組織 (WHO) 公布之 0 ～ 5 歲「國際嬰幼兒生長標準」曲線圖。要了解孩子是否有生長遲緩或是其它等問題，可藉由生長曲線圖來掌握每一階段成長的狀況。

家長可以自行到「衛生福利部國民健康署」網站下載最新版兒童生長曲線。其網址為：http://www.hpa.gov.tw/BHPNet/Web/Books/manual_content01.aspx

女生生長曲線表

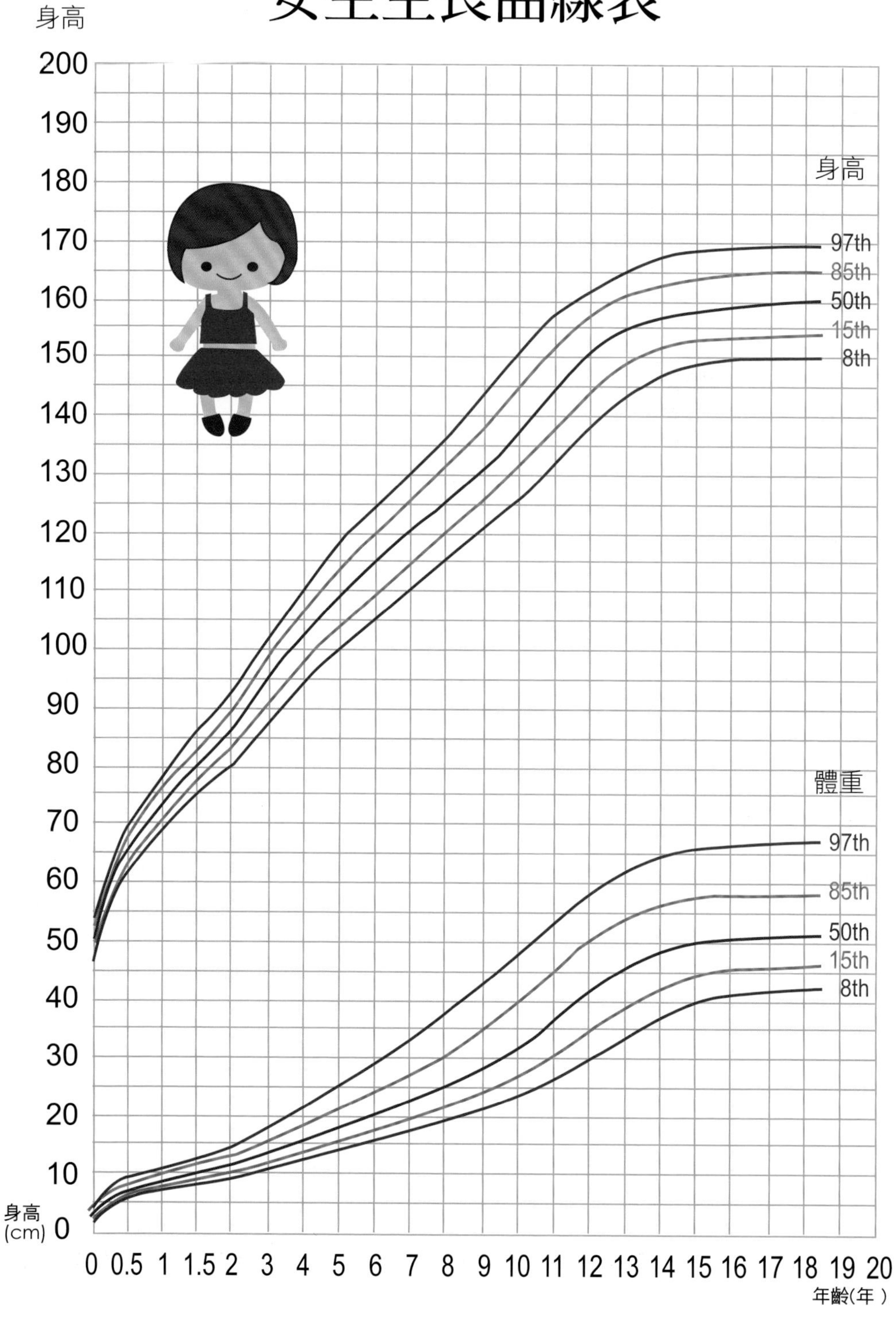

身高
200
190
180
170
160
150
140
130
120
110
100
90
80
70
60
50
40
30
20
10
身高
(cm) 0
身高
97th
85th
50th
15th
8th
體重
97th
85th
50th
15th
8th
0 0.5 1 1.5 2 3 4 5 6 7 8 9 10 11 12 13 14 15 16 17 18 19 20
年齡(年)

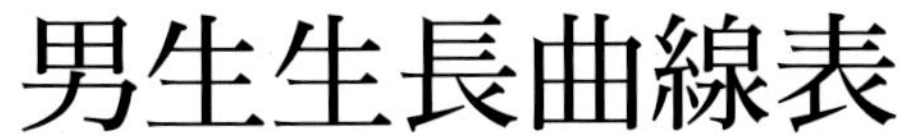

男生生長曲線表

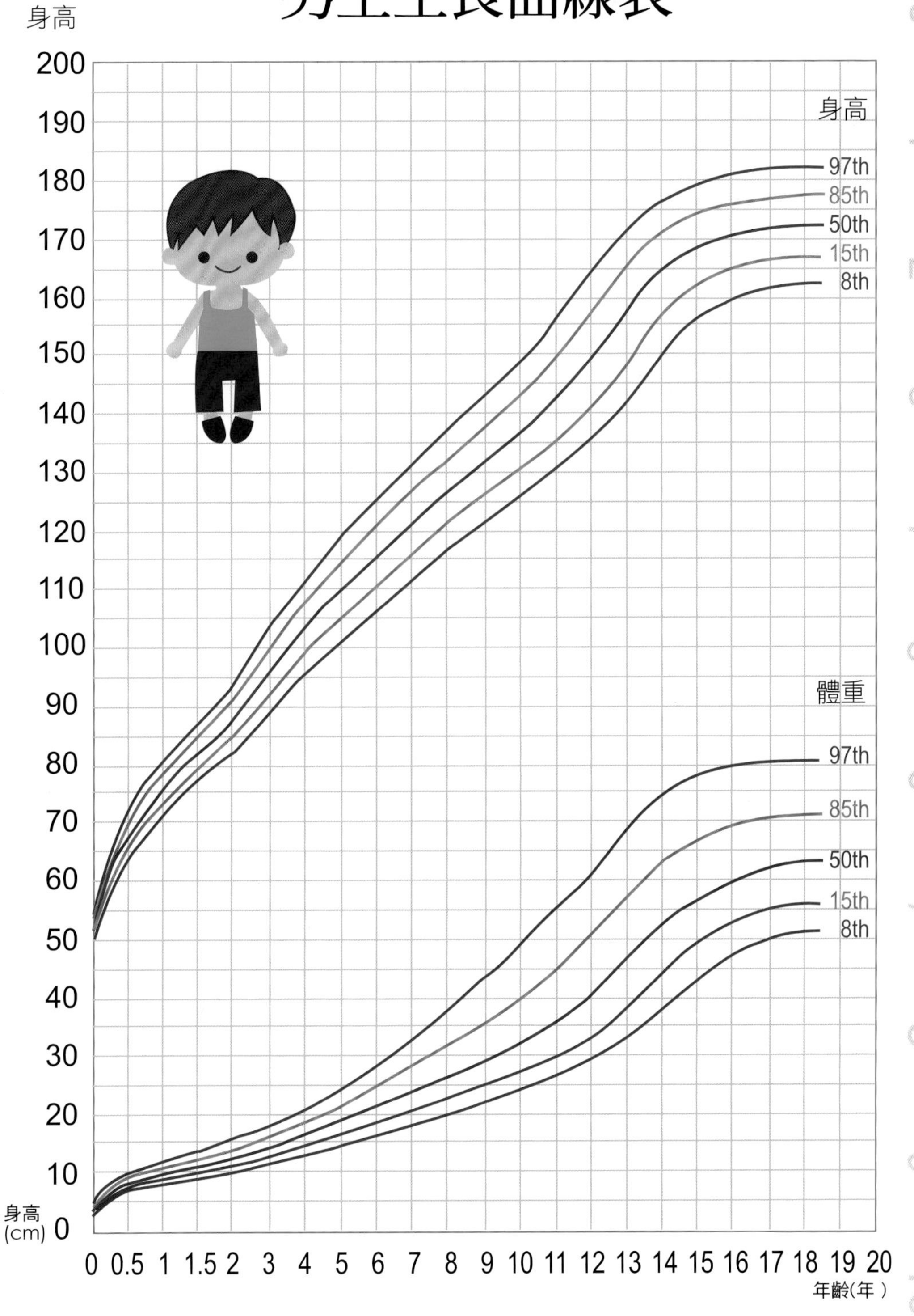
身高
200
190
180
170
160
150
140
130
120
110
100
90
80
70
60
50
40
30
20
10
身高
(cm) 0
0 0.5 1 1.5 2 3 4 5 6 7 8 9 10 11 12 13 14 15 16 17 18 19 20
年齡(年)
身高
97th
85th
50th
15th
8th
體重
97th
85th
50th
15th
8th
0
1
2
3
4
5
6
7
8
9
10

如何看生長曲線

當我們算出孩子身高的高、低標平均值後，可在身高範圍表內標示出相對應的位置。圖中曲線是以百分位 (percentile) 而非百分比 (percetage) 呈現。

百分位是將百分比累積的結果，也就是說如果孩子身高落在 25 百分位的曲線附近，就表示孩子的身高排名從高到矮排列下來，全國大約只有 25% 的小朋友比孩子矮。

紀錄時可先在橫軸找到孩子的年齡，縱軸找到孩子的身高，對照曲線則可得到孩子身高的百分位。家長可以把孩子每次量得的各點連成一條自己的生長曲線，然而，這些百分位的意義只是提供參考值，真正有意義的是孩子自己與自己的比較。

例如若孩子出生時是落在 90 百分位的位置上，隨著成長卻越量越明顯下降，這就表示孩子在成長期間可能有發育及吸收上的問題，建議爸媽要多注意或向醫師請教。

孩子長不高，身體有異狀？

觀察孩子的成長曲線好像都在標準範圍內，但還是覺得自己的孩子比起同年齡的孩子來的瘦小一點，該怎麼辨呢？該從何時就要注意孩子身高與發展的狀況，是許多家長共同的疑問。

評估兒童生長的速率可以用年為單位註記，了解每半年至一年孩子長了多少公分，這對評估孩子的發育狀況來說是很重要的。嬰幼兒時期與青春期是人類一生中成長最快速的兩個時期，在一歲前長得好的孩子，一年可以長高 20 公分，一直到學齡前慢慢就會下降到每年 4-6 公分。

以下生長的速率可供父母作為孩子身高發展速度的參考：

兒童年紀	發展正常速度
出生後到 12 個月	18 ～ 22cm
1 歲期間	11cm
2 歲期間	8cm
3 歲以上	每年 6 ～ 8cm
國小學齡兒童（青春期前）	每年 4 ～ 6cm
青春期間	每年 6 ～ 12cm

表格配合生長曲線圖的紀錄，可以讓爸爸媽媽們初步了解及掌握孩子的發育情形，若孩子出現成長發育上的異常，很有可能代表一些身體異常的警訊，所以建議父母親一定要學會判讀生長曲線表。

造成生長曲線有問題的情況

記錄孩子的成長曲線圖時，遇到下列的情況，我們會建議可攜帶成長手冊一起諮詢小兒內分泌科醫師，做更進一步的評估與檢查。

1. 孩子每一年身高成長小於 4 公分
2. 身高位於生長曲線圖中的 3 個百分位以下或 97 百分位以上時
3. 原來身高所在百分位線，右移或左移到另一條百分位曲線時
4. 預估「成人身高」比「標的身高」少 5 公分以上
5. 太早性早熟的孩子
6. 第二性徵開始發育時，男孩不到 150 公分，女孩不到 130 公分
7. 青春期第二性徵進展迅速，但無明顯抽高
8. 初經來時不到 145 公分

一旦發現孩子有上述生長不理想或偏移於正常值的狀況時，家長不需擔心，應盡速尋求兒童內分泌科醫師的協助，找出原因。醫師會透過完整的病史詢問，身體外觀檢查，骨齡檢查，若有需要還會進行後續的血液或影像學檢查，幫助孩子判別是否有病理性的生長發育遲緩狀況，對症治療。

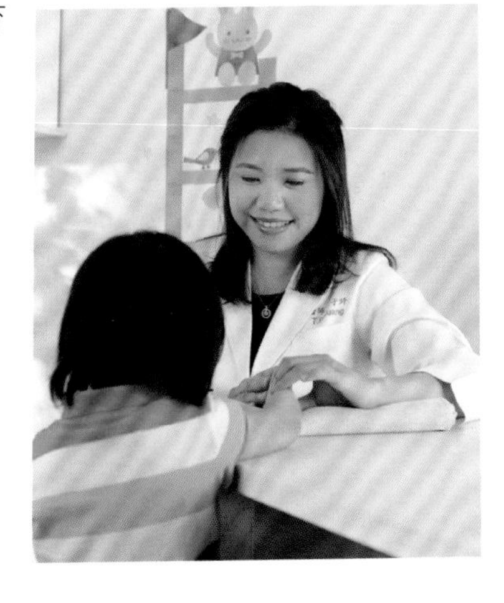

●中華民國兒童身高轉介標準

	男童	女童
一年級	低於 107 公分	
二年級	低於 110 公分	
三年級	低於 116 公分	
四年級	低於 120 公分	
五年級	低於 125 公分	
六年級	低於 130 公分	
國一	低於 134 公分	低於 138 公分
國二	低於 141 公分	低於 144 公分
國三	低於 149 公分	低於 146 公分

每年長高 4-6 公分的學齡期

孩子發育速度的第一個成長期是指 3 歲以後到 9 歲之前，也決定孩子長高和發育的關鍵期，爸媽應該要開始注意了。一旦孩子到了青春期前，發現孩子長不高的問題，才拼命找方法，有時會有緩不濟急的心情。雖然每個孩子發育狀況都不太一樣，根據臨床數據顯示，學齡前的小朋友每年可長高約 6~8 公分，進入小學後每年約長高 4 到 6 公分。所以爸媽如果發現小朋友的身高曲線圖突然增加或下降超過一條百分位曲線，建議還是給醫師檢測一下。

長高不能等，轉骨好時機！

家長帶著孩子來就診時總會問：『醫師，我的孩子現在可以「轉骨」了嗎？要怎麼轉？怎麼吃？會不會到時候長不高？到底什麼時候才是「轉骨」的好時機呢』？

所謂的「轉骨發育期」是指當兒童進入青春期時，從兒童體格及心智漸發育為成人的過渡時期。這個階段是人體生長發育的第二個高峰。

青春期！才是重大關鍵

在進入生長發育期以前，一般平均生長速率約每年 4 ～ 6 公分，進入發育期的生長速度則隨每個人體質不同，一般會增加許多。

那要如何判定孩子進入生長的黃金期了呢？當第二性徵出現：女生的胸部開始發育，男生睪丸變大，就表示孩子的身體進入了青春期，也進入黃金生長時期！

青春期，是影響每個人日後健康或外觀的重大關鍵期，把握黃金生長期妥善調理，打下好的基礎，才能使身心機能呈現最佳狀態，面對未來。

階段性加強策略，促長骨本

青春期開始時間每個人都不同，通常男生會比女生晚一點，一般來說，女生在 10 歲之後會開始出現胸部的發育，乳頭會微微隆起，乳頭顏色會發生一些改變，接著出現體毛（陰毛與腋毛）的生長，大約在 12 歲半到 13 歲出現初經來潮。

女生伴隨著初潮發生會達到身體發育的頂鋒，隨後在 14 歲就迅速的下降。男生的第二性徵發育，則約在 12 歲至 14 歲間，期間睪丸變大，接著有陰莖變長、變寬，陰毛增多變密，最後是變聲，長鬍鬚與喉結出現。

而在這段期間，一般女生在骨齡 11 至 12 歲時，男生在骨齡 13 至 14 歲時，是身高生長速度最快的時期，一旦過了這個階段後，生長板會逐漸趨於閉合，身高的增加空間就會變得非常有限。想要突破遺傳限制再長更高，就得要趁現在了。

前期顧腸胃，後期補腎強筋骨

從中醫觀點來說，與生長最息息相關的器官為人體臟腑中的「脾」臟（腸胃消化系統）與「腎」臟（生殖內分泌系統）。

「脾」為後天之本，主四肢肌肉與營養的消化吸收相關，兒童從出生開始就處於一個生機蓬勃，發展迅速的狀態，靠著腸胃消化系統良好的運作，讓體格強壯。而在青春期發育之後，第二性徵發展漸趨成熟，靠的是生殖系統「腎」臟的發展。

中醫認為「腎藏精、主骨、生髓」，髓居骨中，骨靠骨髓得到營養，腎精充足，便能滋養骨骼，腎精虛少，骨骼發育就會受到影響。因此，在發育前期父母應加強照顧孩子的腸胃消化系統，幫助消化與營養吸收，促進生長。

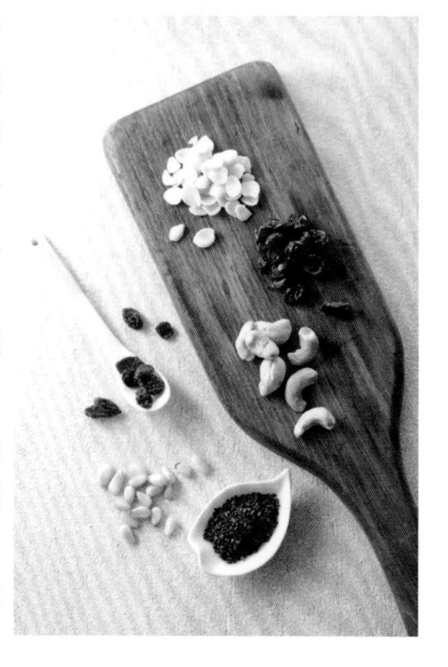

當孩子進入青春期後則可以針對體質，選用補腎強筋健骨、補益氣血為主的「轉骨」藥物適做當調補，好促進骨骼發育，有利長高，且對以後身體各類器官的發育與生理機能都有很大的影響，例如過敏性鼻炎、氣喘、脾胃功能差的體質，也可在此時期發育期適當的照護下進行調養。

這個階段若出現生長發育遲緩、第二性徵發育不良、身材矮小、食慾不振、疲勞、眩暈、頭痛、青春痘、月經失調、經痛等，都應盡速尋求醫師的協助。先天遺傳、環境、營養因素都會直接或間接地影響這段時期的發育，可透過後天的調養，再配合均衡的飲食及適當的運動，相信在良好的情緒調適下與充足的睡眠，將可以幫助您的孩子順利「轉大人」。

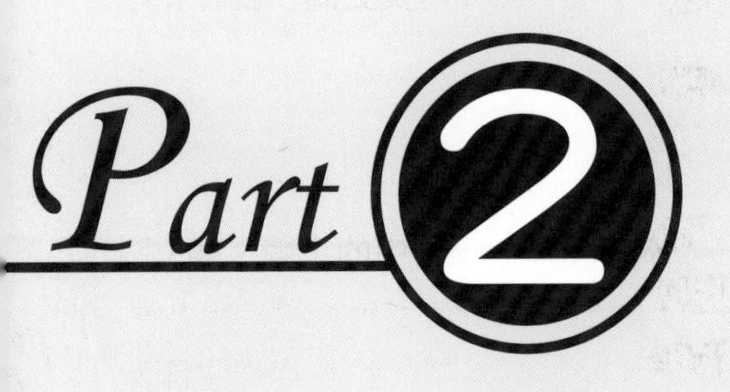

Part 2

4大關鍵！助長升高祕方

評估完孩子的生長曲線之後，是否急切地想更進一步照顧孩子成長呢？

增高的最佳祕方，就是掌握四大關鍵要素：睡眠、營養、運動、情緒。

接下來就讓我們逐一來破解這四大要素的關鍵祕訣！

全方位，訂定助高成長計劃！

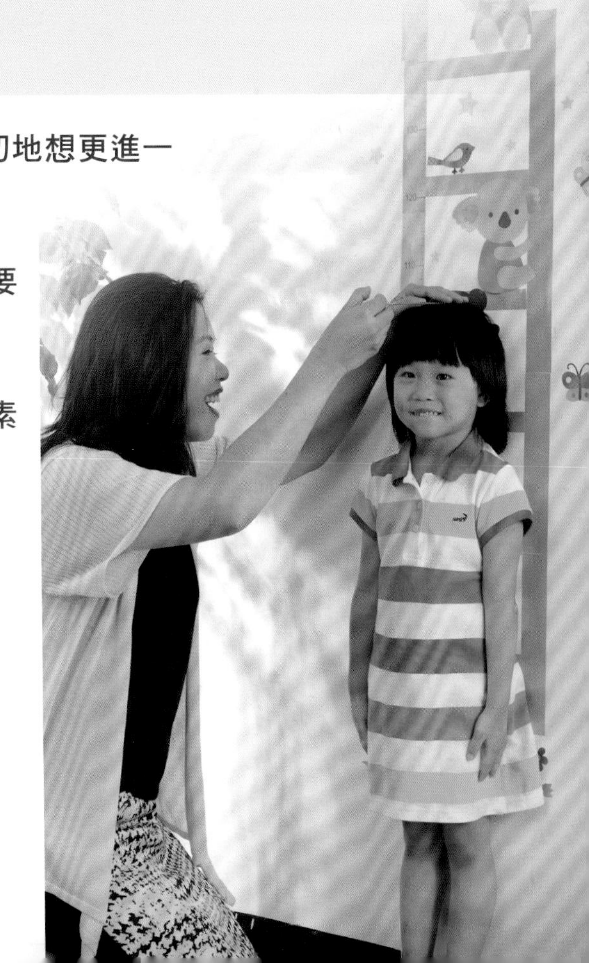

1 暝大 1 吋的睡眠祕方

「嬰仔嬰嬰睏，一暝大一吋！」在傳唱許久的搖籃曲中，不是沒有道理。尤其在嬰幼兒的成長過程中，睡眠跟日後的身高、肥胖都有密切關係。

充足的睡眠才是刺激生長激素的一個重要關鍵！

所以想把握長高的黃金期，那就快點跟寶貝說：快去睡吧！

晚上 10 點！生長激素開始分泌旺盛

生長激素分泌的時間，通常是在晚上熟睡後的 10 點到隔日凌晨 2 時進入熟睡期，開始運行。一旦進入熟睡期，腦垂體即能旺盛地分泌生長激素，促進骨骼發育。且至少需睡足 8 小時，才能使生長激素可以正常分泌。

研究發現，兒童若在夜間 10 點到隔日凌晨 2 點進入熟睡，其釋放出的生長激素是比白天高出三倍以上的時段。因此建議父母盡量讓孩子 9 點前上床睡覺，先培養一下親子間的睡眠情緒，經過 20 ～ 30 分便可進入深層睡眠，才能有效達到刺激生長激素分泌。

睡眠除了能幫助孩子健康成長外，睡眠對兒童也有下列的好處：

1. 促進智力發展

人在熟睡後，腦內血流量明顯增加，能促使腦部蛋白質的合成，有利於大腦皮層的發育，對孩子的認知功能、智力發展與記憶力與專注力，都有很大的助益，想讓孩子的學習力增加，那可要早點關燈睡覺囉！

事實上，兒童每天睡眠充足與否與學習成績的優劣呈正相關。少睡覺多讀書，不見得可以換來較好的學業成績。瑞典曾針對約四萬名 12 ～ 19 歲的青少年做過一項研究，發現睡眠困擾的比例，會隨著年級增長而增加；而有睡眠障礙或睡眠時間較短（每晚睡眠少於 7~8 時）的青少年，在學業科目表現上不及格的比率更高。

睡眠不足，大腦則無法充分休息，反而會造成孩童注意力無法集中，反應變慢、記憶，學習及身體的免疫力等因此會受到影響。

2. 促進骨骼生長

經證實睡眠能分泌大量生長激素，能有效促進骨骼、肌肉、結締組織和內臟的生長發育。一旦睡眠不足，生長激素分泌過少，勢必會造成身材矮小。

3. 修復身體機能，提升免疫力

睡眠能夠消除疲勞，讓身體各種機能獲取充分休息，貯存隔日活動所需的能量。雖然我們進入睡眠狀態，但人的生理時鐘仍處於規律的運作中。若以中醫理論，晚上 11 點至凌晨 1 點，人體的氣血走至膽經；1 點至 3 點氣血走至肝經，這段時間正好是讓身體休息、排毒的好時機。

若長期晚睡或睡眠品質不佳，即使是成人，身體的免疫力必然因而降低，甚至導致各種病痛。現代醫學亦指出，白天時人體處於活動狀態，交感神經旺盛，對外的抵抗力較強；夜晚睡眠時則副交感神經功能旺盛，可讓內臟器官處於修復和整頓狀態。人體必須順應大自然的節律，「日出而作，日入而息」，陰陽平衡，才能確保健康。

床邊不放手機；關網路，才能調整作息

有趣的是，現在孩童睡眠時數經常少於 7～8 小時。在夜間持續使用網路或手機通訊的比例明顯增多。尤其是手機通訊常陸續傳來 Line、圖片、臉書訊息提醒及各種聊天室，實在很容易擾人清夢，更是影響睡眠的重要因素。

研究結果也突顯出，睡眠障礙或睡眠時間不足的問題，可能都與就寢前的網路活動有關。所以，當孩子在規定睡眠時間前仍沉迷與網路活動或電視，不妨早點提醒孩子或全家一起關網路，睡覺去。不僅親子相處時間變多了，明天起床會感到神清氣爽，學習力也加倍。

為孩子調整作息，一同獲得充足的睡眠，也能讓父母有充足的精力面對工作上的挑戰！、

滿足健康需求的最佳睡眠時間？

人的一生約有三分之一的時間被睡眠占走了。但每天需要睡多久才能滿足健康的需求。根據「美國國家睡眠基金會」針對 0 歲至 18 歲不同年齡層，做了分析，每個人所需的「睡眠時間」在各年齡層，仍有其差異性，並依分成 6 個階段進行說明。

第 1 階段：

0 至 3 個月的「新生兒」：寶寶一出生，幾乎都是呈現睡眠的狀態中，這期間也是寶寶儲存能量的最佳時期，平均每天的睡眠時間需長達 14 至 17 個小時。才足夠哦

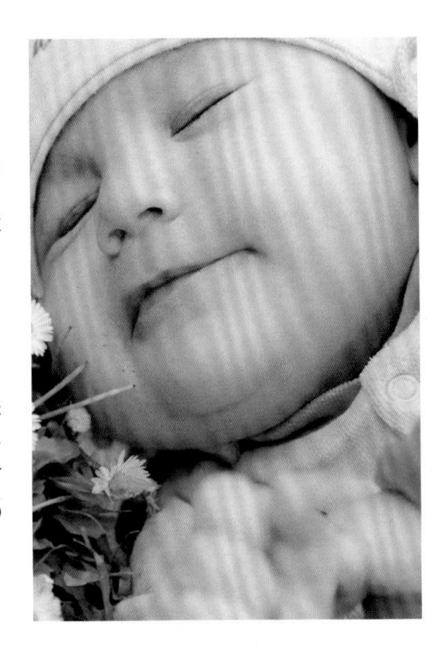

第 2 階段：

4 至 11 個月的「嬰兒」：他們的免疫系統才剛開始慢慢建立，睡眠可以提供他們更多的體力，其每天最理想的睡眠時間為 15 個小時。

第 3 階段：

1 至 2 歲的「幼兒」：隨著年齡增長，孩子所需的睡眠時間會逐漸減少，此時最理想的睡眠時間是 12 到 15 個小時。

第 4 階段：

3 至 5 歲的「學齡前兒童」：仍然需要高於 10 到 13 小時的睡眠時間，且絕對不可以少於 8 小時；否則可能會有學習行為及情緒控管的狀況出現。

第 5 階段：

6 至 13 歲的「學齡期」：孩子上小學後，則需要 9 至 11 小時的睡眠時間，來補足體力。**中午期間也可以稍加補眠，讓下午的學習更有精神。**

第 6 階段：

14 至 17 歲的「青少年」：每天至少需要 8 至 10 小時的睡眠時間，才能提供足夠的學習精神，否則很容易注易力不集中，記憶力變差。

由以上階段，我們不難發現，睡足 8 小時，才能睡的好、睡的有效果。然而，每個孩子的體質、年齡、環境都有差異性，連帶睡眠狀況也有所差異。爸媽還是多觀察一下，除非有生長遲緩的狀況產生，否則勿需太過緊張。

創造睡得好的優質環境

每天早上叫孩子起床，總叫到讓人一肚子氣。孩子沒睡飽，沒睡好，當然會賴床。為了強迫孩子在規定的時間入睡，經常弄到孩子怒氣難平，反而更難入睡。

事實上，熟睡！比多睡來得重要！

只要孩子早晨起床時是精神奕奕的不賴床，那麼即使時間稍少一些也沒有大礙，並不需要過於強迫孩子睡到「飽」，而是要讓孩子睡的足夠也睡得「好」，才能有效的刺激生長發育！

要快速讓孩子安穩地進入熟睡期，爸媽就要多用點心，除了養成良好的睡眠習慣，更要創造良好的優質睡眠環境，才能讓上床睡覺是一件能安定心情又開心的事！快來看看有那些好方法囉：

睡眠訣竅 1： 安靜而黑暗的個人環境

讓孩子放鬆的進入熟睡期，才能有效刺激成長激素。太興奮、生氣及太明亮都會影響到入睡的情緒及褪黑激素的分泌，影響熟睡程度，所以就寢前要結束激烈的活動，關燈，使其自然入睡。

睡眠訣竅 2： 舒適的床墊和枕頭

要好好睡覺，其舒適的床鋪、棉被及陪伴安定的睡偶，都是能夠讓孩子一夜好眠的重要必備物品哦。

睡眠訣竅 3： 保持愉悅的心情

睡前還在為了考試的問題而擔憂或是做太激烈的活動，會影響到心情，導致無法好好入睡。要請爸媽多一點關懷，讓孩子養成睡前放鬆的習慣，例如喝杯溫熱的牛奶，泡熱水澡，舒緩的音樂，舒適的穴位按摩，溫馨的睡前小故事，甚至是熄燈前的親吻，都是能讓孩子感到安全、放鬆的進入夢鄉。

睡眠訣竅 4： 睡前不吃消夜

中醫古籍有云「胃不和則臥不安」，即說明了腸胃消化不良，會造成身體的負擔，影響到夜晚睡眠的品質，因此睡前切勿過度飲食，避免讓孩子吃得過飽或是攝取太多水分，也要避免含有咖啡因的飲料和零食，妨礙睡眠。

建立規律的作息也相當重要，即是使在週末，也要讓孩子養成一致的入睡與醒來時間，才能確實建立規律的生理時鐘。

半夜常驚醒，按按神門穴、內關穴

有些孩子半夜經常驚醒，睡不安穩，甚至會有說夢話，或起來夢遊去的情形發生。

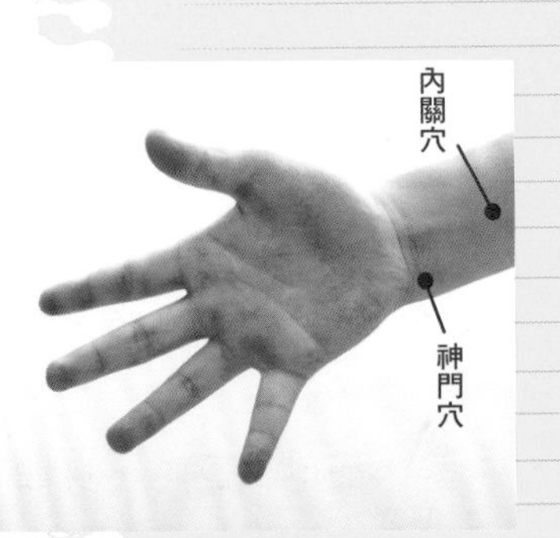

遇到這樣的狀況，要先排除是否有其他相關的原因影響睡眠，例如鼻塞、環境過熱、吃太飽或有腸胃不適……等等，排除可能對症的原因。

就中醫「心主神明」的觀點；失眠或夜眠不安穩，爸媽可以用一些養心安神，按按手上的神門穴、內關穴，先幫助孩子睡得安穩些，再來做調整。

營養均衡的長高祕方

長高！除了骨骼成長外，肌肉也要跟得上發育，而蛋白質是構成人體細胞和組織最重要成分，人體中的肌肉、血液、內臟、骨骼、頭髮、抗體、酵素、荷爾蒙等都需要蛋白質參與而組成。

在孩子身體迅速生長、發育的整個新陳代謝過程中，時刻需要有充足的蛋白質，一方面用來構成和增長新的組織；另一方面用於修復細胞、補充缺失。

蛋白質比鈣質更重要！

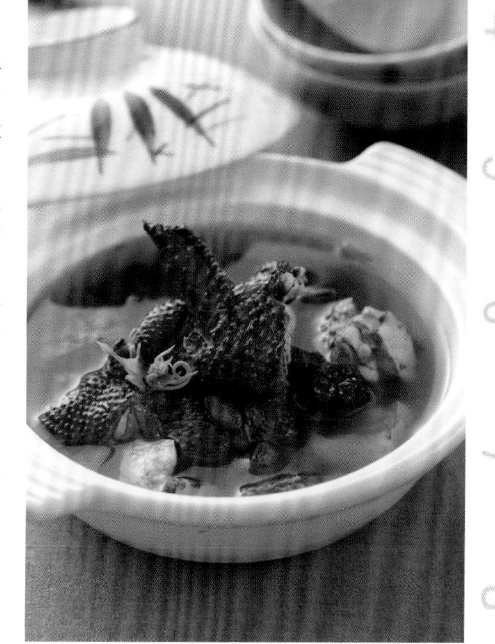

鈣質，主要是以強化骨骼、增加骨質密度為主要功能，而成長中所需的生長激素則是由蛋白質合成的荷爾蒙。

蛋白質是組成人體最主要的營養來源之一，由於蛋白質無法預存，需從每日的飲食中攝取，因此優良的蛋白質更顯得重要。

而胺基酸是構成蛋白質的基本單位。每一種蛋白質都是由不同的胺基酸組成，各有各的任務。沒有胺基酸的組合，蛋白質就無法成立。

由於人體所需的 22 種胺基酸中有 14 種可人體自行製造，其餘 8 種則必需由食物中攝取。這 8 種即為所謂的「必需胺基酸」。雖足以應付成年人，但以 13 ～ 19 歲青春發育期最高旳孩子(每日約需要 55-70 公克)，其次懷孕及授乳期，嬰幼兒對蛋白質的需求量，就要更多。

由於蛋白質還參與了身體的生理調節功能及免疫功能，一旦缺乏時，身體就會出現各種症狀；如面黃肌瘦、肌肉鬆弛無力，學習無法集中，反應較為遲緩、容易感到疲累，其對兒童的體力、智力發展會產生障礙、消化腸胃道功能低下等現象。然而，攝取過多時，也同樣會對身體產生負擔，增加高血脂及冠心病的危險性。（請參考各年齡層每日所需之蛋白質量表）。

各年齡層每日所需之蛋白質量表（單位：公克）

年齡	1~3	4~6	7~9	10~12	13~15	16~19
男	25	30	40	50	65	70
女	25	30	40	50	60	55

富含代表蛋白質的食物

對於蛋白質的攝取，不僅要講求蛋白質的數量，還要講究蛋白質的質量。最好的來源，可分為：

動物性：如魚、肉、蛋、牛奶、優格或是起司等，所含人體必需的氨基酸比較齊全，營養價值高，應適當的選擇給孩子食用。

植物性：若是孩子不喜歡吃肉，植物性蛋白質如豆類、花生、蔬菜也都蘊藏良好的蛋白質，若再與動物性食物做搭配，可以進一步提高蛋白質的營養價值，取長補短，增強人體對維生素和礦物質的吸收，對孩子的生長發育來說，可以採用動物性蛋白質與植物性蛋白質 1：1 的方式補充，讓孩子能夠營養均衡的攝取優質蛋白質，幫助成長。

穀類、豆類：除了黃豆製品外，我們一般常吃的五穀雜糧、米飯中，如毛豆、豌豆、黑豆、開心果……等也蘊藏豐富的蛋白質。

鈣質幫你存骨本

鈣是存於人體中含量最多的礦物質。其中 99%的鈣質以磷酸鈣的形式貯存於骨骼與牙齒中。其餘 1% 的鈣質則分佈於柔軟組織血液與體液內和其他礦物質配合，共同負責身體的正常運作，包括心臟脈搏的跳動、神經傳導、調節荷爾蒙分泌、維護細胞的完整、幫助血液凝結等。

豐富的鈣質是構成骨骼的重要原料。學齡前兒童每天約需 600 毫克的鈣，小學生需要 800 毫克，到了高中後則需 1200 毫克。如果食物中鈣的供給量不足，身高發育就會受到限制。

根據美國食品管理局調查，青春期的孩童最容易缺乏鈣質、維生素 B2 及鐵質，對於兒童及青少骨骼的發育與成長都是一大隱憂。其它像是老年人，停經後婦女更有骨質疏鬆的危機存在。

所以在建議在飲食中要多攝取一些含鈣豐富的食物，像是牛奶、乳製品、豆類及其製品外，芝麻醬、海帶、蝦皮、瓜子仁及綠色蔬菜等等，也都是鈣質很好的攝取來源。

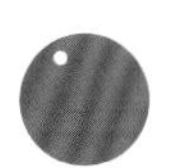

陽光日曬，讓鈣質吸收更完整

鈣質的吸收率，一般兒童約可吸收高達 75%，成人對鈣的吸收率則降為 20 至 40%，老年人則更低，因此從小儲存建立「骨本」是必要的，才能夠讓孩子長大後不會有缺鈣、骨質疏鬆的危機！

想增加鈣質的吸收量，就需透過維生素 D 的轉化才能有效被吸收儲存。而人體中的膽固醇會透過「陽光日曬」產生維生素 D，經由肝臟、腎臟轉為活化型 D3，刺激腸胃細胞，使其分泌可與鈣結合的蛋白質，達到補充鈣質的效果。因此除了補充鈣質，假日，記得讓孩子多到戶外活動曬太陽，才能確保鈣質的完整吸收。

鋅攝取，提高免疫力

人體內有許多微量元素，都是體內酵素的重要成分，它們是人體中許多新陳代謝反應的催化劑，其中**「鋅」所參與的酵素反應，多半與生長發育跟細胞分裂有關，**當體內缺乏這樣的重要元素，會造成生長遲緩，也會影響皮膚的健康及免疫機能的完整。

因此，對孩子來說「鋅」是成長中相當關鍵的營養素。要從食物中增加「鋅」的攝取，可以多吃牡蠣，海鮮，蛋，肉類，全穀類與堅果類，其中動物性食品的吸收率會比植物性食品要好。

值得注意的是，「鋅」若過量攝取，反而會妨礙「銅」等微量元素的吸收代謝，間接影響膽固醇的代謝，所以在攝取含鋅的營養補充劑時，一定要多注意標示的劑量。

抑制生長的環境荷爾蒙

近年來食安頻出問題，像塑化劑這樣的「環境荷爾蒙」經證實，的確對孩子的身體與未來會造成危害。因此許多家長會擔心孩子們愛吃的果凍、糖果、糕餅、麵包，甚至是保健食品跟藥品中的添加物，是否含有影響人體健康的不明填加劑。

環境荷爾蒙又稱為「內分泌干擾素」，除了可能造成第二性徵提早發育，也可能造成神經發展不良，導致孩子出現過動、注意力不集中、學習障礙等問題，甚至會降低人體的免疫力，引發癌症，亦會影響男性或女性的生育能力。因此，在飲食安全方面中父母要為孩子把關。

1. 多吃天然原食物，少吃加工食品

為了讓食物的儲存期延長，色澤更漂亮，口感更好，許多廠商會添加像是防腐劑、甘味劑、增色劑等化學添加物，這些都有可能引發過敏、食慾不振，或造成發育遲緩現象，嚴重還會導致肝、腎功能受損或致癌。

近年來，健康學者都在提倡「吃原食物」就是盡量吃食物的原樣，連皮帶籽整個吃，營養才完整。盡量避免過多的加工及再精製調味，不僅破壞掉食物原有的營養素，卻吃下一堆不明的添加劑。

2. 注意反式脂肪，少吃高油脂食物

環境荷爾蒙物質容易蓄積於內臟及脂肪中，所以最好減少食用內臟類及動物油脂類之食物。像油炸、燒烤以及奶油含量高的食品也儘量減少。

許多家長喜歡讓孩子補充魚油等保健食品，像這樣高油脂的保健食品是否有必要補充？建議食用前最好請教醫師的專業意見。千萬不要盲從吃下一堆保健食品，反面造成身體負擔，得不償失。

3. 拒絕反式脂肪

炸雞、薯條及奶油含量高的餅乾、麵包，其美味讓人無法擋，但相對這些美味中都潛藏著對人體有害的反式脂肪（氫化油），這些美化讓食物味蕾的油脂，一旦進入人體後便無法正常的脂肪代謝，長期下來，除了肥胖問題，像是影響智力發展，心血管疾病、大腸癌等都與其有關。

反式脂肪，在常見的奶油球、人造奶油、酥油、蛋糕、餅乾……等食品中，經常出現。爸媽購買食品時，要多注意產品的標示。為家人做第一道的安全把關吧！

4. 挑選食具容器，注重綠色產品

塑膠材質的食具容器，經證實會有塑化劑溶出殘留，購買時可要特別注意容器的材料標籤之外，並可優先購買對環境衝擊較少、且具環保綠色標章之產品及使用可回收、低污染、省資源之產品。

保鮮膜除 PP 材質外，不用於加熱之用途，以減少有害物質進入食物之可能。若使用塑膠容器需定期更換，避免化學物質由清洗所造成之刮痕中釋出。

會抑制身高的 NG 食物

有些家長為了家中的過敏兒，經常會購買營養保健食品來幫助孩子調整體質，增加免疫力。也經常遇到家中長輩覺得孩子長得不夠好，食慾太差，於是燉補品、買營養素來幫孩子補健康，深怕少吃就會體質變差，輸在起跑點上！然而不當的進補，卻是小孩甜蜜的負擔！

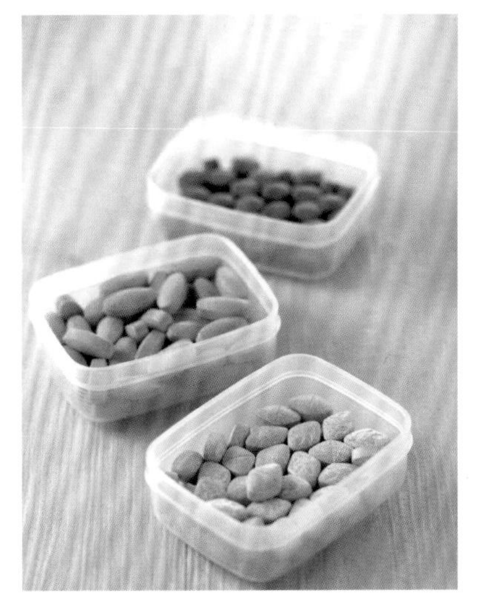

發育期的孩子身體機能蓬勃，如食用大溫大熱的補品，反而易造成代謝亢奮造成上火的現象。而且滋膩的補品則容易造成腸胃負擔、引起消化不良。妨間常見的四物湯、中將湯、十全大補湯、轉骨湯方，並不是每個小孩都適合，若非對證使用， 一旦補錯了，生長板提早閉合，孩子也就長不高。

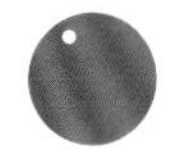

容易影響成長ＮＧ食物

冰品

炎炎夏日清涼的冰品一向是孩子的最愛，但過於寒涼的食物，對於腸胃消化系統來說，很容易造成腸胃的損傷，進而影響到營養物質的消化吸收，造成生長發育不良。

碳酸飲料

研究發現，偏愛飲用碳酸飲料的兒童有 60% 因鈣質缺乏而影響正常發育。尤其是某些飲料中磷含量過高，過量飲用還會導致體內鈣、磷比例失調，造成發育遲緩，父母應特別小心注意。

糖果與甜食

糖吃多了容易導致孩子食慾不振，食量減少，也就會影響到營養的吸收。糖吃多了，會在體內代謝中間產物丙酮酸和乳酸會增多。此時需要鹼性的鈣來中和，鈣的消耗量勢必增加。而過多的糖分，肥胖也會伴隨而來。

油炸食品、醃製食品、罐頭食品

油亮亮的甜甜圈、薯條常孩子們的最愛，但像這類的油炸、醃製、罐頭類製品，在製作過程中，營養也更著流失，加上又使用了各種添加劑，如香精、防腐劑、色素等，以及高油、高鹽，對胃腸黏膜有較大的刺激性，過度食用有可能引起孩童消化道不適，影響正餐的吸收。

在中醫的觀點來說，上述的 NG 食物都是所謂的「肥甘厚味」，攝取過多很容易造成體內濕氣的累積，讓消化系統受到損傷，影響影響腸胃正常消化吸收的功能，因而影響到成長。因此，要讓孩子有正確的飲食習慣，才是能夠促進生長也促進健康的法則。

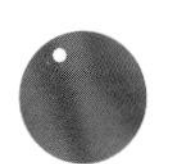

多喝水，幫助代謝提升

水能夠維持細胞的正常運作，亦能幫助身體的消化代謝，輸送養分與廢物排泄，是維持身體正常運作不可或缺的關鍵。人體有 70% 的重量是水所構成，身體就像是一座小型蓄水池，一旦飲水量不足，或是突然補充超過負荷的水量，對身體都會產生負擔哦！

那麼，每天應該喝多少水才足夠生活的所需呢？針對孩子每日身體對水分的需求，可以用以下簡易的計算方式來粗略估算：

小孩公斤數	計算方式
第 1 個「10」 （1 ～ 10 公斤內）	100c.c.× 公斤＝每日飲水量。 例如 8 公斤重的寶寶，每日應攝取 800c.c. 的水分 （100c.c.×8 ＝ 800c.c.）。
第 2 個「10」 （11 ～ 20 公斤內）	除第 1 個 10 公斤累積的 1000c.c.， 第 2 個 10 依每公斤 ×50c.c. 來計算。舉例來說： 18 公斤重的小朋友每天應攝取 1400c.c. 的水分 （100c.c.×10 ＋ 50c.c.×8 ＝ 1400c.c.）。
第 3 個「10」 （21 ～ 30 公斤內）	除了前 20 公斤的必須水量，第 3 個 10 則依每公斤 ×20c.c. 計算。例如，28 公斤重的小朋友每天應攝取 1660c.c. 的水分 （100c.c.×10 ＋ 50c.c.×10 ＋ 20c.c.×8 ＝ 1660c.c.）。

讓孩子養成良好的飲水習慣，必須仰賴家長以身作則示範，從小帶領孩子建立「渴了就喝」、「喝到足夠」的原則，幫孩子建立正確的飲水習慣，做個愛喝水不喝飲料的健康寶寶！

牛奶當水喝，有必要嗎？

牛奶裡面有豐富的鈣質和蛋白質，多喝的確對長高有幫助，但因為乳脂太高會促使血糖上升，血糖一多反而會抑制生長激素分泌，不利於長高。因此牛奶的確不宜當水喝，每天一杯半到兩杯低脂即可。

事實上，日常生活中還有許多高鈣食物，如乳酪、優酪乳等乳製品；深綠色蔬菜；豆類食品及堅果類，都是補充鈣質與維生素礦物質的優質來源，不一定要從牛奶攝取鈣質。

對於乳糖不耐症的的孩子來說，也可透過多加攝取這些食物來補充足夠的鈣質唷！

彈跳運動刺激身高祕方

根據美國 FDA 的研究指出，適量運動是刺激長高最有效且直接的方法。身高的高矮主要是由下肢骨骼的生長來決定的。良好的睡眠，可使內分泌系統正常，而運動則能加速新陳代謝，增進食慾及促進睡眠，來刺激生長激素分泌。

在運動的項目中，以「彈、跳」如，跳繩、籃球、跑步、跳高等運動，能直接刺激到生長板並伸展四肢骨骼與肌群的方式，加快骨骼生長。

雖然運動有利孩子的發育，但運動強度則需達到心跳超過每分鐘 120 下，持續 20 分鐘以上的有氧運動，才對生長的刺激效果加倍。

爸媽一起來！伸展互動操！

研究指出，有效的運動是身體對「促生長激素釋放素」的反應增加，且可在每次運動後觀察到生長激素出現高峰。有些小朋友不愛動，當然不可能一下子就進入強度較強的運動。

此時，建議爸媽可藉由互動式的體操，一起做簡單的伸展動作，來牽引小朋友全身的肌肉和關節，讓骨骼能正確地發育。

只要持之以恆，哪怕一天只有 5 ～ 10 分鐘，培養孩子產生興趣，愛跑、愛跳，就能保持積極的態度，再漸進式的增加運動的強度和時間，讓孩子開心的融入運動的過程，認為運動是件好玩有趣的事情，才能達到更好的效果。

坐著、躺著，別忘了伸伸腰哦！說不定，在不知不覺中，身形也被拉長囉！

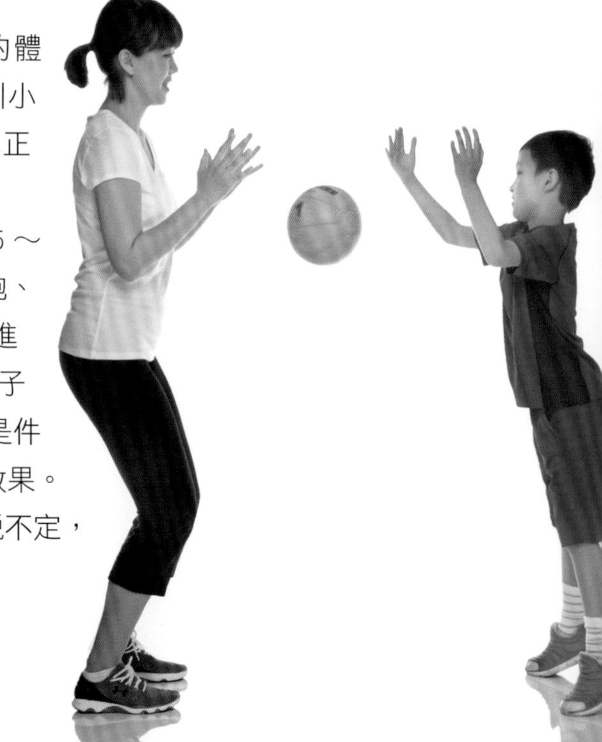

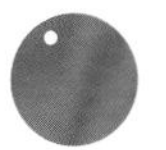

小孩愛運動，全家健康，又溶脂

近年來從每年舉辦的路跑、健走，騎單車等活動，不難發現全民運動風氣已日漸盛行，全家人若能走出戶外，逐漸提升自身的體適能和體力外，還能促進孩子的成長。最重要的是，全家人可以一起快樂的運動，好處可不少哦！

改善作息時間：

為了參加路跑活動，勢必早起，那就得早睡。運動完，需要透過睡眠來消除疲勞與恢復體力。作息時間慢慢地，就能在既定的時間裡上床睡覺，讓生長激素有時間好好發揮囉。

促進食慾：

大量體能消耗，需要大量補充熱量與營養素。孩子不容易三餐不正常，間接也能改善偏食習慣，養出好骨本。

消耗脂肪堆積：

運動是促進脂肪燃燒的不二法門。運動讓睡眠品質變好後，生長激素在黑夜中分泌後，能加強溶解脂肪，打造不易發胖的體質。避免體型不斷的橫向發展，而能夠向上抽高！

狂做運動？會造成運動傷害？

許多家長認為孩子必須要運動才能夠長高，就不管三七二十一的要求孩子每天要跳繩一千下，不但造成孩子的心理負擔，也會出現膝關節或腳踝疼痛等反應。甚至容易造成一段時間無法運動的窘境。

運動固然對生長很重要，但適度、適量的運動是很重要的。在運動前後要記得做好暖身與緩和動作，在自己能夠接受的限度下運動，不強求漸漸增加運動的強度，才能夠達到良好的效果，也避免產生可能的運動傷害。

好心情，快樂成長祕方

正當精力充沛，全身充滿能量的孩子們，常會隨著各種考試的增加，引起情緒緊張，進而影響睡眠品質。於是，孩子沒睡飽有起床氣，一早氣氛就會影響好心情。

課業壓力加上青春期情緒波動，孩子的情緒總來的易怒。如何幫助孩子做好情緒管理，對於未來的人際關係、健康及學習力都有息息相關的動力。

想要培養好心情，別讓一個人的情緒牽動全家人的關係，那麼父母就要用點心囉！

「轉大人」的情緒問題

處在青春期的孩子，因為心理、生理同時在轉變，需從孩童期跨越到成長期，在試圖表現自己的同時，就很容易於家庭產生溝通上的問題，引發情緒不穩，尤其青少年的情緒管理尚未成熟，表現也較為直接，面對正在「轉大人」的小孩，爸媽可要多點愛心與耐心，否則是很容易發生衝突的唷！

青春期的孩子開始會注重自己的形象，在意同儕之間的評價，會主動找到志趣相投的同學成為知心好友，發展出自己的社交圈。有時候，會有些父母很難理解，會以家長的身分出面關心及管教，一旦意見不合，反而會讓孩子的心離家長越遠對此，要建議爸媽，要以更開濶的心情做孩子好友之一，要適時的聆聽與支持，才能讓孩子在爸媽愛的照應下快樂成長。

情緒波動，影響身體機能

還無法有效掌控自己情緒的孩子，其實也牽動著社會的焦慮，近年來，美國研究發現，每 10 個孩子中就有一個會有情緒障礙的問題。對自己不滿，對現況不滿，老師、同學都不喜歡自己……等負面情緒持續發生，因此行為控制力就會變差，人際關係也變不好，其學習力也是跟著出問題。

面對正在轉變的小孩，相信爸媽也會很著急。除了要多撥出時間來陪伴小孩外，也要試著去了解孩子背後的事件原因。假日，可多安排戶外活動，調整心情與環境。

情緒的波動，在中醫的角度來說與「肝」的疏泄相關，容易造成身體氣血循環的不通暢，進而影響到身體的運作。媽媽可多準備一些均衡的飲食，給予孩子適度的關懷與支持，那對孩子的情緒管理的建立可是很有助益的哦！

多讚美，讓孩子學會表達情緒

孩子經常因為不善於表達自己的情緒，因而把話悶在心裡不想說，並非真的沒情緒。其實，如何表達情緒也是需要學習的，建議家長可以用循序漸進的方式誘導孩子說出心中的話，平時以讚美取代下命令，並善用是非題、選擇題、填空題的方式去引導，等到孩子有回應，再問下一個問題。

舉例來說，「你是不是不開心？」（是非題）、「是在學校發生不開心的事情，還是因為家裡的事情呢？」（選擇題）、「發生什麼事了呢？」（填空題）。一步步引導孩子說出自己的心聲，才不會悶在心裡造成「內傷」，也可促進親子關係的和諧，讓孩子健康快樂的成長！

當孩子的朋友，不當孩子的家長

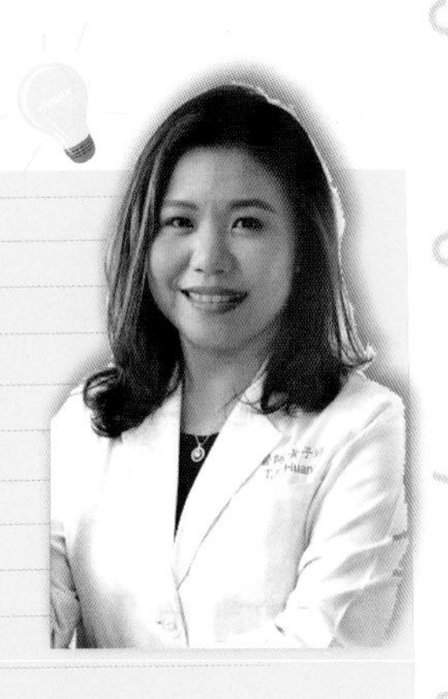

門診常有個有趣的現象，來看診的孩子總看起來不是很情願，嘴裡還碎念著幹嘛要來這裡？看完診後一溜煙的跑掉了，留下感嘆孩子不知道父母苦心，滿臉錯愕的家長。

在家長苦心的設計飲食，計算孩子的生長發育情況，關心孩子的同時，不妨先停下來跟孩子們聊聊對於成長的想法。

孩子是否也有想要長高的意願與決心，是否願意配合飲食運動調整睡眠甚至是相關的治療，事實上是影響最終成果非常重要的一環。

若是心不甘情不願的接受父母的要求，不僅心中所產生的不開心容易造成中醫講的「肝氣鬱結」，影響生長，也容易造成疾病的產生。

反之，若跟孩子有良好的溝通達成共識，甚至可以一起條列促進成長的方法，一起運動一起成長，不但能夠讓孩子開心地成長，父母親也能增加更多的成就感，我們一起共勉之吧！

記錄手札

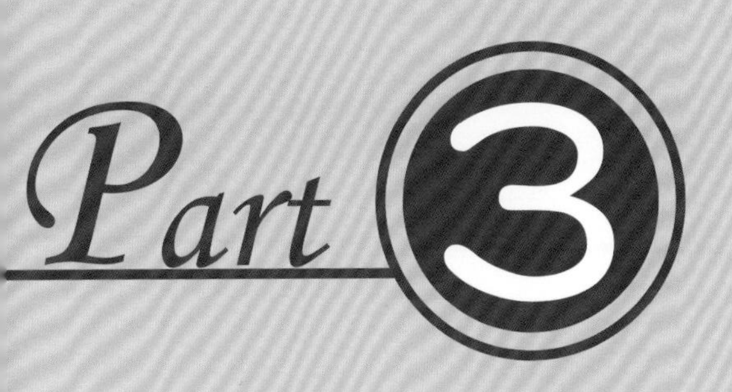

1天10鐘！捏脊按摩、親子伸展操，練出好骨力！

運動和按摩，直接和間接都可以刺激生長板，使得軟骨細胞可以不斷增生，骨骼才有機會和空間成長。尤其是運動過後，孩子胃口大增，是適時補充營養素的好時機。

想長高；孩子要吃的好、睡的飽、沒煩惱之外，親子間的互動像是按摩、舒展的動作，對全家人的身心健康很有助益，還能舒緩關節和延展肌肉，促進骨骼伸展！

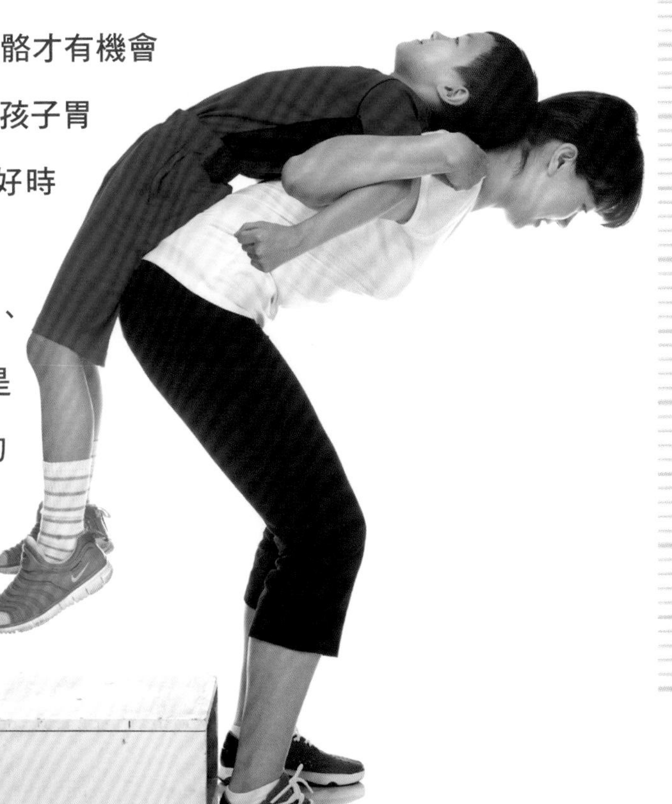

親子按摩！變高、變聰明

穴位按摩是我們傳統中醫最簡單的養生方法，每個「穴位」就像是通往人體內臟按鈕，透過局部的按摩就能夠促進身體的生理效應，調節人體免疫機能，刺激腦部促進器官的反應，進而讓身體各部分的功能增強，促進生長。

傳統中醫在轉骨發育期講求的是把握黃金時期，除了透過飲食調理外，每日按壓身體上的穴道，有助於促進血液循環，也能刺激生長點！

按摩的基礎手法

促進成長的穴位大都位於手部和小腿兩大部位，父母平常在生活中有空檔時可多找機會多進行按摩，除了可加速血液循環，對於孩子心靈的成長也頗有益處。

有研究指出，媽媽與孩子透過身體接觸，會產生快樂的荷爾蒙，誘發出快樂的氛圍及情緒，使得親子之間產生一種信賴與安定感，促使壓力放鬆。

每天花個 10 分鐘，把時間空出來，來個放鬆的「親子按摩時光」，透過媽媽溫柔的雙手，經由簡單的經絡穴位按摩下，來幫助孩子成長，每天 10 分鐘，享受親子間的肌膚之親加強成長按壓，對於情緒發展、提升免疫力都有很好的助力哦！

舉例來說，按壓腳底的湧泉穴，就是刺激生長激素的分泌重要穴位。如同我們鼓勵小朋友要多運動，也是有刺激效果之意。按壓頭頂的百會穴，則可以促進腦部血液循環，腦袋會更靈光哦！

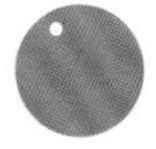

準備按摩吧！

按摩最基本的需求；就是媽媽的手和適量的乳液或按摩油。穴位按壓時著重於穴位的刺激，必要時可借助筆狀物品做為按壓。每個穴位的按摩時間，最好能反覆進行 3 分鐘。每次按壓 5 ～ 10 秒。按摩時可塗些乳液可減少皮膚的摩擦，理想的時間，可選洗澡後或睡前孩子較為放鬆的時間點，也有助於加強孩子的睡眠安穩度！

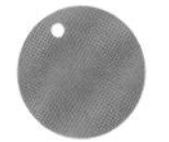

如何找穴位？

爸媽常會擔心，這樣按會有效嗎？有按到穴位嗎？找穴位不用太緊張，中醫「有離穴不離經」之説，只要在相對的位置上，按壓時會出現酸、麻、脹的感覺，重則有痛的反應，這樣以就有效果。

穴位和我們人體的五臟六腑經絡皆有連帶關係，藉由按壓來刺激經絡，可改善循環及促進新代謝，達到保健養生的目的。

長高穴位

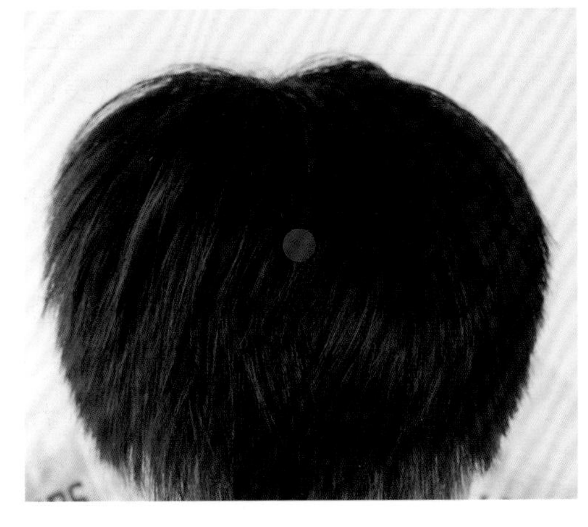

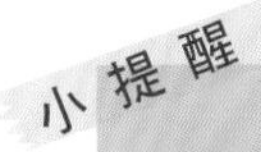

念書念累了或使用電腦頭昏腦脹，眼睛酸澀，輕敲百會穴，也會使你神清氣爽喔！

位置：
人體最高的養生大穴，是手足三陽、督脈及足厥陰眾多經脈交會處，故稱為百會。位於頭頂正中央，左右兩耳尖延伸向上至頭頂正中的線，與眉間中心往上直線的交會點。

按摩方法：
以大拇指指腹輕輕按摩，以旋轉揉壓方式至痠脹 20 次，休息後再一循環，共 3 循環。

功效：
直接對應腦下垂體，可刺激生長激素分泌，對於頭痛、眩暈及健忘很有助益。老人家常按還可預防老年癡呆及高血壓。

湧泉穴

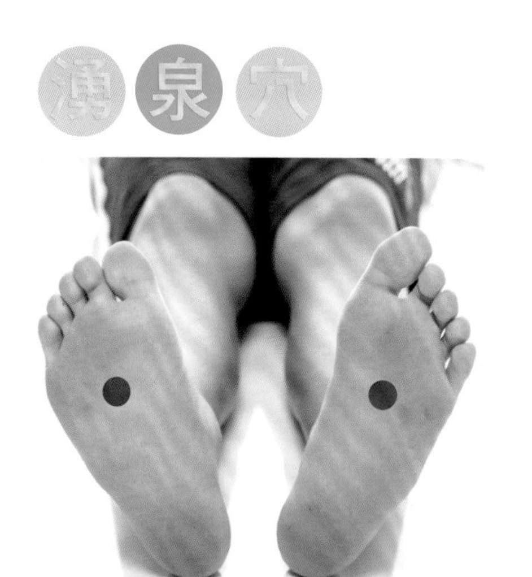

小提醒

湧泉穴刺激效果較強，建議在按摩時力道可由輕漸重，以免感到不適哦！

位置：

為足少陰腎經第一穴位，又稱為「長壽穴」，位於足底，腳底五指用力彎曲，中央凹處即是。與頭頂的百會穴相互呼應。

按摩方法：

1. 可利用筆或較硬的球類來按摩、滾動。或是直接握拳敲打，也可使用拍痧棒。
2. 以大拇指按壓湧泉穴，按壓至有痠疼感為宜，雙腳各按 20 次。

功效：

腎為先之本，因此敲打此穴，有滋陰益腎強化身體機能，促進腎經充沛，加強生長發育，如同刺激成長板，來幫助孩子強筋壯骨和助眠。

合谷穴

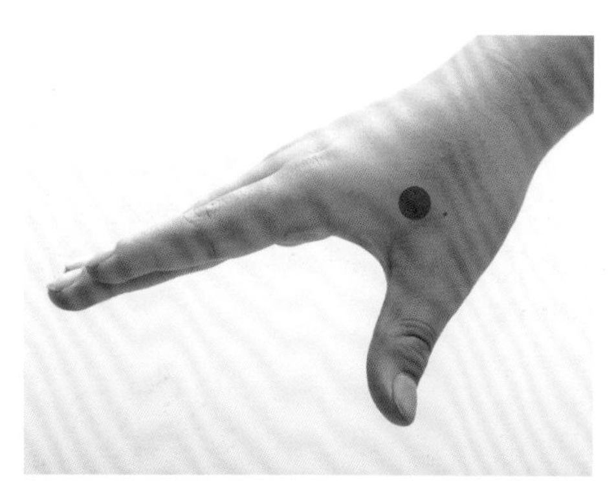

小提醒

按摩時可下壓後用力稍偏向食指，痠麻脹痛的感覺會更明顯，代表壓的位置更正確喔！

位置：

位於大姆指食指相會合之處，狀如深谷，故名合谷，又稱為「虎口」。最簡單的取穴方法，將拇指、食指合攏，肌肉最高處就是。該穴也是全身反應最大的刺激點，具回陽救急之用。

按摩方法：

以大拇指按壓至有痠疼感為宜，雙手各按 20 次。或可利用筆桿或按摩棒做為按壓的輔助工具。

功效：

幫助孩子增強免疫力，可活化甲狀腺激素和成長激素的分泌。

神門穴

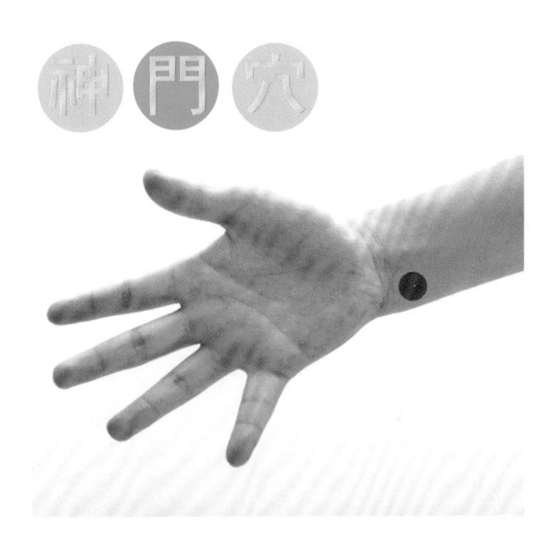

位置：

位於手腕橫紋內側靠近小指的一側，約在腕關節凹陷處，是掌管心臟的中心氣潛藏與釋放的穴位。

按摩方法：

以食指按壓至痠麻疼感為宜，按時候，可默數 10 秒，再休息 5 秒，這樣為一回。一次按約 10 ～ 12 回每次約 3 到 5 分鐘。現代人壓力大，多按此穴，有寧心安神的作用。

功效：

安定神經，鎮靜放鬆改善失眠現象，幫助生長激素良好分泌。有調節自律神經，增加記憶力的功效。

小提醒

可搭配百會穴一起按壓！睡前輕按，幫助入眠，釋放壓力。

足三里

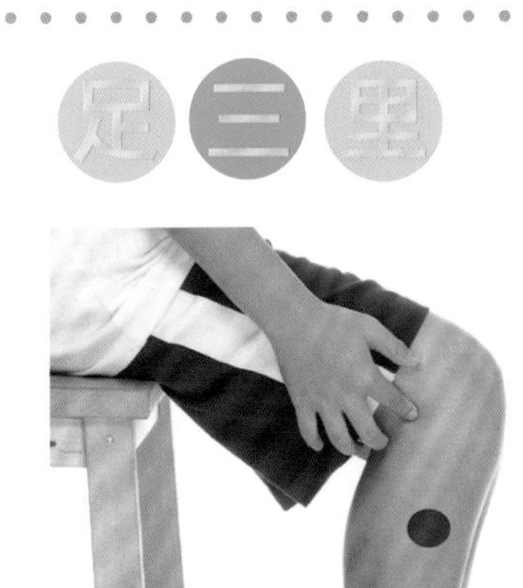

位置：

此穴位於外膝眼下三寸，將四指併攏，放在外膝眼正下方，小指下方與小腿骨外側交界的凹陷處。是胃腸經絡中很重要的一個穴位。

按摩方法：

以大拇指按壓足三里穴，按壓至有痠疼感為宜，每次按壓 5 ～ 10 秒，雙腳各按 20 次。

功效：

在《四總穴歌》中：「肚腹三里留。」經常按壓，可增強人體免疫功能，補脾健胃，促進消化吸收。若有便秘的情形，可以往下按。

小提醒

足三里還有另一個意思，就是按了以後一天可以走三里路。按壓能緩解膝腿疼痛，對於下肢容易疲勞、沒辦法走路的人，按壓後還可以讓雙腿變得比較有力喔。

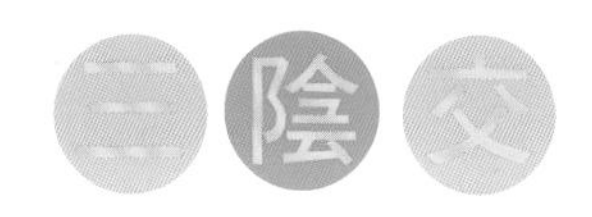

三陰交

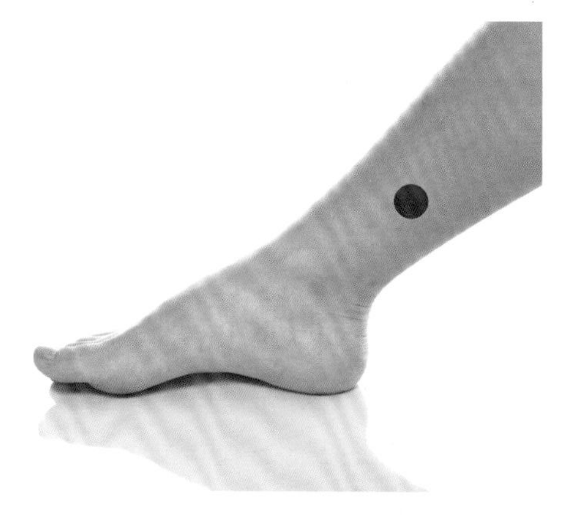

位置：

位於內踝上三寸，小腿內側、腳踝骨上四指寬處，脛股內側、後方凹陷處。

按摩方法：

以大拇指按壓穴位，按壓至有痠疼感為宜，雙腳各按 20 次。

功效：

此穴也有助於女性月經調理，緩解經痛。每天晚上 7 點之前多按此穴，可以讓女生的氣血暢通，也比較好入睡。

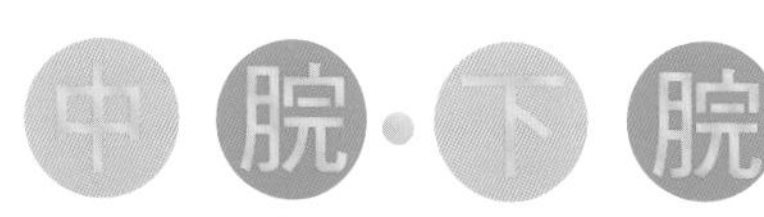

中脘・下脘

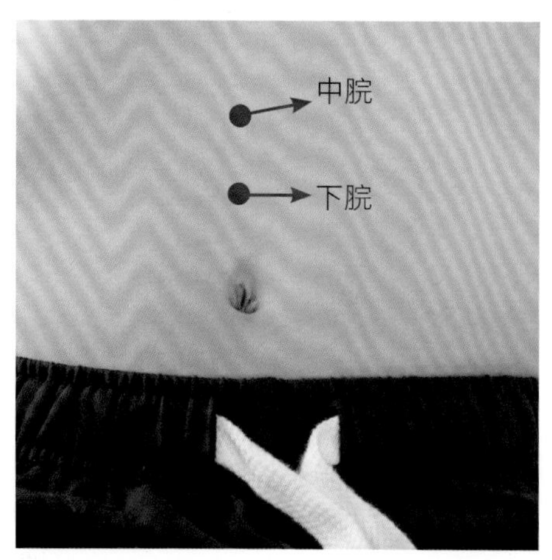

位置：

中脘：穴位於上腹部，胸骨下端和肚臍連接線中點。

下脘：位於肚臍上方 2 橫指寬處。

按摩方法：

以大拇指按壓穴位，按壓至有痠疼感為宜，共按揉 20 次。

功效：

刺激腸道蠕動、緩解治療胃痛、腹痛、腹脹、嘔逆、納呆反胃。

兒童捏脊，捏出健康來

捏脊，是一種傳統中醫兒科的特殊背部治療方法，透過揉捏、按摩背部經絡達到治療與保健的效果。

中醫學認為背部屬陽，脊椎位在背部正中，為督脈之所在。督脈主一身之陽，身體各個臟腑的經脈都與督脈相連，臟腑有病會能影響經絡，而經絡有病可內傳臟腑。

捏拿督脈與膀胱經能疏通陽氣，陽氣通則氣血旺盛，臟腑功能得到調節。所以**捏脊具有平衡陰陽，調和氣血，疏通經絡，提高身體各個器官運行功能的作用**，有助於促進孩子氣血運行，對一些腸胃疾病如積滯厭食等，還有肺系疾病如過敏氣喘均有幫助。

此外，捏脊還能起到安神作用，可以改善孩子夜間哭鬧和睡眠不安穩的問題，臨床上，有家長經常分享，幫孩子捏著捏著孩子就安穩地睡著了。

吸收良好的腸胃跟安穩的睡眠是幫助成長的不二法門，透過簡單的按摩方法就可以讓孩子好吃好睡，還可增進親子間的感情，今天就動手跟孩子來點親密互動吧！

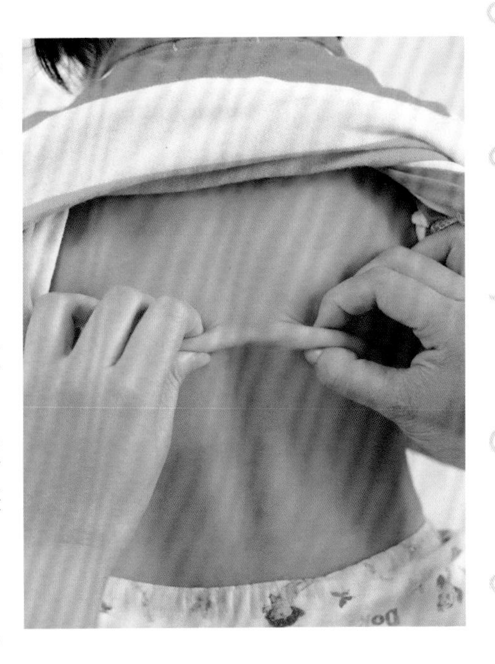

兒童捏脊手法

1. 小朋友趴於床上，兩腿伸直，全身放鬆。
2. 家長可側坐於床緣，調整舒適的位置與姿勢，以能夠輕鬆地幫孩子按摩整個背部為宜。
3. 先用大拇指沿著孩子背部脊椎兩旁由腰部向上推揉，由下往上重複 10 次。
4. 再用大拇指，食指和中指將脊椎兩側皮膚捏起，沿著膀胱經自下而上，大拇指用力向前推，食指中指將捏起的皮膚固定好順勢向前，雙手交替捏提向上推進。

揉捏的手法應以輕快柔和為原則，每次推拿的次數，可根據年齡大小、體質強弱而定，最簡單的方式就是問問孩子的感受，通常他會很開心地告訴您「好舒服喔！我還要按摩」。

●注意事項！

1. 若孩子背部有皮膚破潰、發炎或紅腫等情況，或是有急性的發燒等發炎症狀時，不適合進行捏脊手法。
2. 捏脊手法不宜在孩子剛進食後進行，建議要間隔至少一小時以上。
3. 捏拿後，不要用手按摩背部，要讓其適量休息。捏脊時要注意周遭環境適度保暖，避免因暴露而受涼感冒囉！

緩解成長痛

在成長的過程中，常會聽到孩子半夜喊腳痛。當孩子出現的生長痛並非骨骼或關節部位，而是肌肉與韌帶無法快速承受成長的速度，所產生的痠痛。為了緩解生長痛，除了適度的伸展肌肉，不妨用毛巾熱敷，或是做局部按摩來緩解生長，還可促進成長發育哦！

常選取的穴位如：

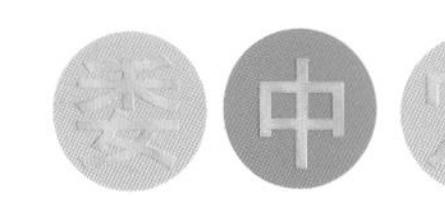

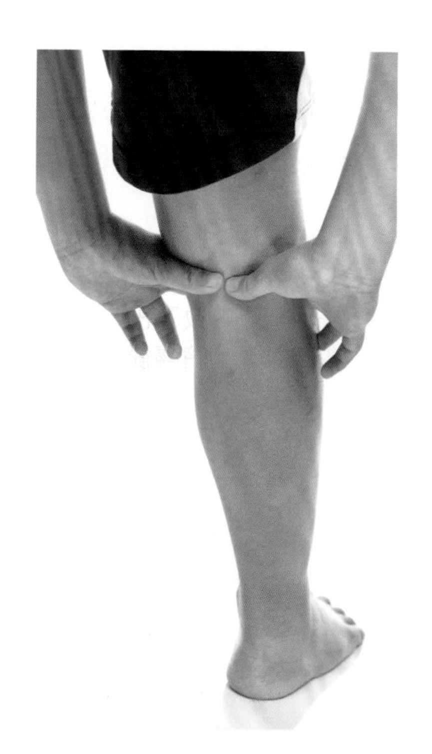

位置：位於膝蓋後面關節的相交處。有著腰背委中求之意，凡指腰背病症都可以藉由此穴得到舒緩。

按摩方法：用雙手圍住腿後，按壓一直到有酸疼的感覺。每次約 10 秒鐘。休息再按。

功效：可刺激膝蓋周圍的成長效果。緩解成長痛及舒通筋絡。

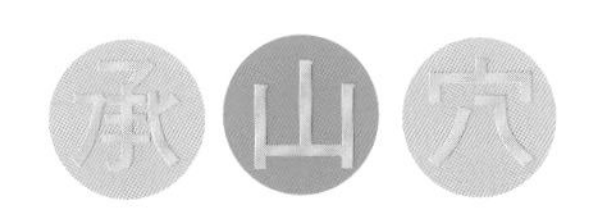

位置：在小腿後面正中，當伸直小腿或足跟上提時腓腸肌下出現尖角凹陷處。

按摩方法：用雙手圍住腿後，按壓一直到有酸疼的感覺。每次約 10 秒鐘。休息再按。

功效：緩解成長痛及舒通筋絡。

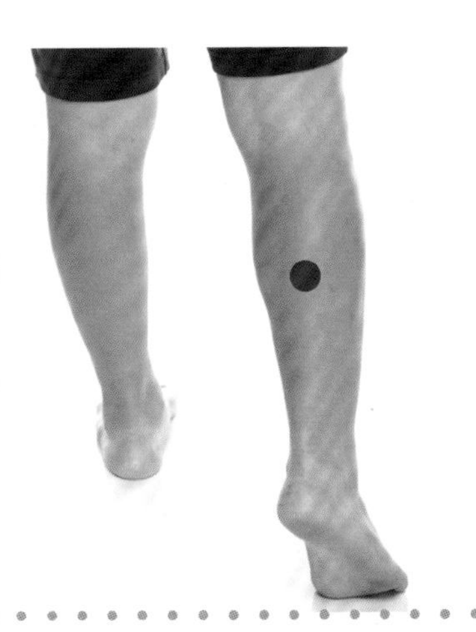

長高運動

伸展運動，有效助長 2 公分

伸展運動，能舒展全身的肌肉，同時舒緩關節和刺激成長板，更可以增進控制肌肉的能力。只要把我們的姿勢調整正確，身體直了，身形就拉長了。如果，孩子長時間坐姿不良，常駝背、斜肩，烏龜頸就會壓縮到骨骼間的發展空間，當然看起來就矮人一截。

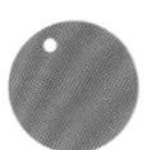

正確站姿：抬頭挺胸

動作效果：調整脊椎姿勢，改善駝背，找回隱藏的 3cm。

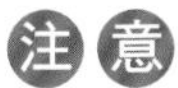

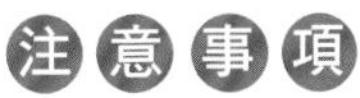

1. 可找牆壁做練習，站直後，腳微開。
2. 背部挺直，收下巴。
3. 將肩關節、髖關節、膝關節、踝關節成一直線。

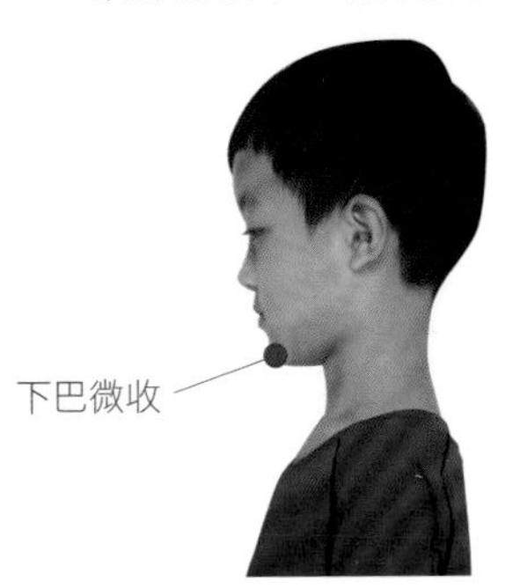

下巴微收

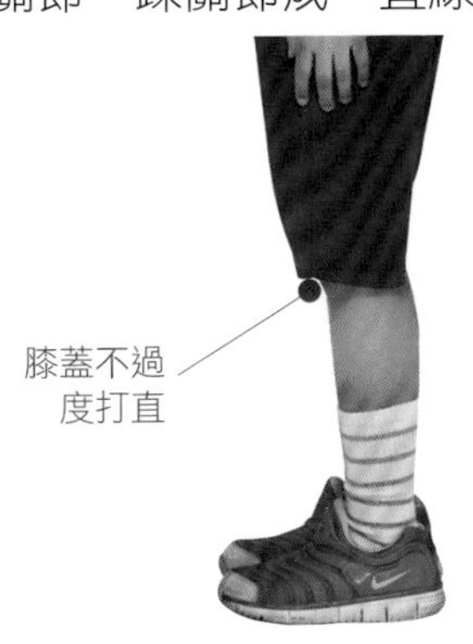

膝蓋不過度打直

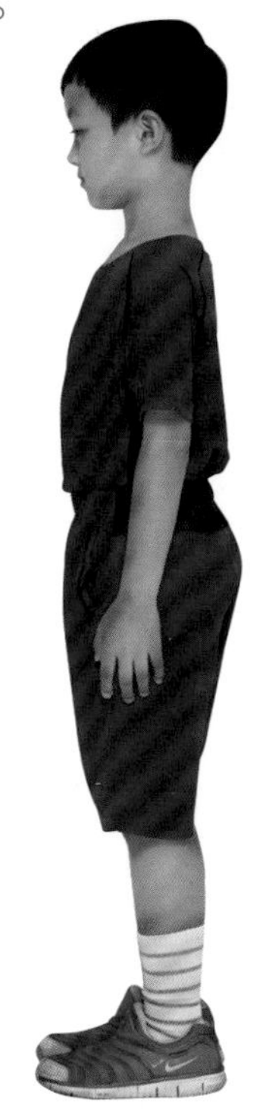

親子動一動，健身、活力都加倍

伸展暖身運動，簡單易做，又可以活動全身關節，全家一起做伸展除了可養成親子間的好感度，還能提升好體力、好骨力，頭腦也會跟著更靈活哦！

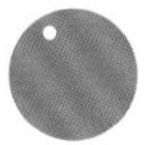

長高伸展運動的好處：

1. **鍛練肌力與肌耐力：**有足夠的肌力與肌耐力，讓孩子在從事任何活動的時候比較不容易疲累。
2. **增加關節承重力：**關節負重，可以刺激造骨細胞生長，提升骨質的密度。
3. **加強軟組織的彈性（柔軟度）：**過度的活動會使肌肉反覆的收縮而造成肌肉緊繃，進而影響生長， 適當的肌肉彈性有助於孩子身體協調能力、姿勢平衡。
4. **訓練核心控制力：**核心肌群提供脊柱的穩定及控制的能力，有穩定胸廓及骨盆，為身體的動力鍊提供力量傳遞的軸心，讓四肢的活動更有效率。

親子一起動一動，可以建立良好、信賴的親子關係，降低學習失敗的挫折感，一起同樂能帶給子愉快豐富的學習經驗，也能增加其自信心。

暖身伸展運動

找耳朵

動作效果：訓練頸部側邊肌群

1. 站姿，雙手插腰，雙腳微開。
2. 右邊耳朵找往右邊肩膀，停頓 5 秒。
3. 回正後，左邊耳朵找左邊肩膀；再停頓 5 秒。

建議次數：來回 10 次

過程中肩膀不能抬起。
動作不要太快。

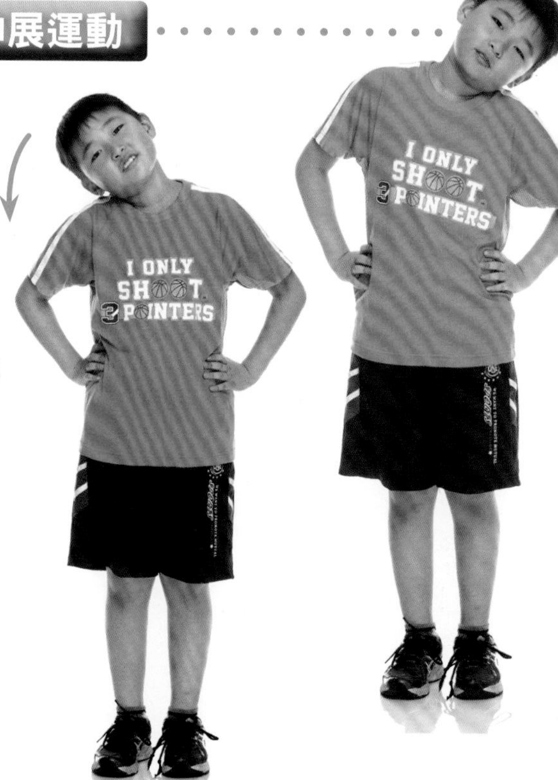

前點後點

動作效果：能增加頸部肌肉彈性，促進血液循環。

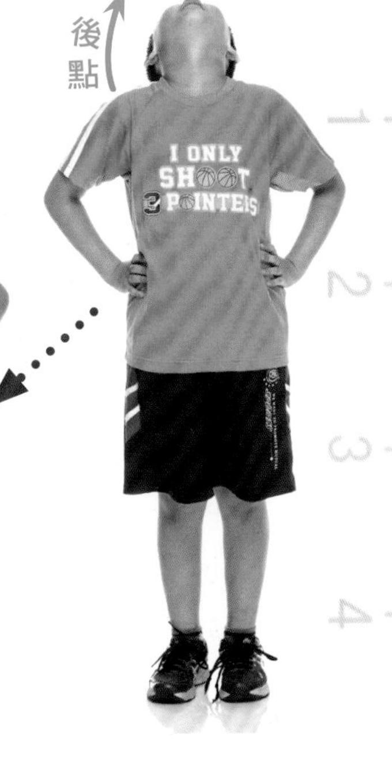

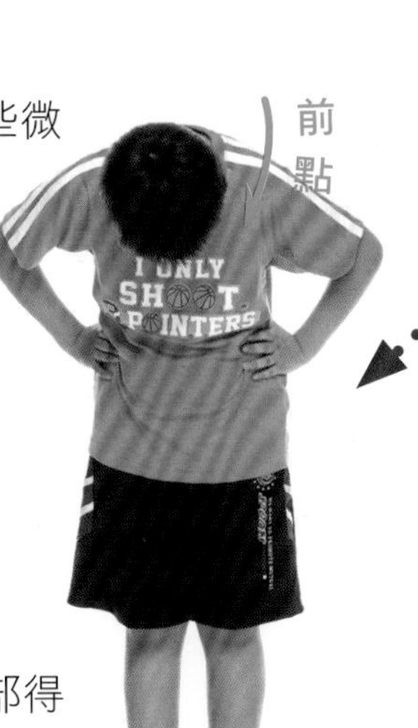

1. 站姿，雙手插腰。雙腳微開。
2. 頭部往後仰，感覺脖子前面肌肉些微緊繃。
3. 頭部往前傾，感覺脖子後側肌肉些微緊繃。

建議次數：來回 10 次

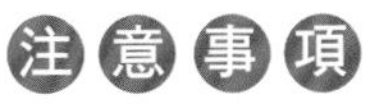

1. 後仰時，胸口不過度抬起。
2. 前傾時，不能駝背。
3. 媽媽跟著練，也可以使臉部和頸部得到延展，線條更漂亮。

肩膀轉圈圈

動作效果：讓肩胛骨得到舒緩的伸展，訓練到手臂前後側及胸口前側的肌群。

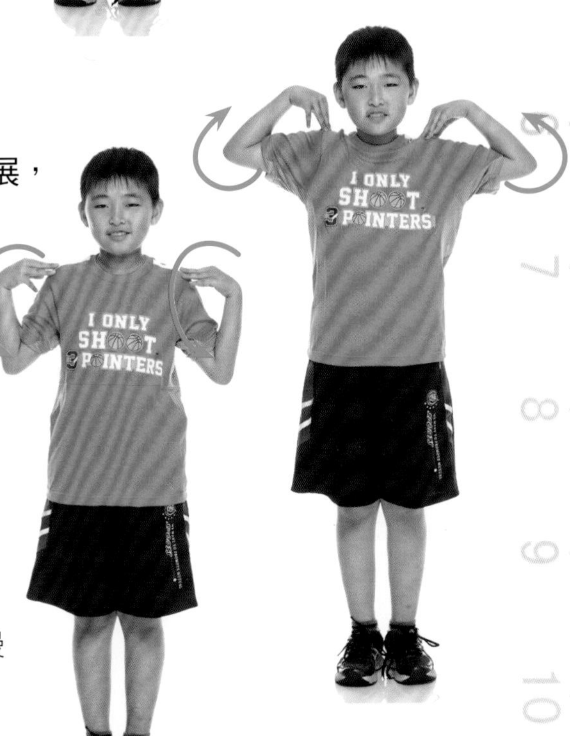

1. 站姿，雙腳微微張開，雙手彎起手指置於肩膀。
2. 肩關節向前繞環。
3. 肩關節向後繞環。

建議次數：前後各 10 ～ 15 次

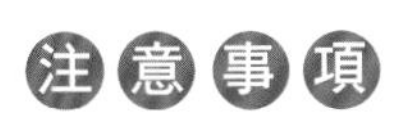

往上時要慢慢地吸氣，往下繞時慢慢吐氣，過程中不過度聳肩。

抬腿踢腳

動作效果：訓練平衡感，並且能強化大腿的肌肉，活化膝關節。

1. 站姿，雙手插腰，雙腳微張，右腳髖部屈曲固定。
2. 利用膝關節控制前踢、後勾。
3. 調整呼吸，吸氣時往前踢，再吐氣收回腳。
3. 對側重複相同步驟。

建議次數：一腳 8 ～ 10 次

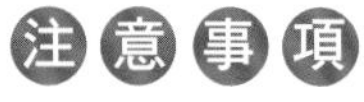

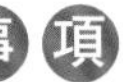

注意事項

前踢時支撐腳膝關節，保持少許彎曲，不宜將膝關節卡在過度伸直角度。

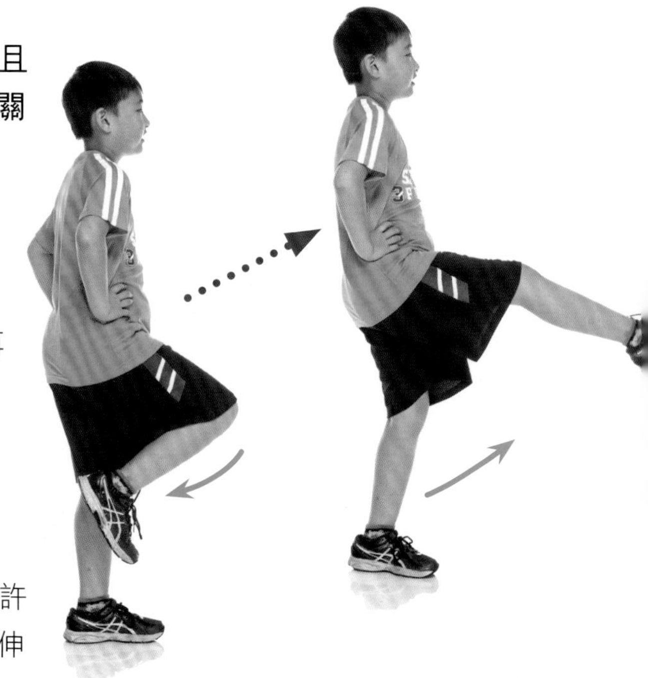

髖關節、臀部肌群

動作效果：加強下半身平衡，緊實大腿，並能刺激腿部、腹部肌肉，強化髖關節、臀部肌群。

1. 站定後，雙手抱住左腳膝蓋往上抬，拉向肚子的方向。
2. 停止 3 秒鐘。
3. 對側重複相同步驟。

建議次數：左右來回共 8 ～ 10 次

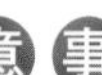

注意事項

往上時要慢慢地吸氣，過程中不過度聳肩。

要盡量站穩

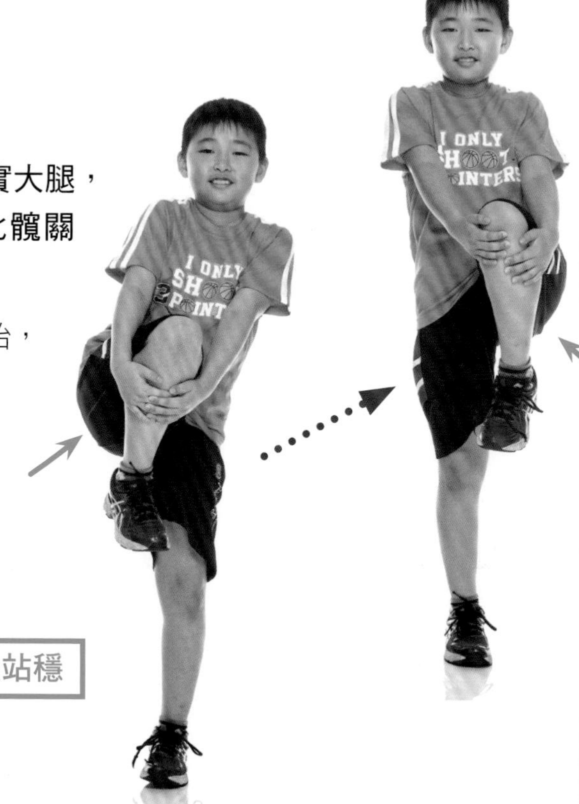

半蹲加強大腿肌

動作效果：強化骨盤，刺激膝蓋生長點及伸展大腿後側肌群。

1. 站定後，雙腳張開與肩同寬，慢慢吸氣往下蹲。
2. 先右腳彎曲，左腳打直，兩手各置於膝蓋上緣。
3. 再換腳，重複相同步驟。

建議次數：左右來回共 8 ～ 10 次

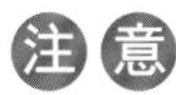
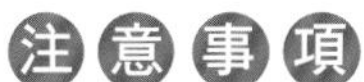
注意事項

下蹲時，雙手要輕放，
不要過度壓迫膝蓋。

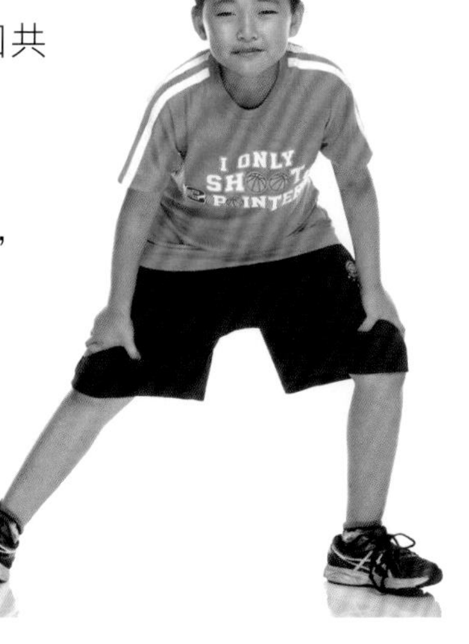

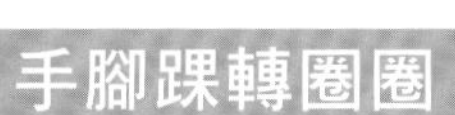

手腳踝轉圈圈

動作效果：舒展四肢的關節及加強身體的協調性，同時可促進血液循環。

1. 站定後，雙手手腕先繞圈。
2. 加入一腳的腳踝繞圈。每次約 15 秒。
3. 再換另一隻腳，重複相同步驟。

建議次數：內外共 15 ～ 20 秒

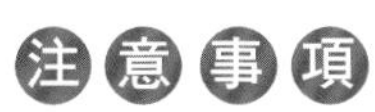
注意事項

過程中速度不宜過快。

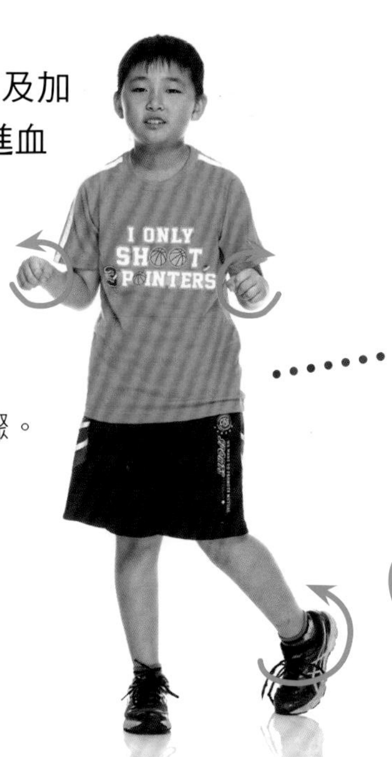

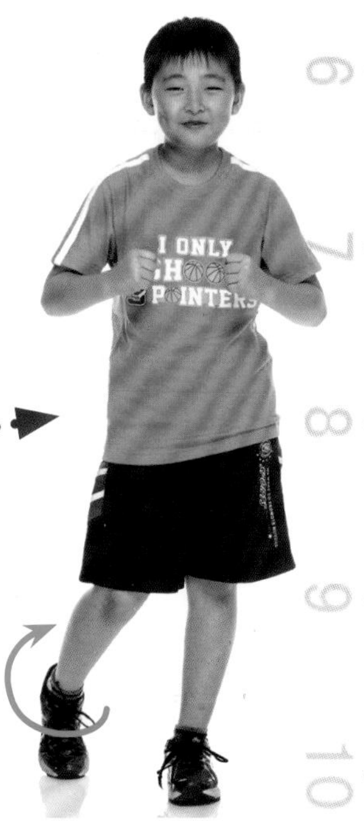

伸展全身、拉開腰部

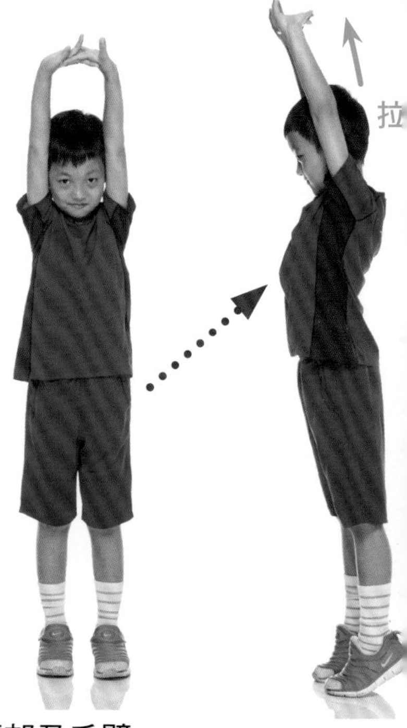

動作效果：拉開全身筋骨，舒展肌肉及強化手臂肌群。

1. 先站直，雙腳分開與肩同寬。
2. 雙手放在肚子下，手心向下後，十指互扣。
3. 把扣住的雙手，慢慢吸氣的抬到頭頂上。
4. 手臂要打直朝向天花板方向。感覺有在長高。
5. 再深呼吸，將雙手向上拉伸直，並墊腳尖。
6. 停留 3～5 秒後，慢慢吐氣再將手慢慢放回原處。

軀幹側邊肌群

動作效果：伸展兩側身的肌肉，拉伸肩胛骨、腰部及手臂。

1. 雙腳分開與肩同寬，雙手手指交叉，雙手交扣，手心向下後，向上舉高。
2. 慢慢吸氣，將手臂打直朝向天花板方向。
3. 雙手向頭部靠攏，向上撐直，再將上身向左側或右側彎伸。

親子加強版

動作效果：防脊椎彎曲，刺激肩膀與臂膀的成長板。

1. 媽媽可站在孩子後方，右手放在孩子左手臂，左手固定孩子腰部。
2. 將孩子身體向右側彎至身體側邊緊繃。停留 5 ～ 10 秒。
3. 回到步驟 1 的位置上，重複相同步驟向左彎。

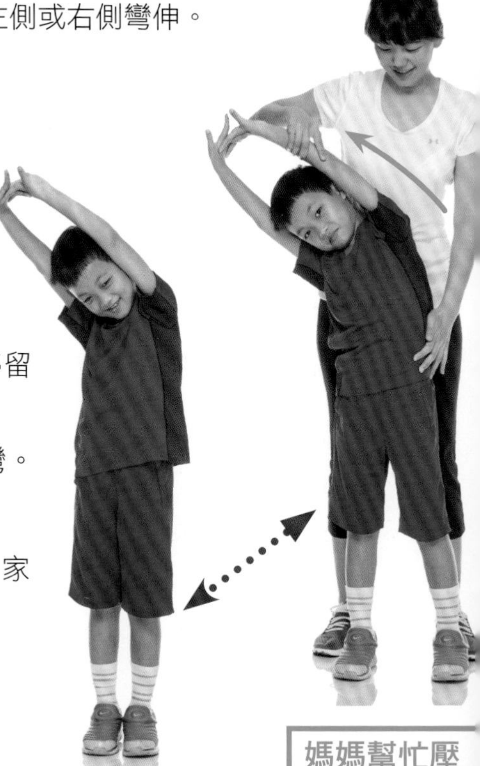

注意事項

身體不宜太過於彎曲而造成腰部疼痛，要由家長輔助，慢慢往兩側左右彎伸。

十字拉伸手臂運動

動作效果：刺激後肩臂肌群，延展手臂與肩膀的肌肉與生長板。

1. 右手往左側伸直。
2. 左手由下往上勾住右手肘後，向左推。
3. 感覺到上手臂與後肩部有緊繃感。
4. 停留 5~10 秒後，換手。

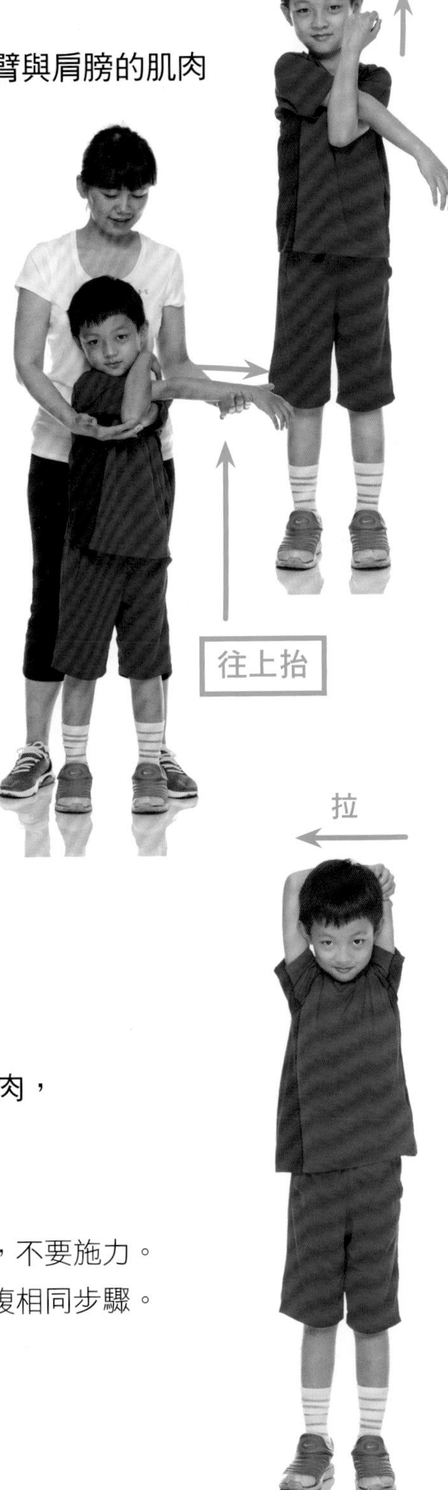

親子加強版

動作效果：加強拉伸上手臂與後三角肌群。

1. 小朋友的手常會伸不直，家長可以站在孩子後方，左手固定孩子的右手肘。
2. 右手固定孩子左手肘往上抬，直至右臂後方感覺緊繃。
3. 10 秒後手放掉，左右手互換，拉另一邊。

後壓肘伸展

動作效果：舒展背部、肩部與手臂肌肉，鍛鍊肱三頭肌與三角肌。

1. 將左臂彎曲並置於頭頸後方。
2. 右手掌扣住左手的手肘，肘關節放鬆，不要施力。
3. 扣住手肘後慢慢向右側施力。對側重複相同步驟。

兩人互背

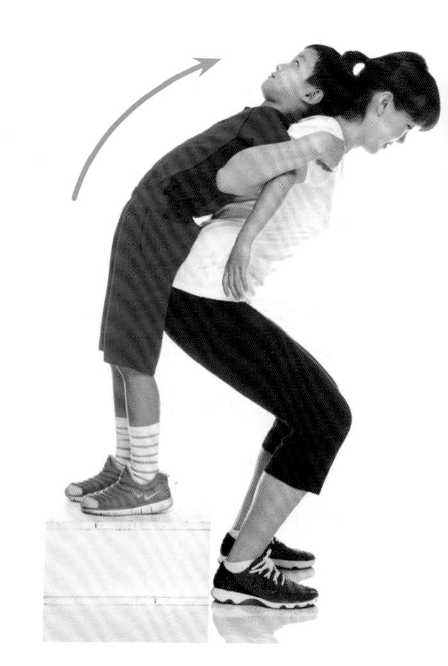

動作效果：伸展胸大肌及胸椎位置、緩解疲勞、強化關節有助於長高。

1. 二人背對背站立，相互靠背。
2. 媽媽可半蹲，讓二人手臂可以互扣。
3. 媽媽以屈膝前彎方式將孩子背起來。

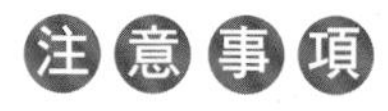

1. 在伸展過程中勿晃動身體。
2. 媽媽也可以採用跪姿，讓二人身高不會差太高，而小朋友也比較不會害怕。

拉拉手彎彎腰

動作效果：強化孩子腰部以上的肌力，及強化菱形肌的柔軟度。

1. 媽媽和孩子面對面站著，其距離為媽媽伸直手臂。
2. 讓孩子伸直手臂，抓住媽媽的手。
3. 孩子頭往地下看，上背部往後頂。
4. 感覺上背部有緊繃感。

注意事項

在熟悉動作後，可以將距離再拉遠些。

二人可以互相輪流拉伸哦！

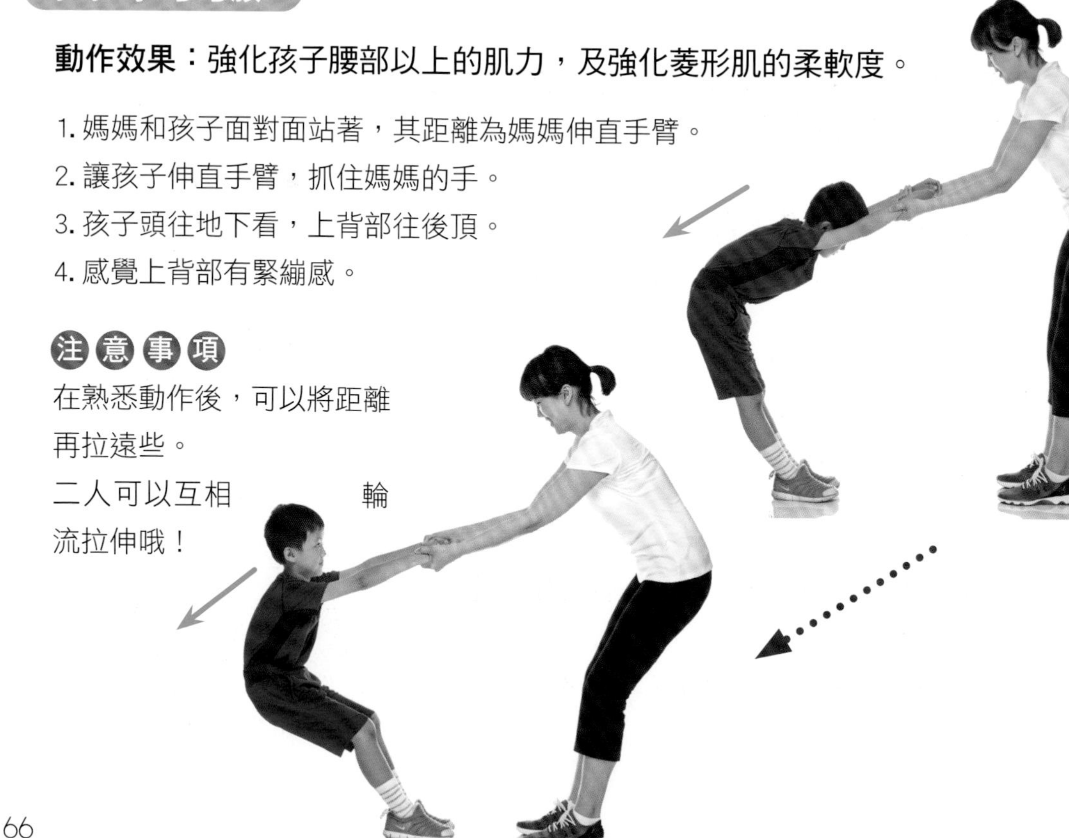

弓姿勢抬抬腳

動作效果：刺激髖關節生長點及伸展髂腰肌。

1. 孩子採趴在地板上的姿勢。
2. 媽媽可跪在孩子左側，左手固定孩子右腳踝，右手扶住孩子膝蓋。
3. 將孩子的右膝屈曲，右腿向上拉，直至感到有阻力，維持此姿勢 10 秒或以上，完成後重複另一 隻腳。

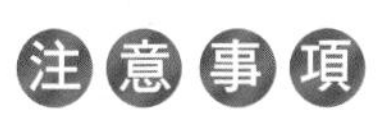

媽媽可不要一次就把腳抬太高，可以看看孩子的耐受力。
小朋友也可以雙手抓住自己的腳踝，還可強化整個背部的肌群哦！

蝴蝶式往前彎

動作效果：放鬆髖關節，增加內收肌、骨盆底肌肉的伸展空間和彈性。

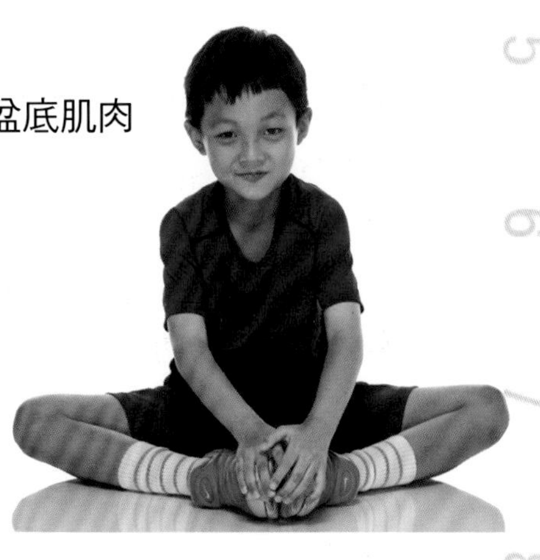

1. 坐穩後把腰挺直，雙腳盤腿，腳掌相對。
2. 雙手抓住腳踝，把膝蓋重複上下動一動，可放鬆髖關節。
3. 吐氣，身體慢慢地往前壓，盡量讓額頭可以碰觸到地板上。
4. 吸氣，慢慢讓身體在回正。

注意事項

1. 媽媽可以後由背後，幫小朋友慢慢地往下壓。
2. 此動作，不宜過快與用力壓，以免受傷。

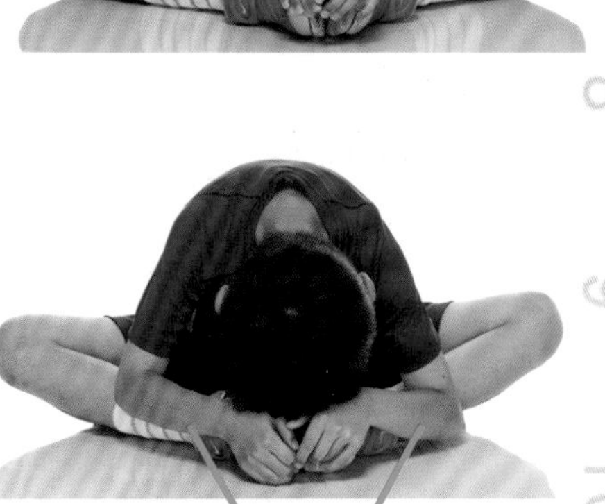

躺著作拉拉膝蓋

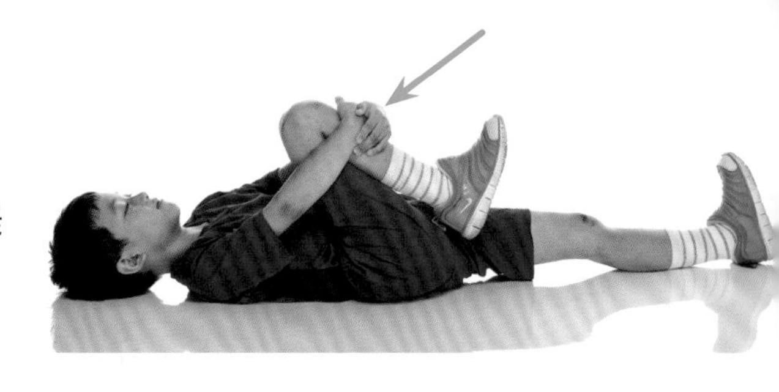

動作效果：舒緩腿部肌肉，提升髖關節髂腰肌（伸直腳）及臀大肌（彎曲腳）延展性。

1. 小朋友可以放鬆平躺著，雙腳先打直。
2. 將右腳彎曲，雙手環抱右腳膝蓋。深呼吸將腳往自己靠。
3. 慢慢吐氣，將右腳回到原位，再換左腳。
4. 媽媽可以跪在孩子左側幫忙，一手固定孩子左膝（防止彎曲），一手固定右膝並推向胸口，加強強度。

注意事項

以此圖為例，為伸展右側臀大肌，左側髂腰肌。

家長幫小朋友伸展力道不宜太大，孩子臀部有緊繃的感覺就好。

前彎碰碰腳

動作效果：伸展上半身和腿部的肌肉。

1. 小朋友全身放鬆採坐姿，雙腳先伸直。
2. 將左腿彎曲，右腳伸直，並將左腳掌貼在右腿內側。
3. 深呼吸，身體微彎，利用雙手伸直抓住右腳。
4. 媽媽可以在背後輔助，慢慢將小朋友身體前推，讓孩子感覺腿的後側緊繃。
5. 再慢慢吐氣，將姿勢調回原本的坐姿，再換腳。

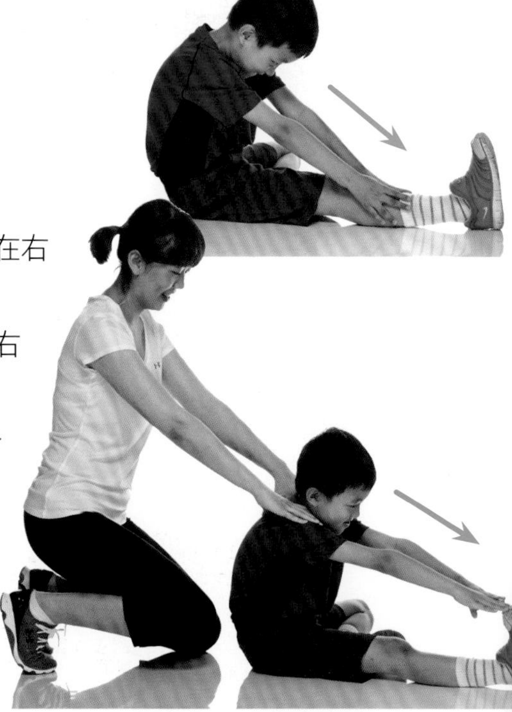

媽媽幫忙壓

躺著翹腳

動作效果：刺激腰部與髖關節的生長點及伸展梨狀肌的肌肉。

1. 小朋友可以輕鬆的平躺下來，先將雙腳伸直，做預備動作。
2. 彎曲左側下肢，將其外踝放至彎曲的右側膝蓋上。
3. 小朋友可以雙手抱於右膝前側，往自己身上靠攏。
4. 媽媽可加以輔助加壓，將右腳往身體方向彎曲，稍做停留後，感覺肌肉有被延展到，即可換腳。

注意事項

1. 可配合呼吸，在屈膝後可稍做停頓，讓肌肉可以伸展。
2. 媽媽輔助時不可以強壓，動作太快，以免受傷。

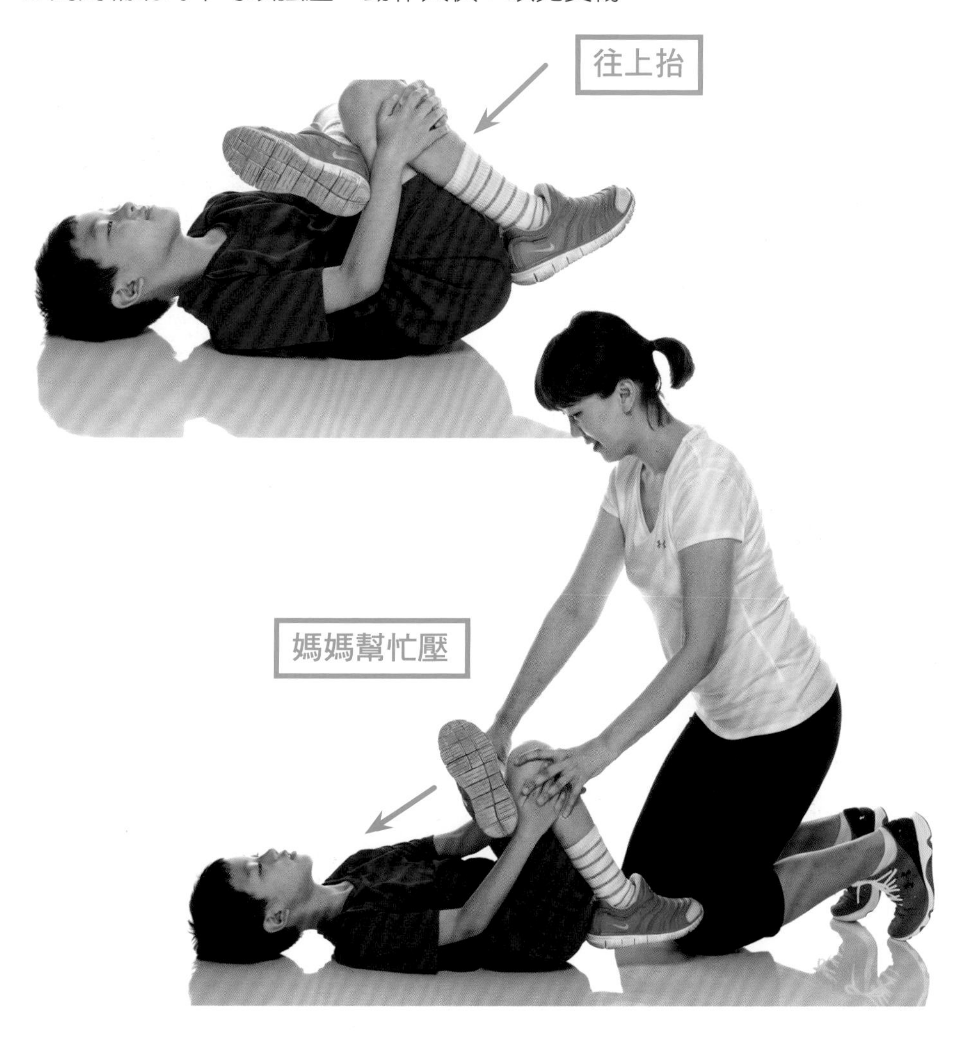

扭轉上半身跨腿

動作效果：扭轉腰背和腿部，伸展梨狀肌、下背部肌群及臀肌。

1. 大字平躺、雙手平伸兩側，雙腳伸直。
2. 左腳膝蓋提起彎曲橫跨至於右腳外側。
3. 孩子用右手將左膝蓋下壓，左側肩膀不可離開地板。
4. 媽媽可以幫忙固定加壓。

注意事項

以上動作在能力可及，可將左膝慢慢往頭部上方提，以加強伸展能力。

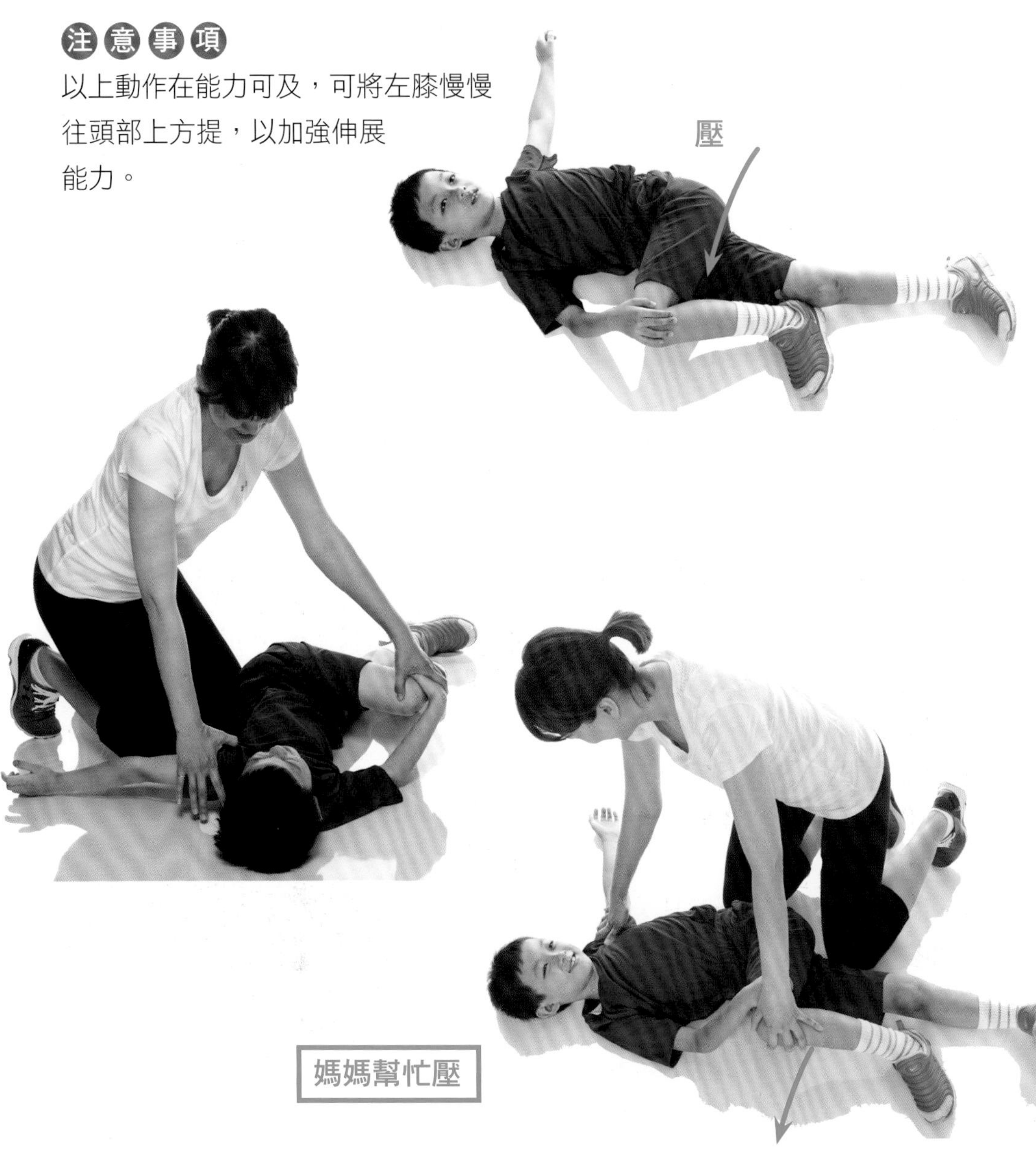

壓腳板

動作效果：伸展小腿肌，刺激生長板發展。

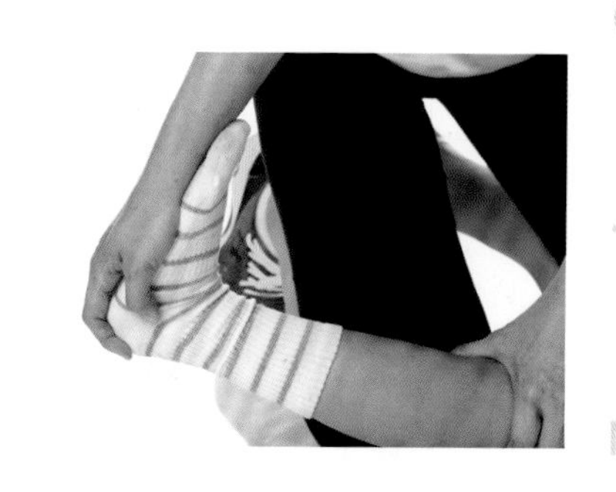

1. 小朋友先放鬆平躺做預備動作。
2. 媽媽用拇指，食指和中指握著孩子的腳跟，手掌貼著孩子的腳掌。
3. 將髖、膝和腳掌往胸口方向屈起，保持腳尖朝上，再緩緩將孩子的腳伸直，而此時足踝仍必須保持上勾的姿勢。

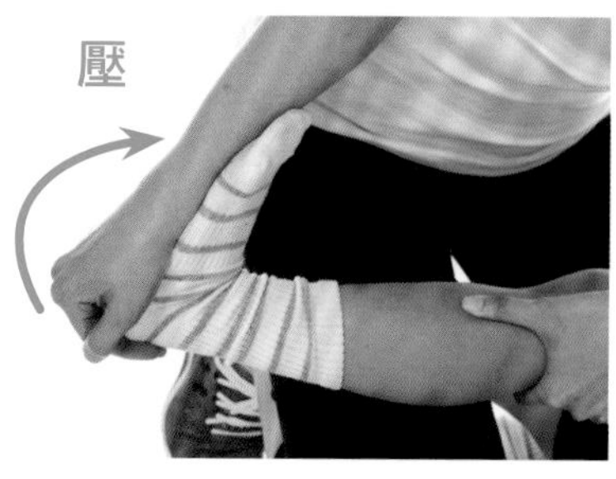

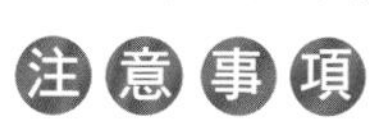

伸展的秒數 15-30 秒，伸展過程中只要有緊繃感覺就好，不能有疼痛感。

7～9 歲 輕鬆玩長高運動

屈膝捲腹

動作效果：鍛鍊到上腹部肌群及促進全身血液循環。

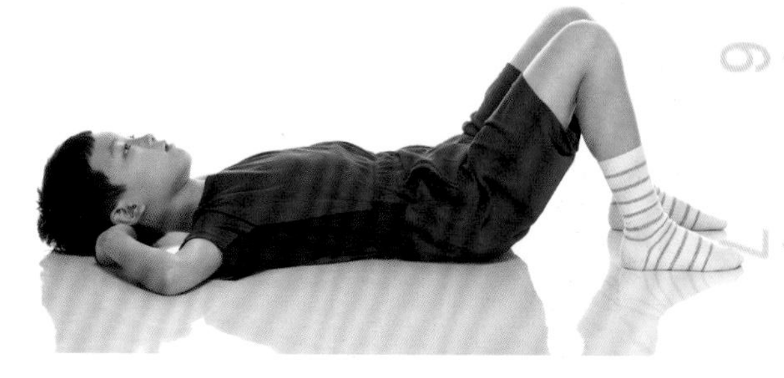

1. 先輕鬆的平躺在瑜珈墊上，然後將雙手扶在耳朵兩側。
2. 雙腳微開後，彎曲踏穩地板。
3. 動作開始時肩膀離開，手肘碰膝蓋，並做吐氣。
4. 可以利用雙膝夾一顆球，來增加變化。

建議次數： 10X2 組

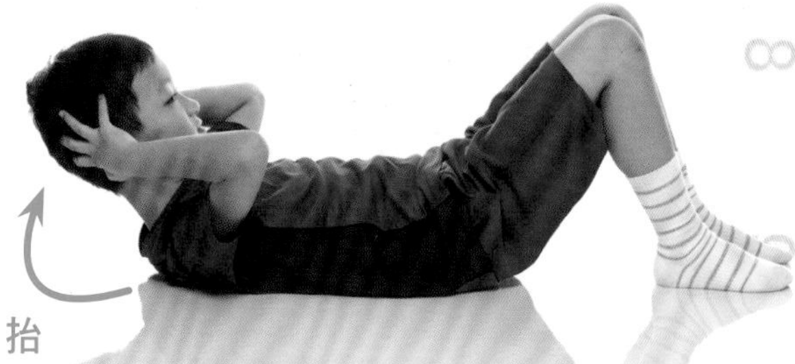

躺著抱小腿（反向捲腹）

動作效果：鍛鍊腹部肌群。

1. 小朋友可以先平躺，雙手自然平放在地板上。
2. 雙腳膝關節與髖關節各彎曲 90 度，雙腳距離稍比肩寬。
3. 動作開始時，將肩膀離開地板，利用腹部的力量，將腿離地。
4. 雙手去觸碰小腿，約停留 1-2 秒然後回到起始位置。
5. 增加肩膀、腰、腹、大腿肌力，可在雙膝間夾球。

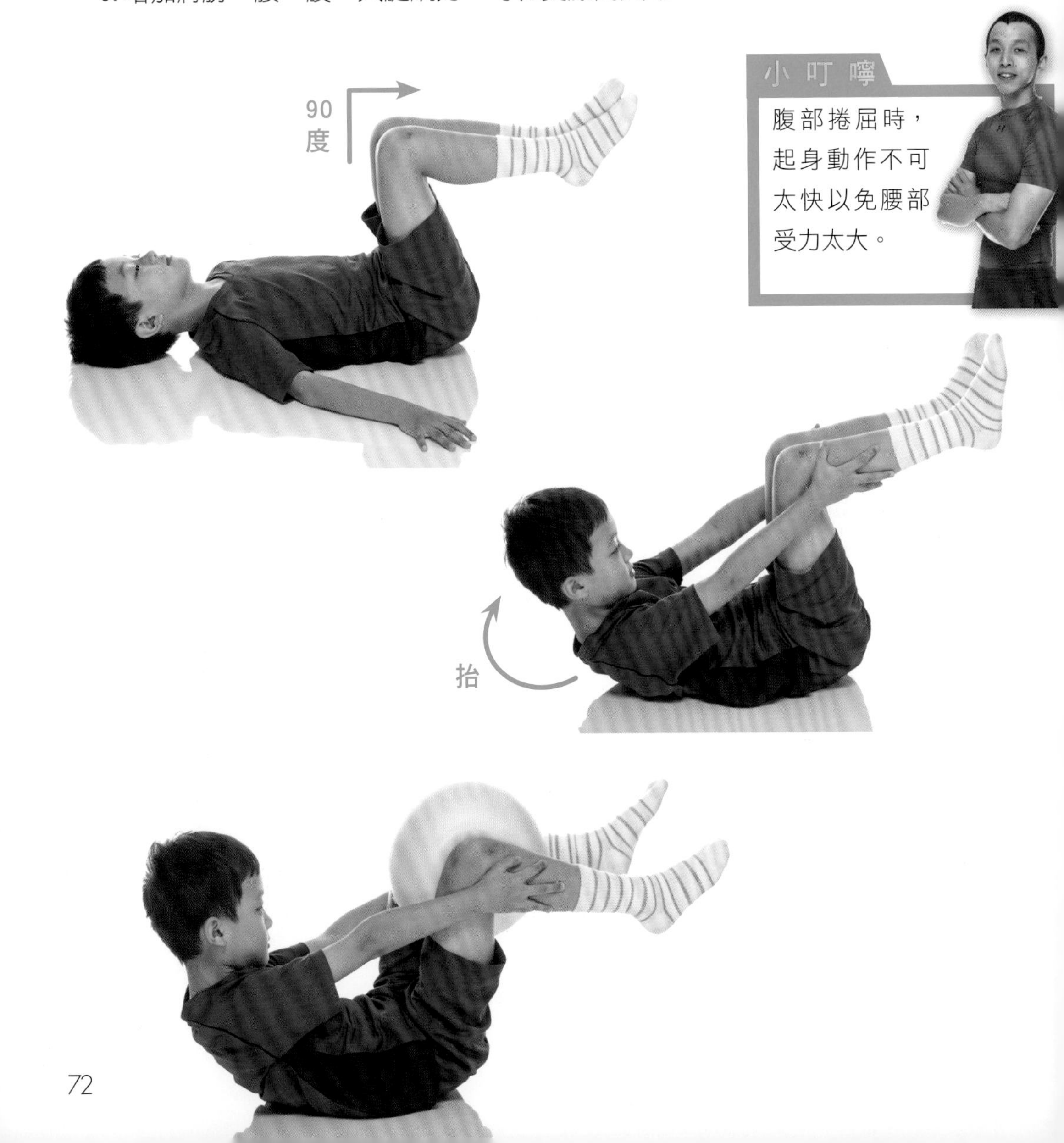

小叮嚀

腹部捲屈時，起身動作不可太快以免腰部受力太大。

抱球蹲站

動作效果：強化大腿肌群、肩部肌群。

小叮嚀

將球推起站直，
膝關節不可以
鎖死哦！

1. 站定後，雙手拿球置於胸前，雙腳稍比肩寬。
2. 下蹲時膝蓋對腳尖的方向，膝關節不超過腳尖。站起時，將球順勢往上推。

建議次數： 10X3 組

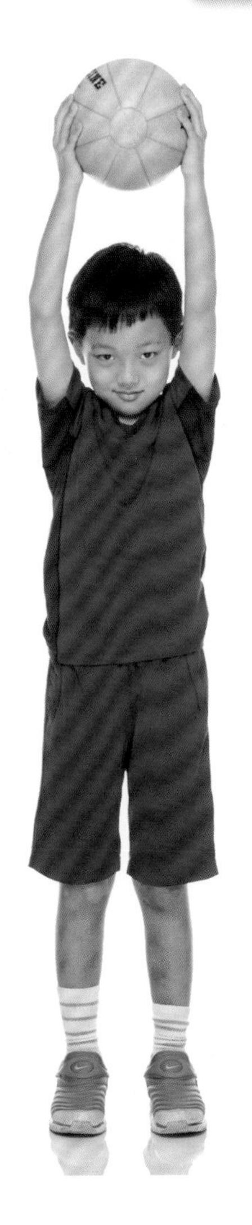

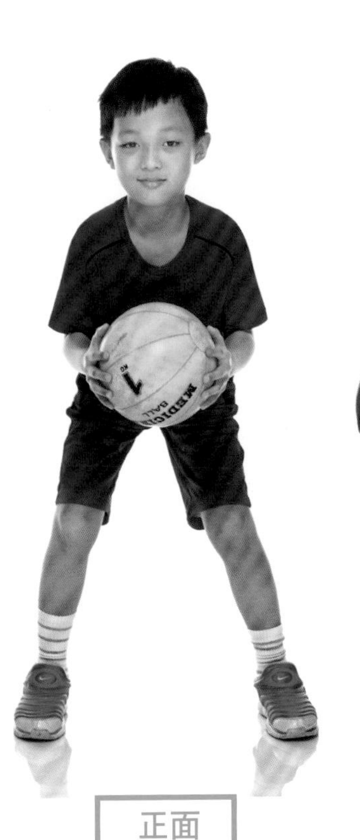

正面　　側面

雙人傳接

動作效果：大腿肌群、肩部肌群。

站姿，準備一抗力球或有重量的球，跟孩子做傳接球的活動。

建議次數：20X3 組

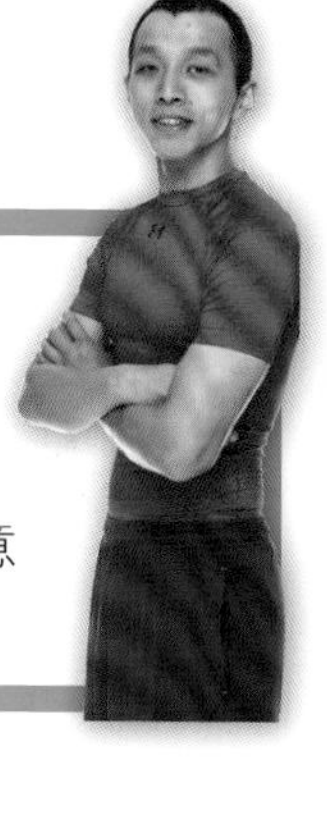

小叮嚀

兩人在傳球時，要確認雙方有注視對方，才能將球丟出去，以免不注意砸到對方。

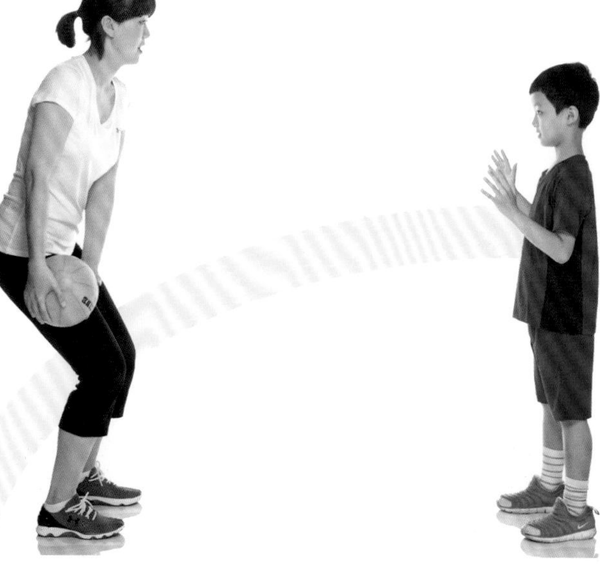

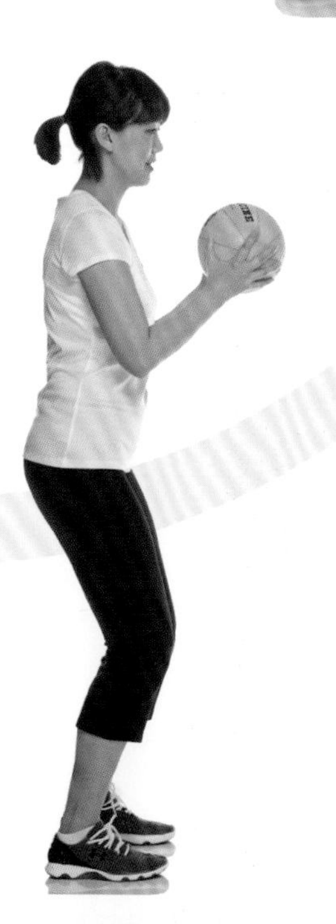

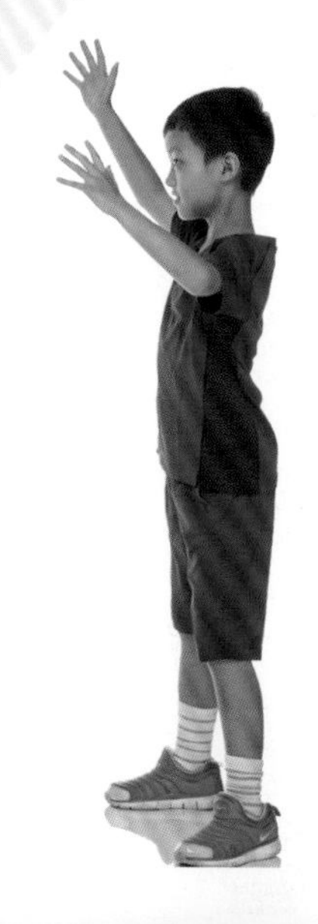

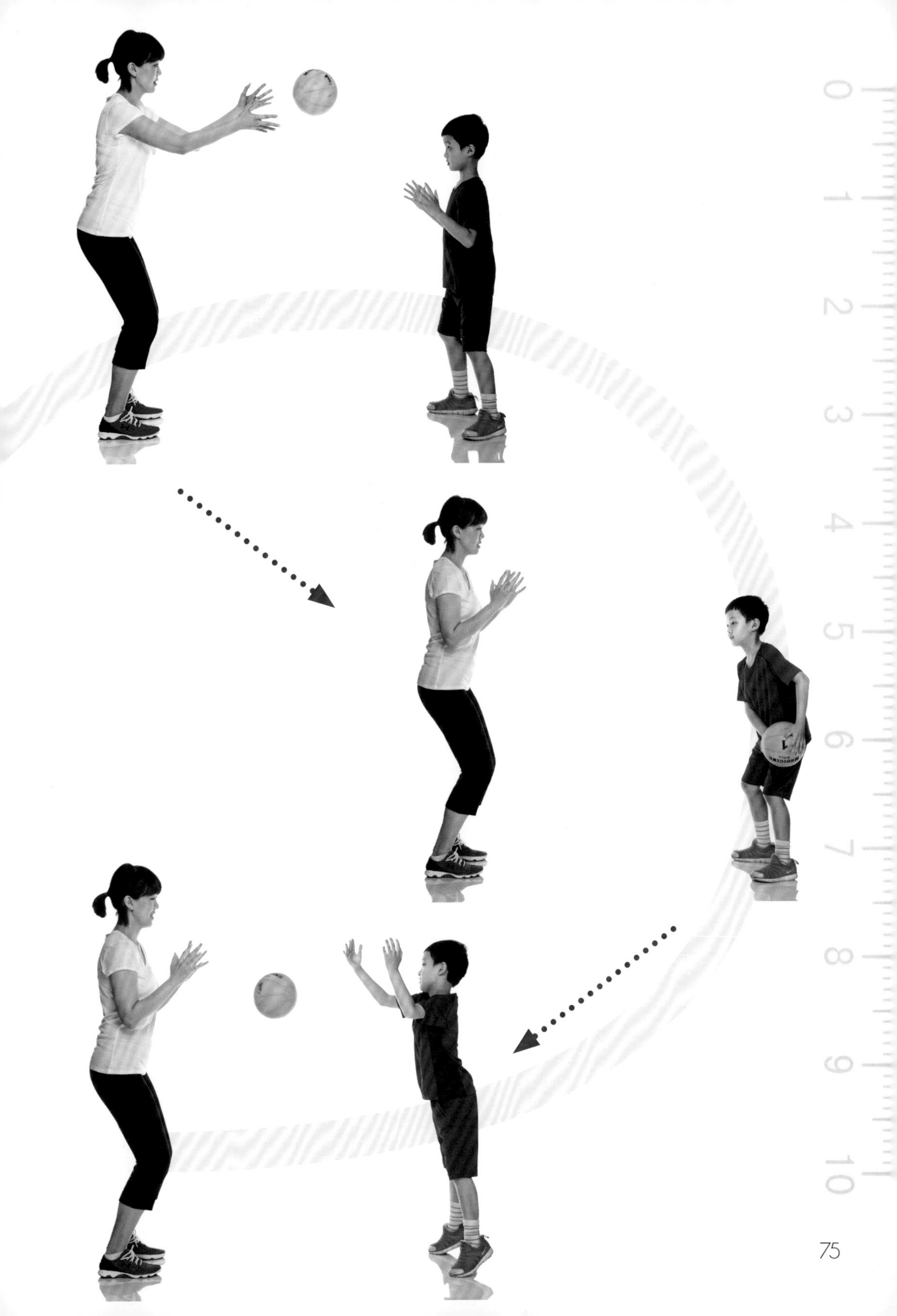

單腳登階

動作效果：下半身爆發力。

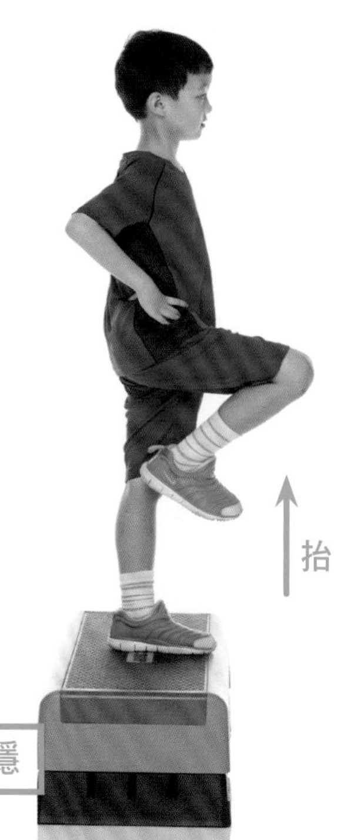

1. 準備一個登階板，站於登階板前側，準備做登階動作。
2. 動作開始時，左腳出力上階梯，對側腳抬起。
3. 換腳操作。

建議次數：30X3 組

側向交替登階

動作效果：下半身敏捷性，刺激生長板。

1. 準備一個登階板，側面站於登階板旁，左腳先站於登階板上。
2. 動作開始時左腳出力蹬起，使身體迅速向左移動，動作結束時為右側腳支撐於登階板上。
3. 此動作來回重複。

建議次數：30X2 組

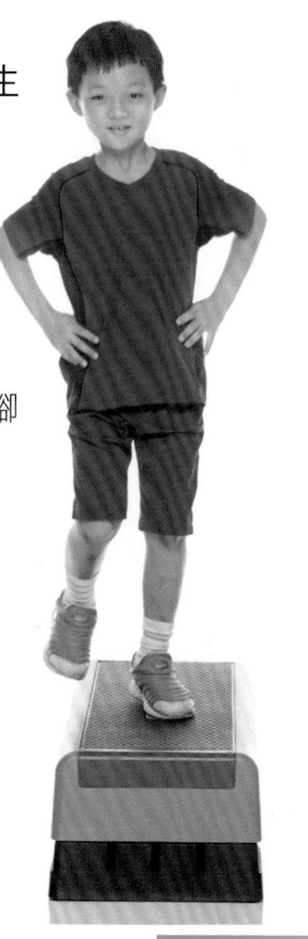

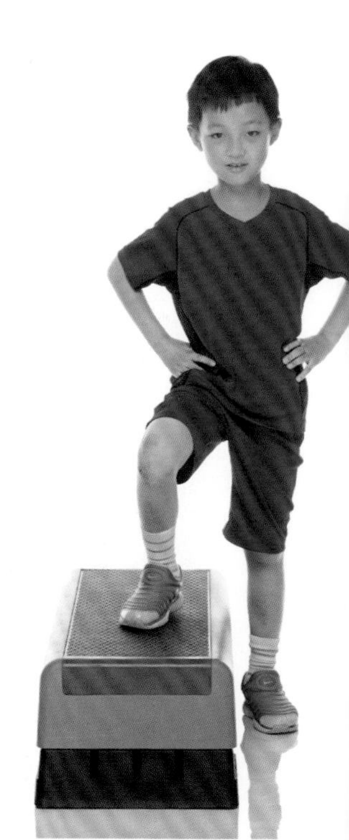

親子一起玩

1. 兩人正面相對，先將內側腳放置登階板上。
2. 動作一起開，兩人向上跳，同時站於登階版上。
3. 由另一側下階版後，再重複跳上換邊的動作。

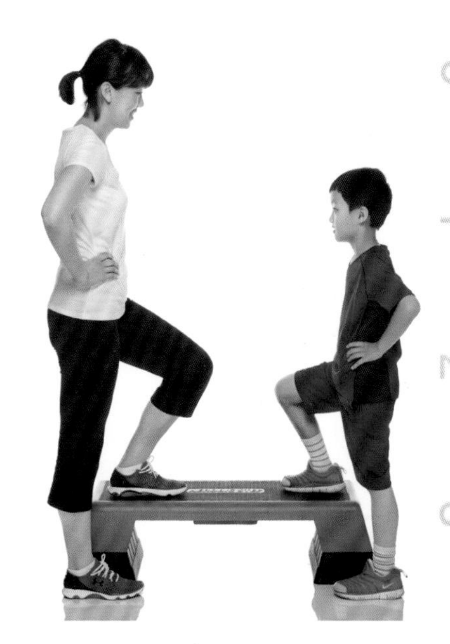

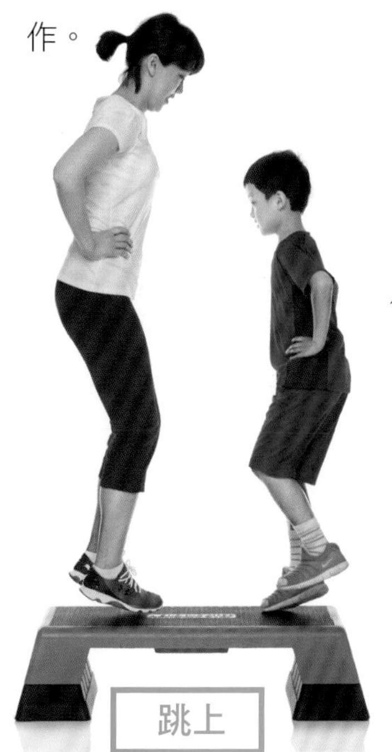

跳上

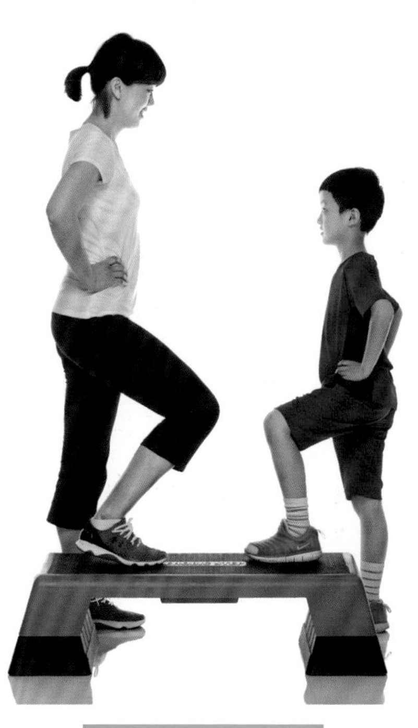

換到另一側

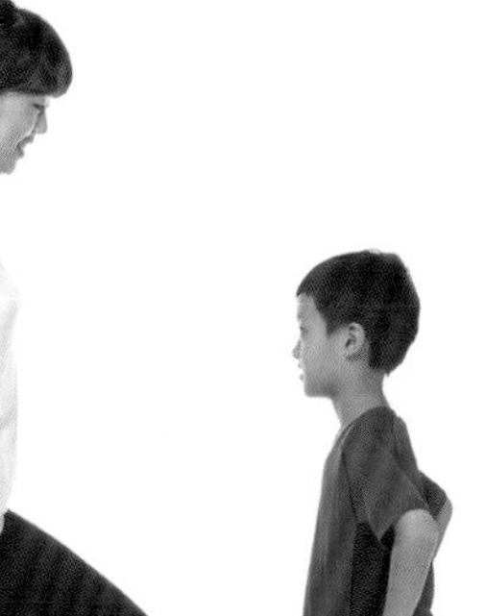

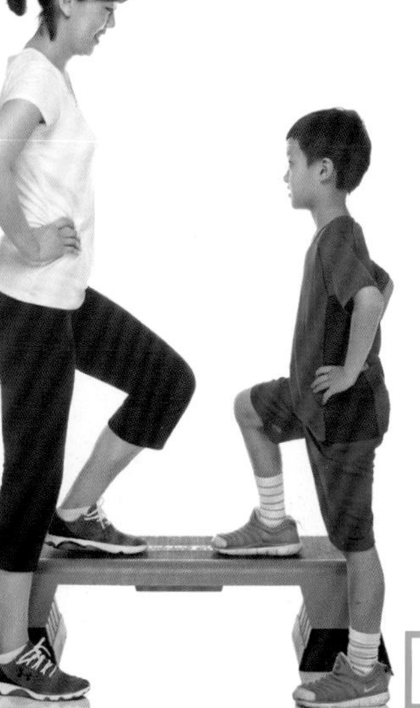

跳回原來位置

波比跳躍

動作效果：下半身肌力、爆發力。

1. 準備一登階板，雙手與肩同寬支撐於登階板邊緣，膝蓋微彎，雙腳踩地。
2. 動作開始時，雙腳後跳。
3. 雙腳前跳。
4. 跳上登階板。
5. 後退下來，回到起始位置。

建議次數：6-8 次 X1 組

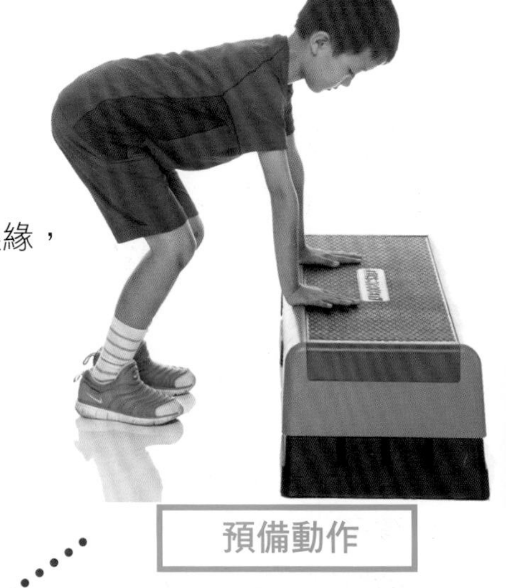

預備動作

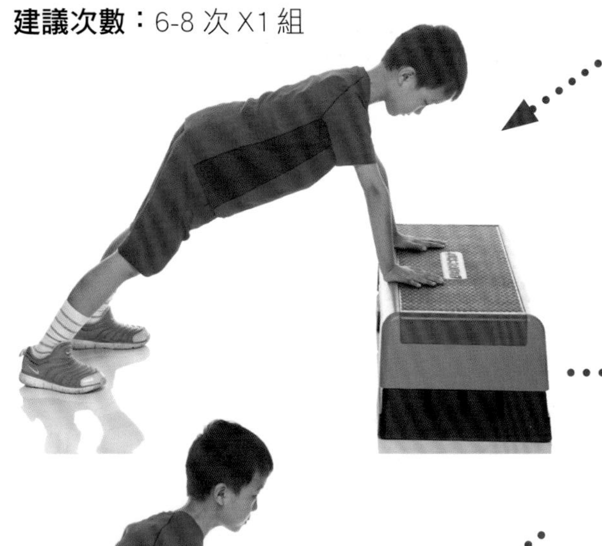

往前跨一步

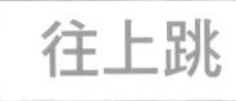

往上跳

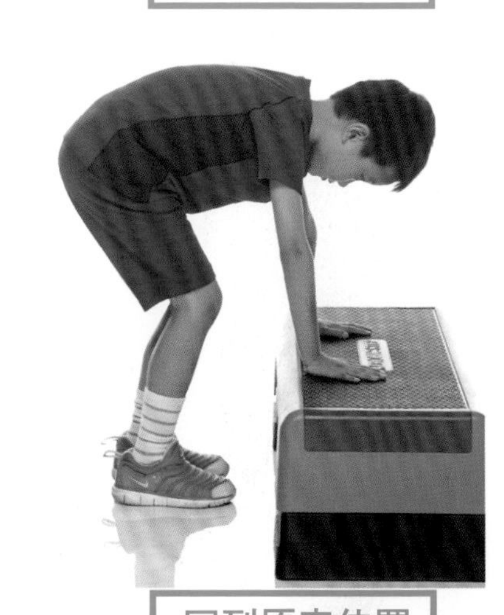

回到原來位置

兔子跳

動作效果：
家長：核心肌群穩定性。
孩子：下半身肌群爆發力。

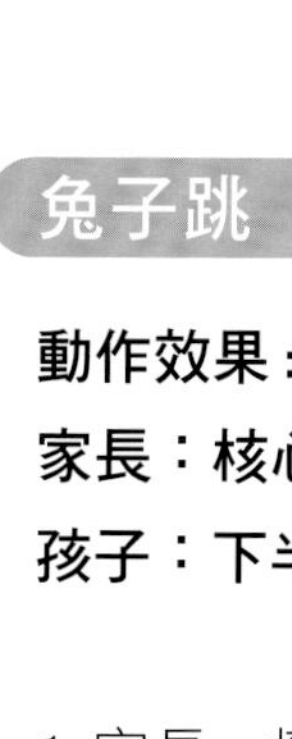

1. 家長→採俯臥姿，雙手前臂撐在地板，肩關節與肘關節垂直，雙腳打直膝關節離地，雙腳合併。
2. 孩子→站於家長小腿側邊，做雙腳跳躍，跳過家長的腳後，再跳回原位。

建議次數：來回 8 次 X1 組

小叮嚀

家長做棒式時，腹部及臀部肌群持續用力，不可讓腰部塌下去。

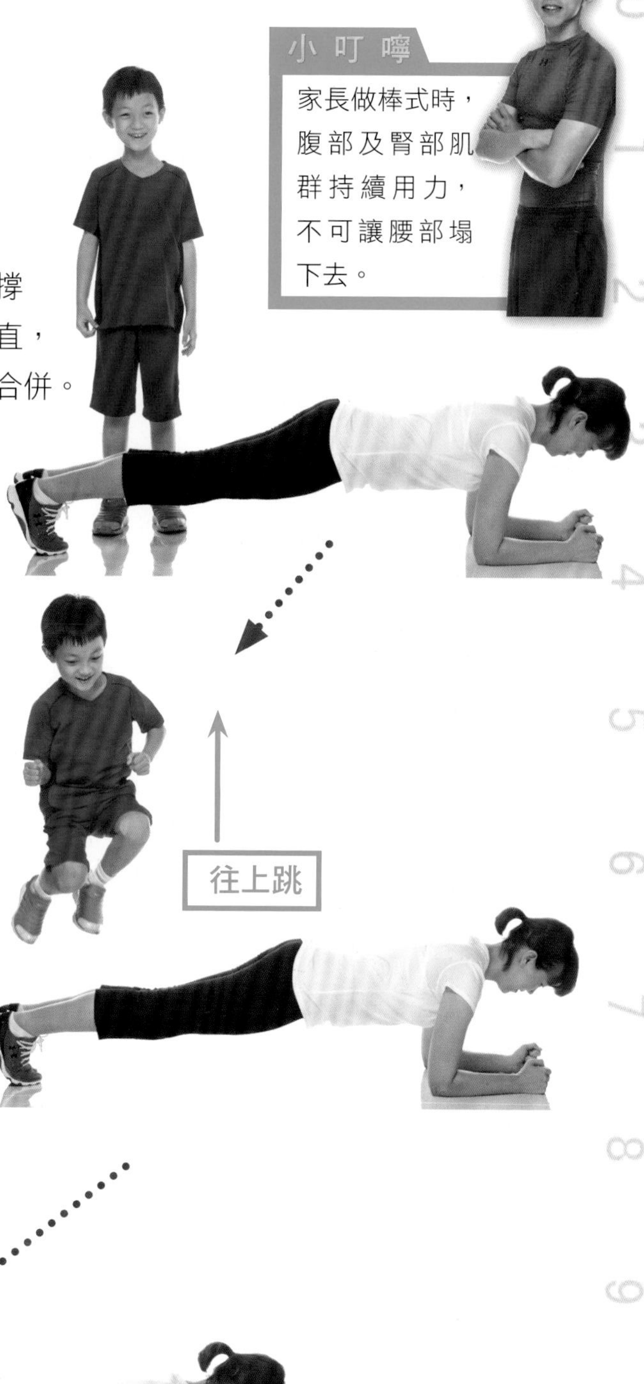

10～12歲

側棒式

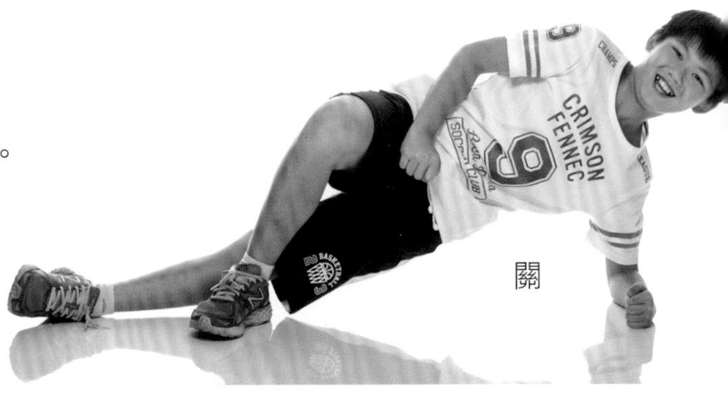

動作效果：側身核心肌群。

1. 側躺在瑜珈墊上，左手撐在地板上，手肘置於肩關節正下方。
2. 左腳打直平放於地板，右腳彎曲踏穩於墊上。
3. 動作開始時左手及左腳用力撐起，使臀部離開地板。對側重複相同步驟。
4. 變化：雙腳併攏。

建議次數： 20secX2 組

加強版

側向抬升

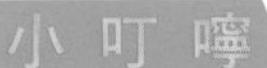

撐起時，臀部及肩部肌群持續出力，保持肩關節在肘關節正上方，不可壓迫。

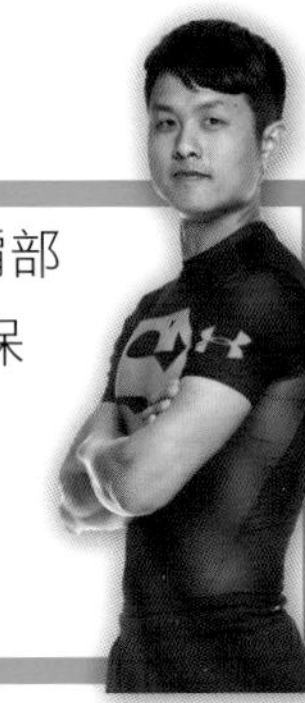

動作效果：腿部內收肌群、側身核心肌群。

1. 側躺在瑜珈墊上，左腳打直平放於地板，頭躺在左手上。
2. 兩腳中間夾一顆小抗力球。
3. 動作開始時，兩腳將球夾住並離開地板。
4. 動作維持 5～10 秒後放下。
5. 動作維持 3～5 次，換邊。

建議次數：

5-8secX3

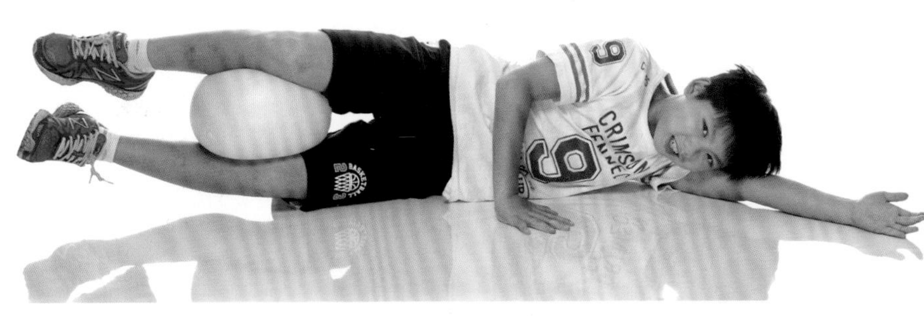

橋式

動作效果：臀部肌群、腿後肌群

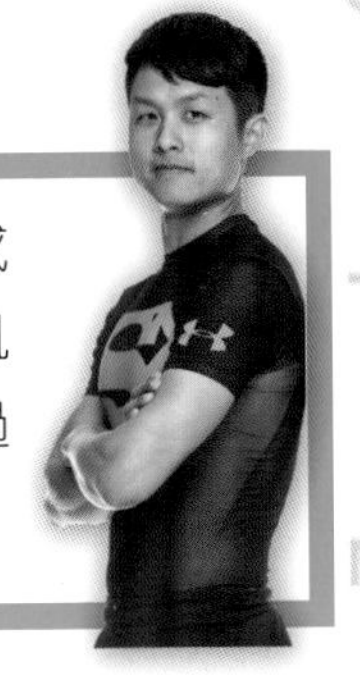

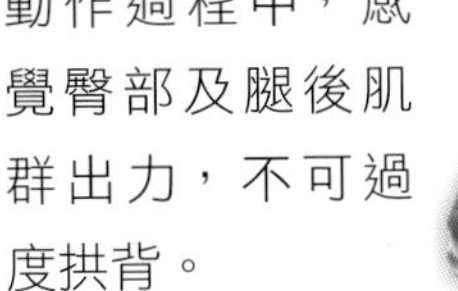

小叮嚀

動作過程中，感覺臀部及腿後肌群出力，不可過度拱背。

1. 平躺於地板，雙腳膝蓋彎曲 90 度踏穩於地板， 兩腳膝關節的距離約兩拳頭寬，腳跟到臀部的距離約一個腳掌寬。
2. 動作開始時雙腳用力將臀部抬起。

建議次數：抬起維持 30 秒，重複 3-5 次

3. 變化→**單腳支撐**。

建議次數：抬起維持 15 秒，重複 2-3 次

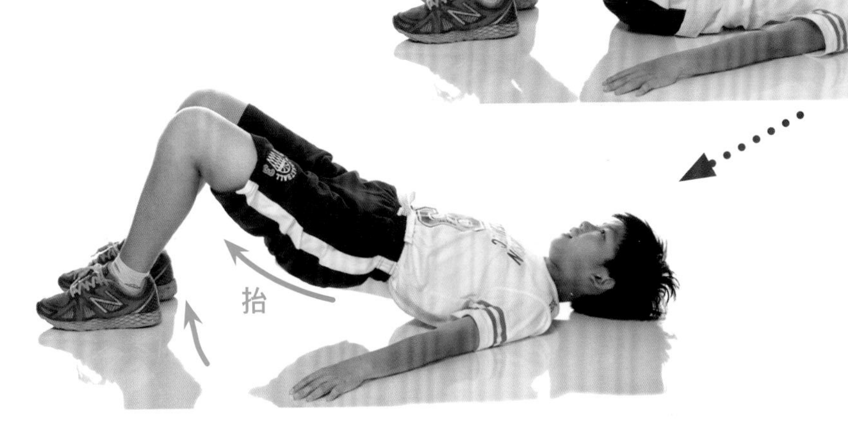

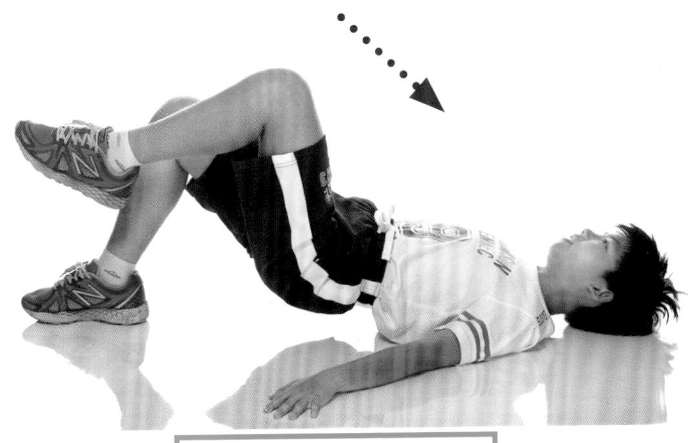

變化版：單腳翹起

進階波比跳

動作效果：下半身肌群爆發力。

1. 準備一登階板，雙手與肩同寬支撐於登階板邊緣，膝蓋微彎，雙腳踩地。
2. 動作開始時，雙腳後跳。
3. 做一次伏地挺身。
4. 雙腳前跳。
5. 跳上登階板。
6. 後退下來，回到預備。

建議次數：重複 6-8 次 X2 組

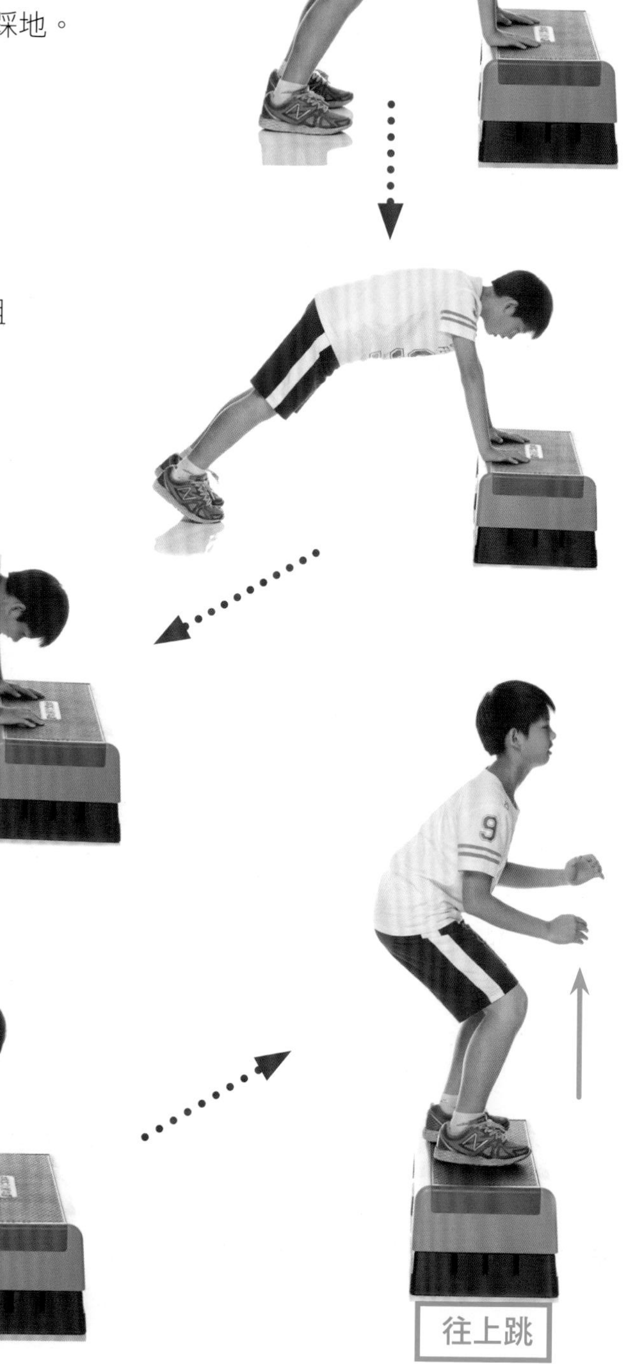

剪刀腳

動作效果：下半身肌群爆發力。

注意事項

弓箭步，膝蓋不超過腳尖。

建議次數：重複 8-10 次 X2 組

小叮嚀
做到第 4 個動作時，需注意，不可以駝背；膝蓋不超過腳尖。

1

2

3

4

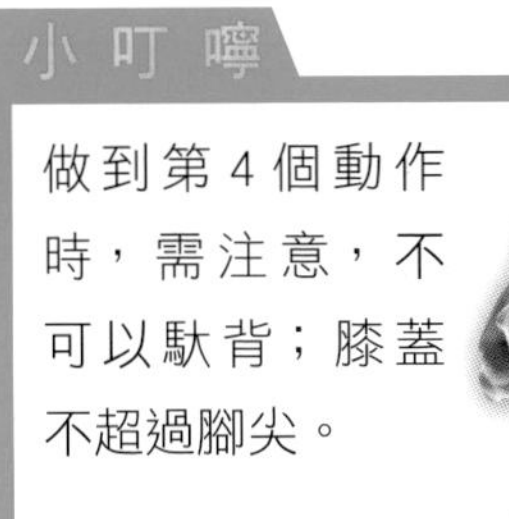

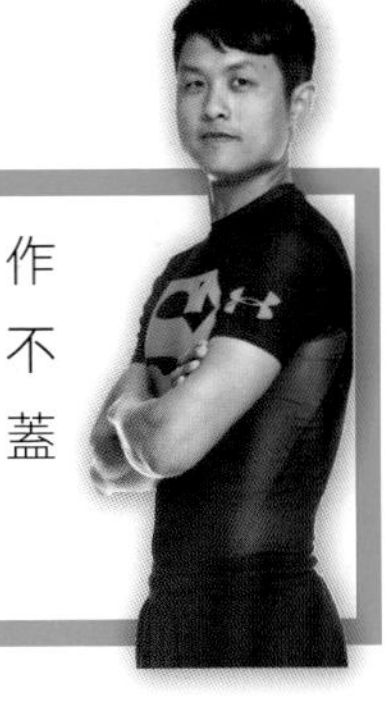

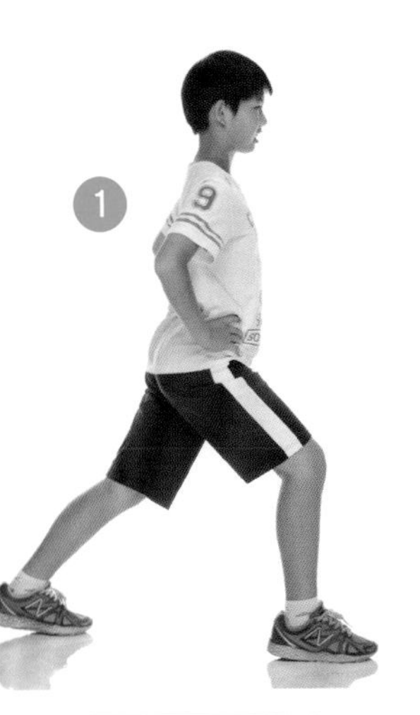

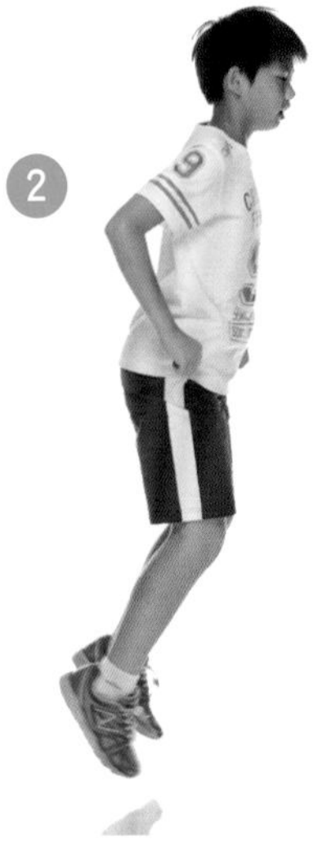

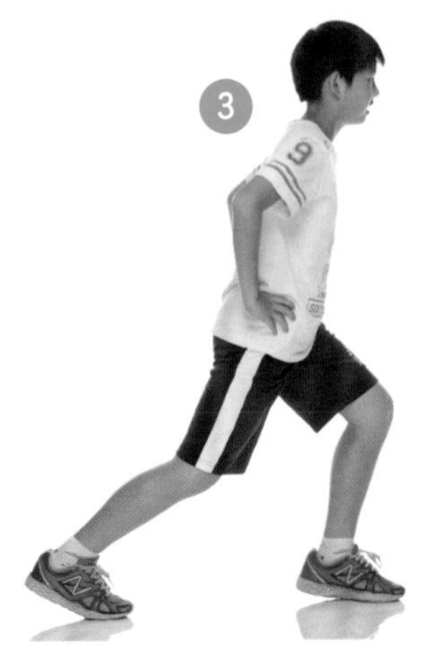

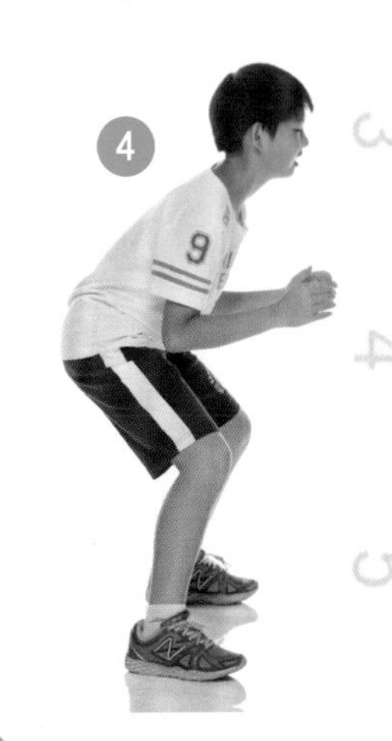

蹲舉伸展

動作效果：下半身肌群爆發力。

1. 採站姿，雙腳比肩寬，膝關節朝腳尖方向，手拿一適當重量的球，置於胸口前。
2. 動作開始時，做下蹲動作，膝蓋屈曲 90 度。
3. 上引時，做跳耀動作，並將球拋向空中然後接住。

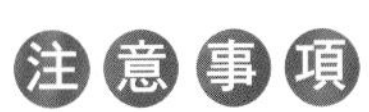

下蹲時，膝蓋不得內壓。

建議次數：重複 10-12 次 X2 組

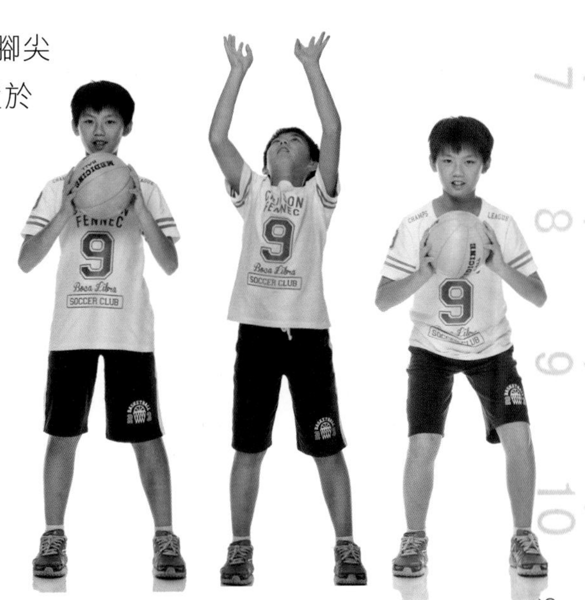

螃蟹行走

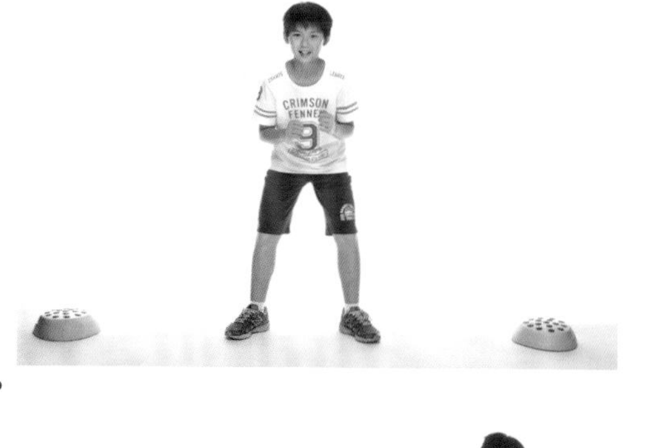

動作效果：下半身肌群敏捷性。

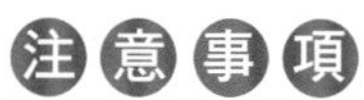
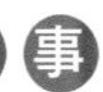

注意事項

擺兩個角錐，孩子以螃蟹走路方式迅速側移去觸碰角錐。

建議次數：30 秒來回 X2 組

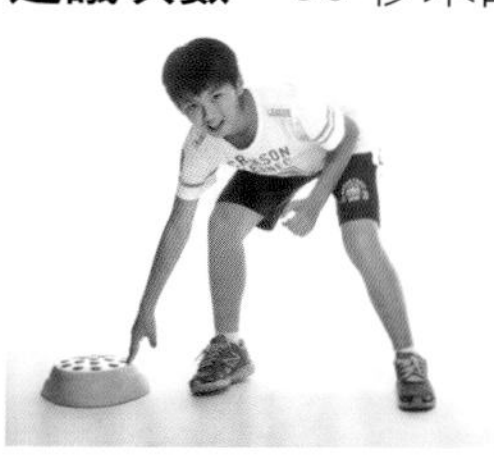

過山洞

動作效果：

家長：腹部核心肌群、上肢肌群

孩子：下半身爆發力（與家長同步進行）

1. 家長採俯臥姿雙手與肩同寬支撐於地面，膝蓋伸直，雙腳踩地。
2. 孩子跳過家長的身體。
3. 家長挺身後再把腰部拱起讓孩子過山洞。

建議次數：來回做 8-10 次

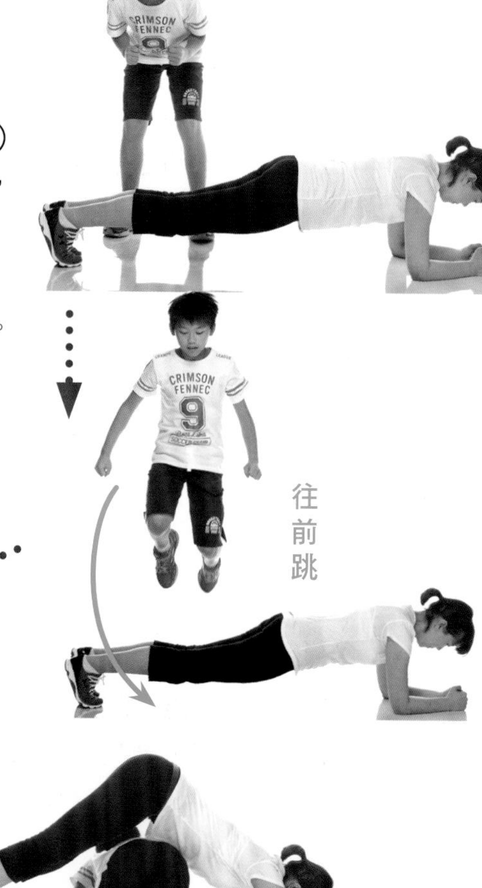

接下來讓我們跳起來吧！

充分伸展過後，接下來利用跳躍的方式來刺激四肢骨骼的生長板與關鍵肌群。從簡單的跳躍、跳繩到彈跳性的球類如籃球、排球等，透過幫助四肢肌肉骨骼伸展，活化生長板內的細胞，更可以刺激腦下垂體分泌生長激素，加快骨骼成長。

此外，若是在室外活動或打球，能夠曬到太陽，還可增加維生素 D 的生成。

跳繩！最有效的跳躍運動

人國內研究發現，每天跳繩 30 分鐘，連續跳 20 周的孩子，比起同齡對照組沒有運動的孩子多長高 1.5cm，且這樣的刺激還能讓學童有較佳的交感及副交感神經控制能力，「不只長高，還可能變聰明、學習表現更好。」

為了長高，可別拼命的跳，最佳的運動時間：建議每天 30 分鐘，可分成 10 次循環，每個循環跳 1 ～ 2 分鐘，休息一下，1 分鐘跳的速度約 60 ～ 100 下，結束時以和緩的慢跳或步行來休息，週而復始。學童可利用早自習、課後，或回家後，分次把十個循環跳完。

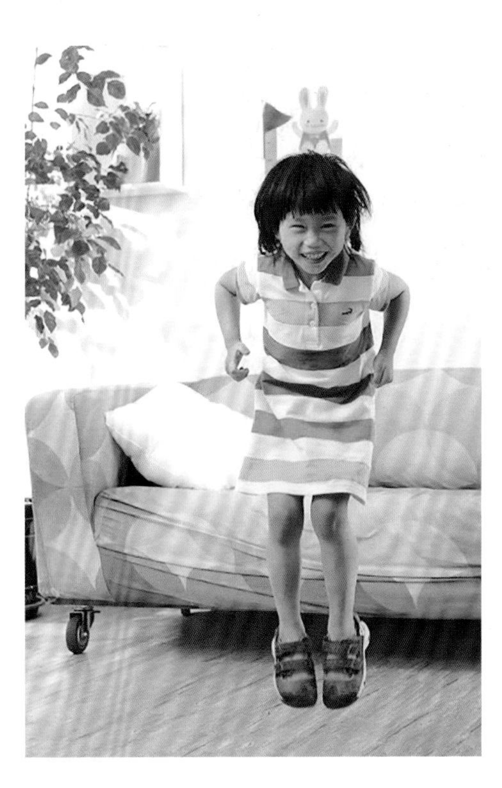

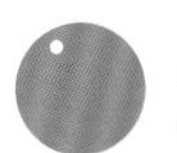

正確的跳繩方法：

1. 按注意腳的支撐點

跳繩時，以前腳掌起跳和落地，不要用全腳或腳跟落地，跳躍時，身體保持自然彎曲的姿勢，並調整呼吸的節奏。

2. 繩子長度

先以兩手分別握住兩端的把手，再用一腳踩住繩子中間，兩臂屈肘將小臂抬平，繩子被拉直即為適合的長度。

3. 搖繩的方法

向前搖時，手臂靠近身體兩側，肘稍外展上臂近似水平，用手腕的力量由外向內旋，使兩手在體側做畫圓動作。讓繩子迴旋一周。

4. 停繩方法

一腳伸出，前腳掌離地，腳跟著地使繩停在腳底下。

雖然跳繩是個不錯的健身方法，但是不小心也很容易受傷哦！提醒一下 ，

正確的跳繩方法：

按注意腳的支撐點：跳繩時，以前腳掌起跳和落地，不要用全腳或腳跟落地，跳躍時，身體保持自然彎曲的姿勢，並調整呼吸的節奏。

以下事項要注意：

1 要選擇質地軟、重量輕的鞋子，以避免腳踝受傷。

2. 繩子最好選擇軟繩，避免傷到自己。

3. 跳繩時需放鬆肌肉和關節，腳尖和腳跟需用力協調，以防止扭傷。

4. 最好用雙腳同時做跳躍動作。且不要太跳太高，以免關節因過於負重而受傷。

孩子愛運動，爸媽開心陪

從按摩，伸展到跳躍，透過親子間配合簡單而有趣的動作，能夠讓孩子開心的融入運動的過程中，認為運動是件好玩有趣的事情，就更能夠養成運動的習慣，持之以恆地刺激身體長高長壯，父母也能藉此達到運動的目的，享「瘦」一下。

因此，每天撥出 10 分鐘陪伴孩子一起動起來吧！

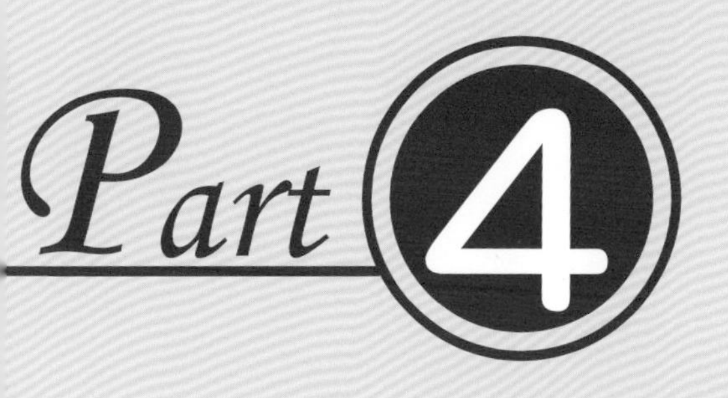

Part 4

有助成長的美味料理

對於正在發育的小孩，除了一天三餐外，未必能攝取到足夠的熱量和營養，因此三餐之間的點心和零食，也可以補充正餐裡所缺乏的營養素。媽媽花點時間，選好食材，用簡單的工法和煮法，開心做，輕鬆煮，就能烹調出美味助長的料理，為孩子營養與身高加分！

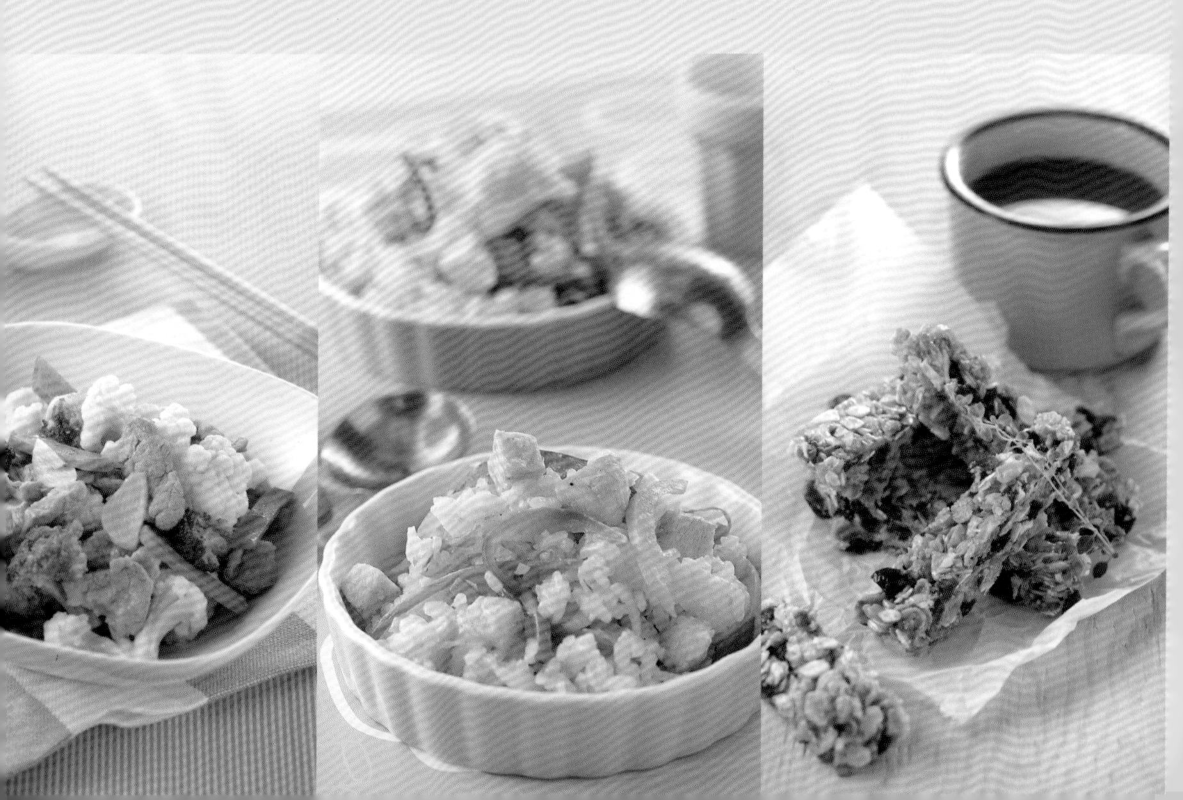

從消化系統對證補養！

中醫認為脾胃消化系統為後天之本，腸胃消化系統若好，就能帶動孩子的身體發育良好，也可增強體質，增加抵抗力。因此小兒脾胃消化系統的調理，要從日常的飲食開始就要特別注意選擇適當的食物，進補時也要從小兒體質的特點著眼，才不會進補反傷身。

對證補養，腸胃好，增強體質自然好！

利用中藥及食療藥膳來調理體質，必須有耐心長期服用，不可操之過急。同時，必須配合醫師診治，切勿自行服用偏方。

藥有藥性，食有食性

中醫認為藥有藥性，藥物分為四性（寒熱溫涼）和五味（酸苦甘辛鹹），同樣的，食物也有其特殊的性質，我們大致把食物分為以下三種性質。

寒涼性食物：

會有使身體熱能及體能降低作用，像是所有冰品，因此體質虛寒怕冷或有上呼吸道疾病、腸胃機能障礙者應忌食或少食。其常見食物有：

水果：**西瓜、水梨、柚子、葡萄柚、椰子汁、橘子、柿子、山竹、奇異果、蕃茄、香瓜**

蔬菜：**海帶、紫菜、竹筍、筊白筍、荸薺、蘆筍、大白菜、蘆薈、蓮藕、綠豆、苦瓜、白蘿蔔、黃瓜、絲瓜、冬瓜、瓠瓜、空心菜、莧菜、綠豆芽、芹菜、萵苣、芥菜、茄子**

溫熱性食物：

會使身體產熱作用增強，提昇體能作用，體質虛寒者可多加選用。但容易引起口乾舌燥、便秘等上火症狀，因此燥熱體質或疾病屬急性發炎性疾病則應盡量少食以下食物：

辛辣物：辣椒、大蒜、薑、芫荽、沙茶醬、洋蔥

燥熱物：任何燻、炸、燒烤物、茴香、韭菜、肉桂、羊肉

溫熱性水果：龍眼、荔枝、榴槤

刺激性食物：醃漬品、咖啡、咖哩、酒

常見補湯藥：當歸、黃耆、人參、麻油雞、薑母鴨、羊肉爐、十全大補、四物湯

平淡性質食物：

性質平和不偏，除非個人有特殊過敏性反應之外，大多數人平日皆可食用。

水果：番石榴、蘋果、葡萄、柳橙、木瓜、甘蔗、棗子、枇杷

蔬菜：蓮子、四季豆、豌豆、芋頭、紅豆、黑豆、黃豆、木耳、銀耳、山藥、菠菜、馬鈴薯、青江菜、高麗菜、紅蘿蔔、茼蒿、花椰菜、蕃薯、金針菇、甜椒、苜宿芽

肉類及其他：雞肉、魚肉、豬肉、排骨、雞蛋、豆漿、牛奶、白米飯

依孩子體質選擇相應食物

要以藥膳作為小兒體質調理的方法，必須要注意選擇藥性平和的藥食，並以清蒸、水煮、清燉、飲品等烹調方法為佳，儘量不要過於油膩。

體質平和型

精神活力好、面色淡紅潤澤、情緒穩定、皮膚不乾燥不濕黏、四肢溫度溫暖、白天未活動時不會容易出汗，夜間睡覺時不會盜汗、食慾好，食量依年齡循序增加、大便時臉部表情不費力或不脹紅也無哭泣，且大便質不硬或稀軟，味道也不腥臭、睡眠安穩不易哭鬧或煩躁翻來覆去、不常感冒或生病。

體質偏寒型

精神活力較差、面色偏白或淡黃、情緒起伏較小、皮膚不潤澤、四肢手腳容易冰冷、稍活動就容易出汗、食慾正常或稍差，食量較小、大便秘結或稀軟、睡眠時好時壞、容易有呼吸道系統問題或感冒。

體質偏熱型

精神活力好、面色紅潤，唇色紅、情緒起伏大，容易躁動發脾氣、怕熱、皮膚乾燥、四肢溫熱、食慾正常或稍差，食量大或正常、大便偏乾燥或顆粒狀、睡眠不安穩容易踢被哭鬧、容易有口臭、口瘡、舌瘡或皮膚容易有痘疹膿皰、感冒時容易發燒。

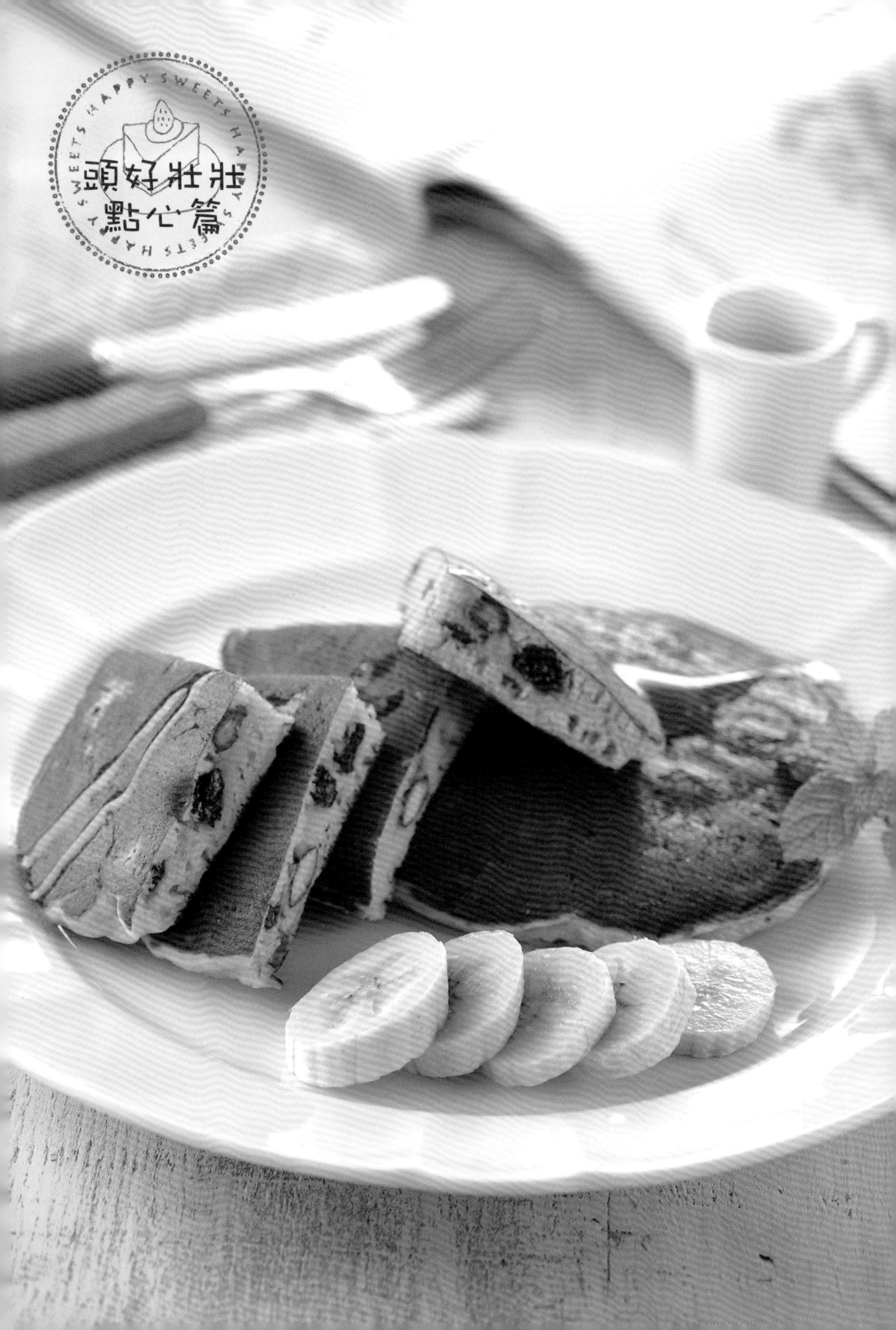
HAPPY SWEETS HAPPY SWEETS HAPPY SWEETS
頭好壯壯
點心篇

水果堅果鬆餅

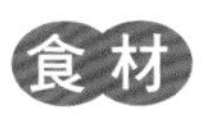

食材

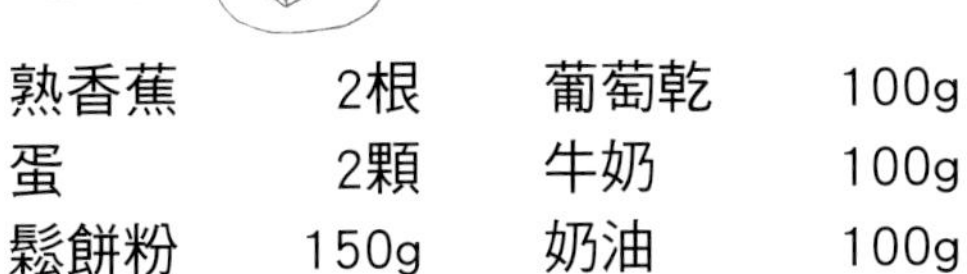

熟香蕉	2根	葡萄乾	100g
蛋	2顆	牛奶	100g
鬆餅粉	150g	奶油	100g
堅果	1大匙	蜂蜜	1茶匙
枸杞子	5g		

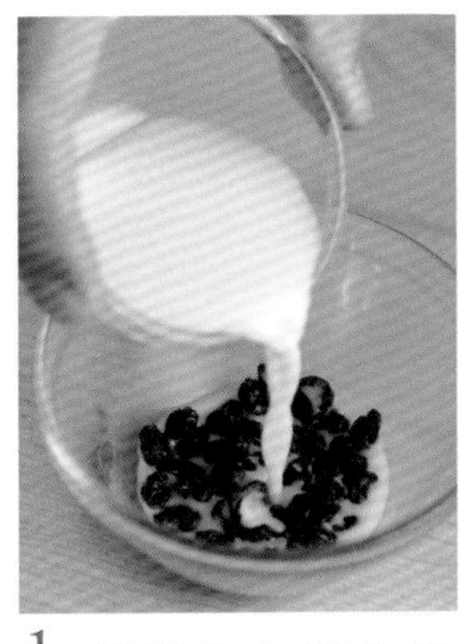

1.葡萄乾先用牛奶浸泡。奶油先隔水加熱。

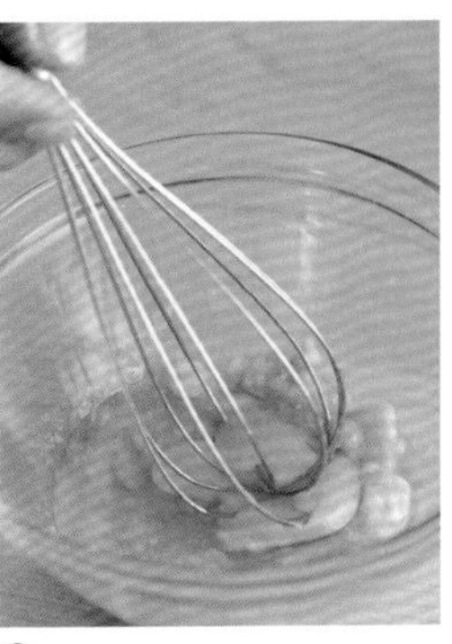

2.將香蕉搗成泥，加上蛋混合。

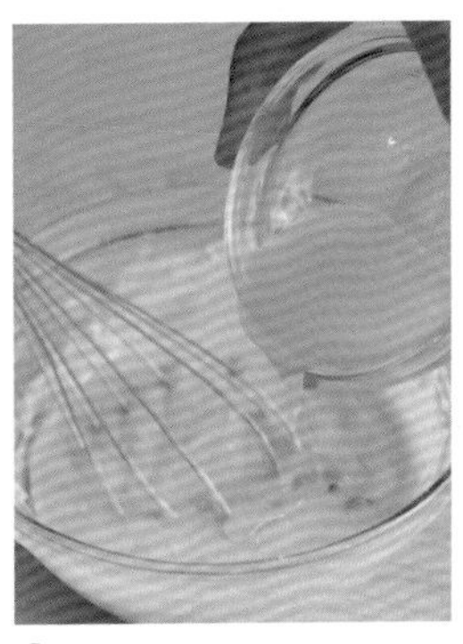

3.將鬆餅粉過篩拌入混勻，再倒入融好的奶油。

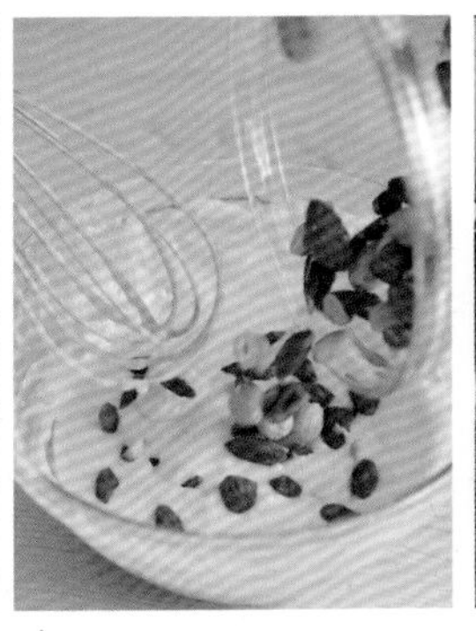

4.將浸泡好的牛奶葡萄乾及堅果、枸杞加入混合。

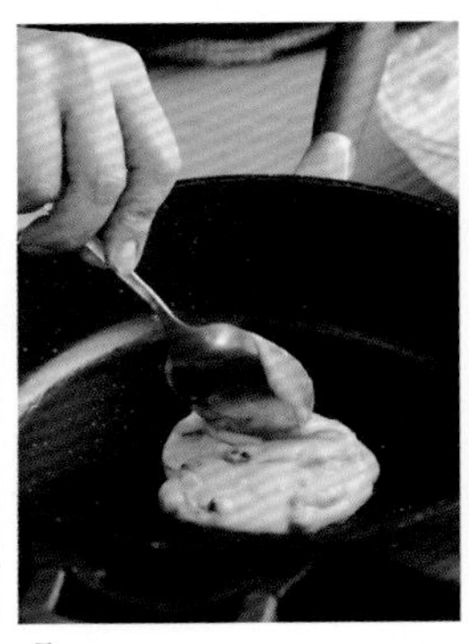

5.平底鍋熱油後，倒入麵糊煎成鬆餅。

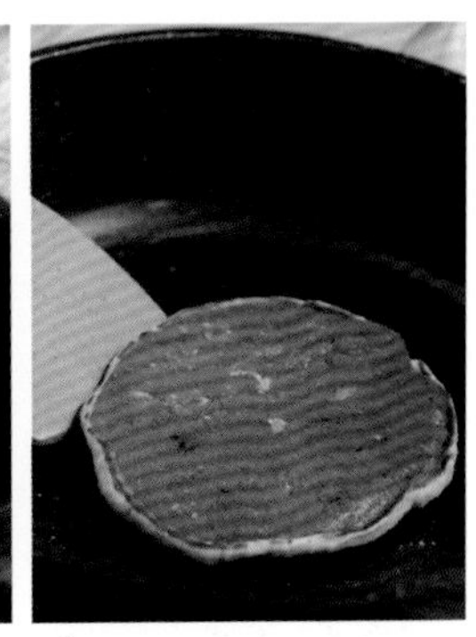

6.煎至兩面金黃即可，食用時再淋上蜂蜜即可。

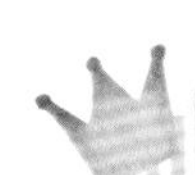

營養功效

蜂蜜堅果裡含有天然的不飽和脂肪，其中亞麻仁籽和核桃都含有對大腦有益的Omega-3，有健腦益智的效果。加上有益肝腎、明目功能的枸杞，讓孩子耳聰目明，頭好壯壯，這道點心很適合當成早餐或下午點心，幫孩子補充一天所需的活力喔！

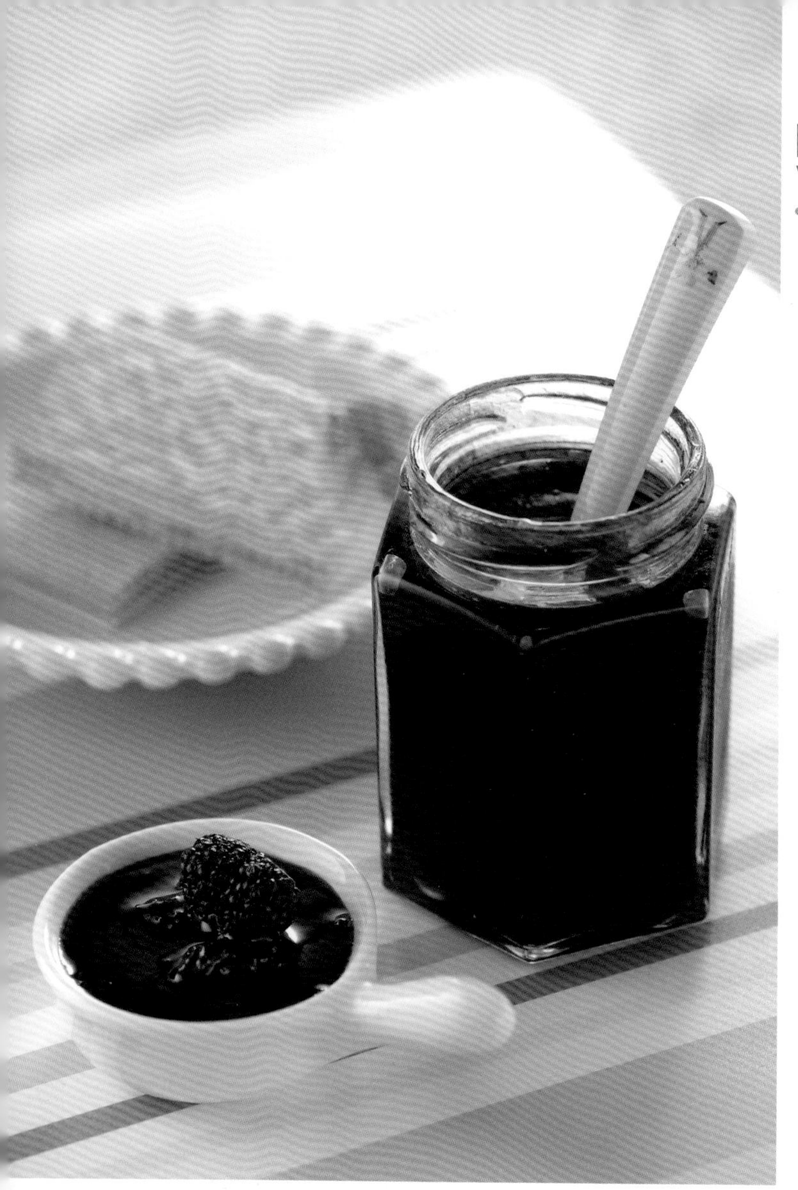

蜂蜜桑椹果醬

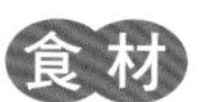

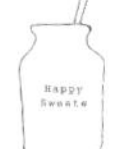

鮮紅熟桑椹	100g
二砂糖	300g
蜂蜜	25g
檸檬汁	少許

作法

1. 桑椹稍加洗淨後，瀝乾水分。
2. 用二砂糖醃漬約兩個小時。
3. 在鍋內用慢火熬煮至稠，過程中可將桑椹稍加壓碎。
4. 加入蜂蜜後，邊攪至收汁。
5. 待成膏狀，擠上檸檬汁，即可離火裝瓶。

營養功效

桑椹含豐富的維他命及高達18種氨基酸，其所含的維生素A和維生素C是蘋果的3倍，鈣是蘋果的11倍。其味甘性寒，具有補血強壯、安定神經的作用，有集中注意力，預防失眠的功效。搭配蜂蜜，更能提高免疫力，調整腸胃，提昇小朋友的活力。

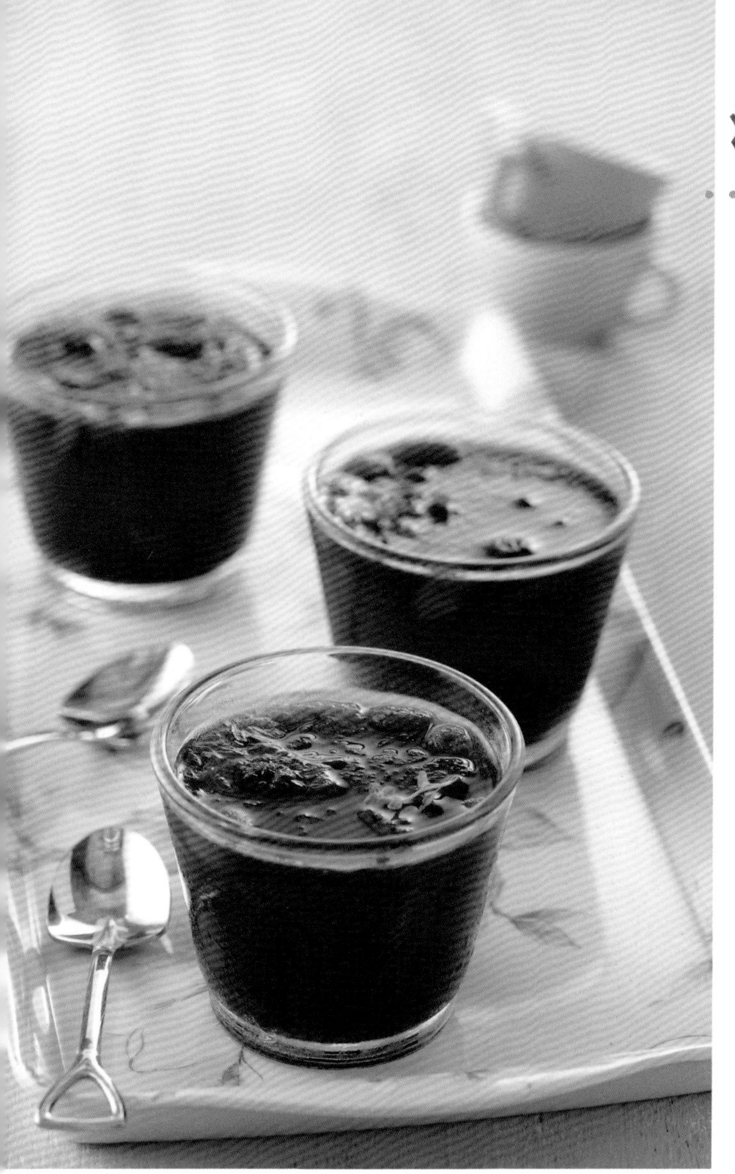

洛神花菊花凍

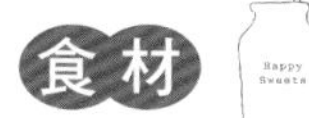

食材

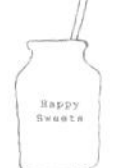

洛神花	6g
枸杞子	25g
杭菊花	10g
吉利丁粉(啫喱粉)	5茶匙
冰糖	3茶匙
水	200g

作法

1. 將洛神花、枸杞及菊花先用溫熱水先沖一下，洗淨。
2. 接著用水煮滾後，再悶約5～8分鐘，讓水的顏色更漂亮，再取出花朵留汁。
3. 吉利丁粉用水調勻，加入茶湯中，再加入冰糖，待完全溶解。
4. 枸杞置於容器底部，再倒入茶汁待涼，使其形成果凍。

營養功效

枸杞滋補肝腎、益精明目，菊花疏散風熱，平肝明目，此道點心用於保護眼睛，對於照顧孩子的視力有很好的效果。而具有生津止渴的洛神花，能促進消化，增進鈣的吸收哦！

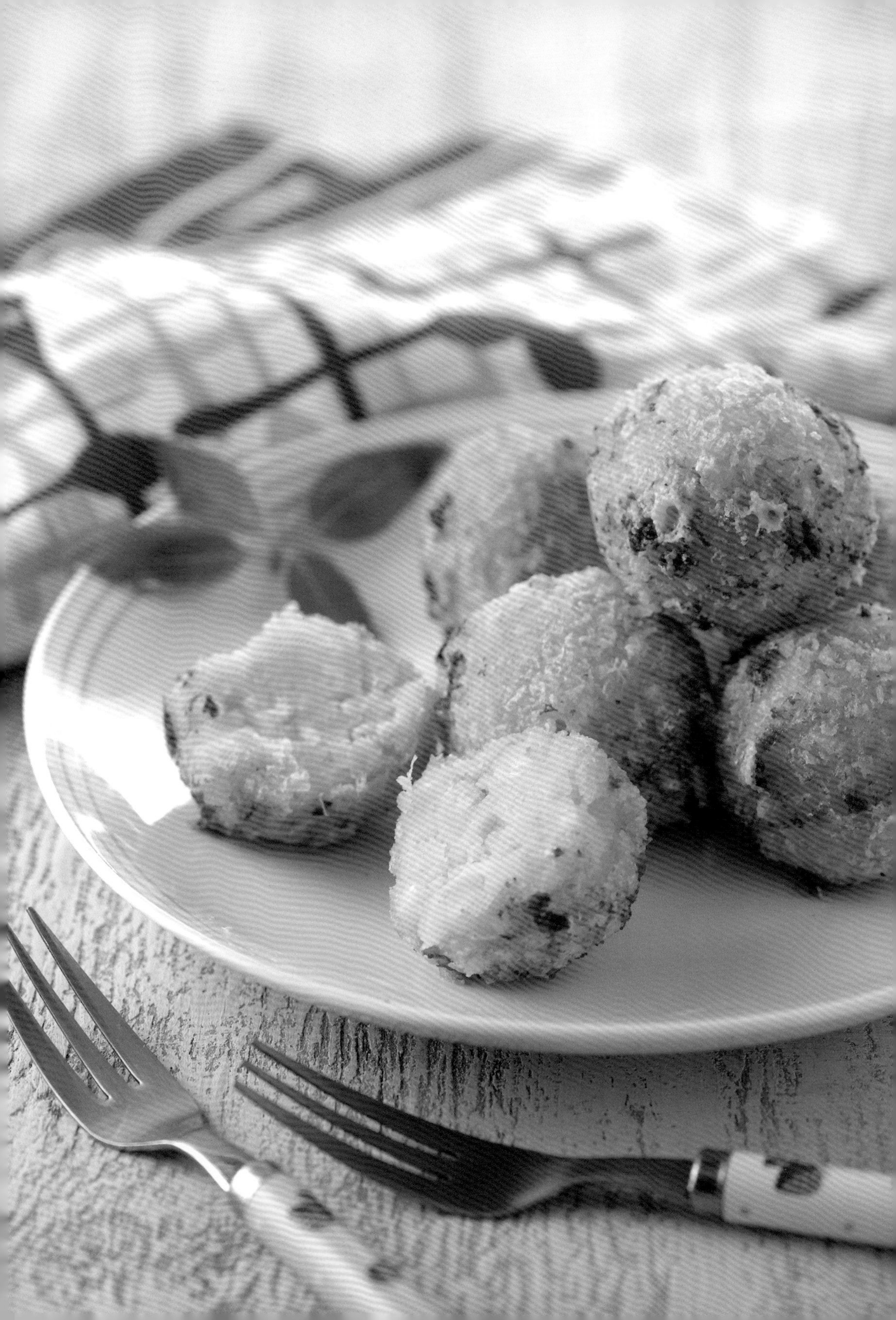

地瓜乳酪球

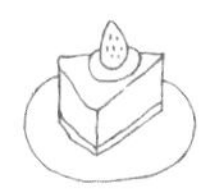

食材	
地瓜(番薯)	2顆
乳酪(芝士)	50g
蛋	1顆
（馬鈴薯也可以）	

調味料

調味料	
糖	20g
鹽	少許
麵粉	少許
麵包粉	少許

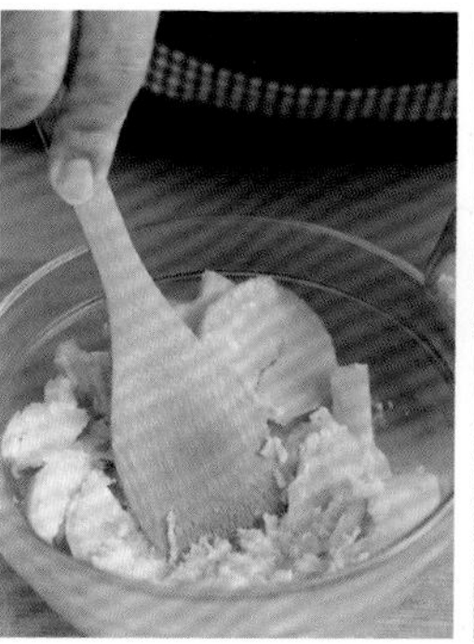

1.將地瓜蒸熟後，去皮搗成泥。

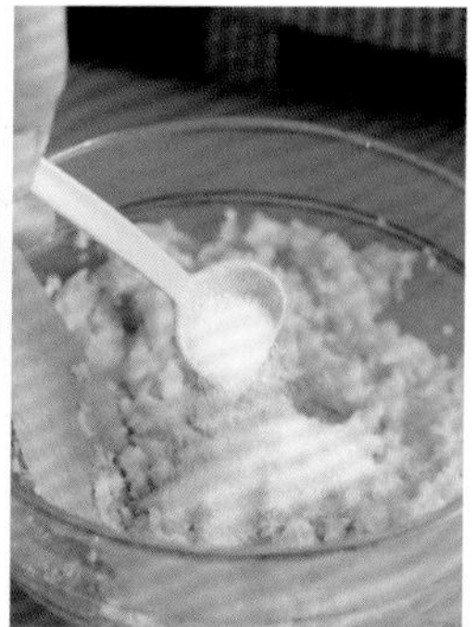

2.趁熱將白糖及鹽調入混合。

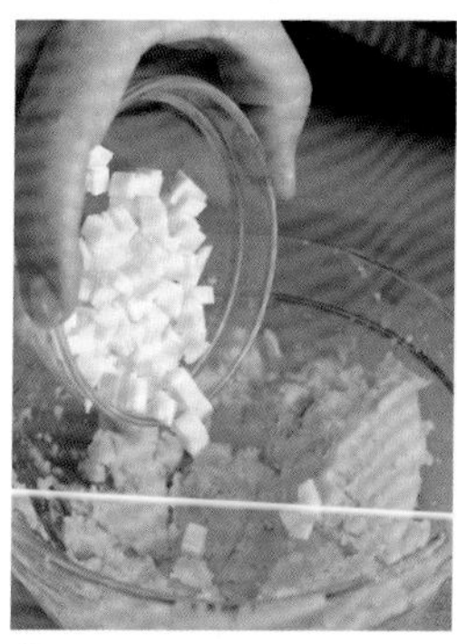

3.待地瓜泥冷卻，加入乳酪或起士丁拌勻。

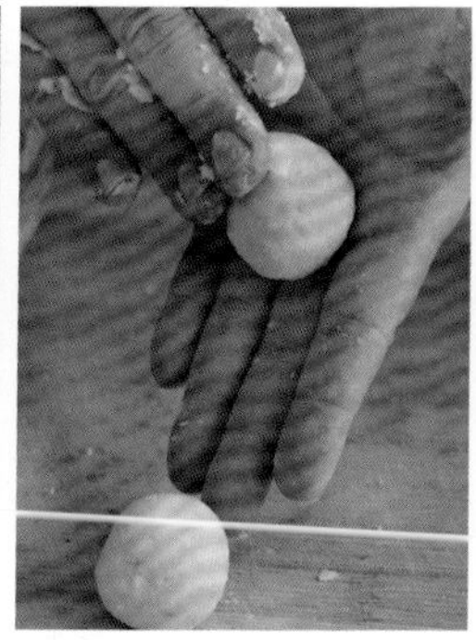

4.再將地瓜泥搓成球狀。

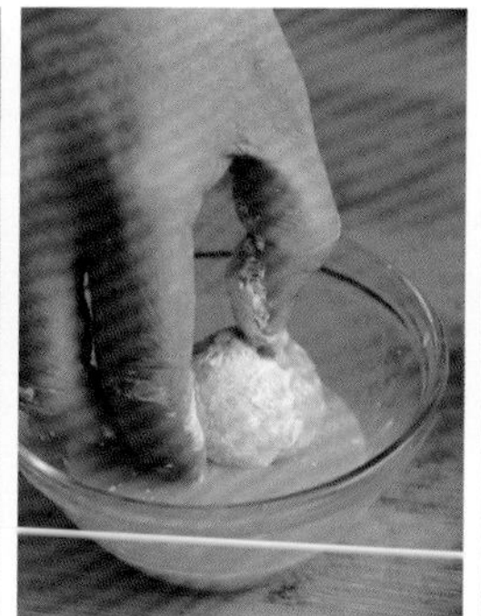

5.蛋打散，沾地瓜球。

6.薄沾麵粉後再沾麵包粉。

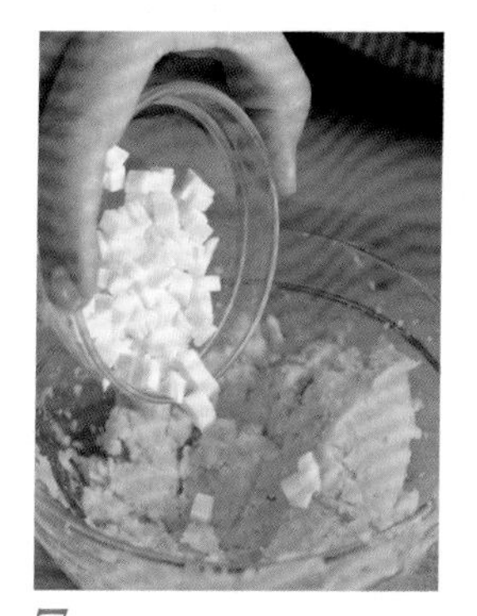

7.起油鍋，油溫約150度將地瓜球下去炸至金黃色即可。

營養功效

散發出天然甜味的地瓜，含有多種維生素和類胡蘿蔔素及鈣、磷、銅、鉀等營養素，包裹著帶有鹹味的起士，除了可增加飽足感外，還能促進發育，是小朋友很喜愛的一道點心。

不過吃的時候要小心，乳酪經高溫油炸可是會爆漿的哦！

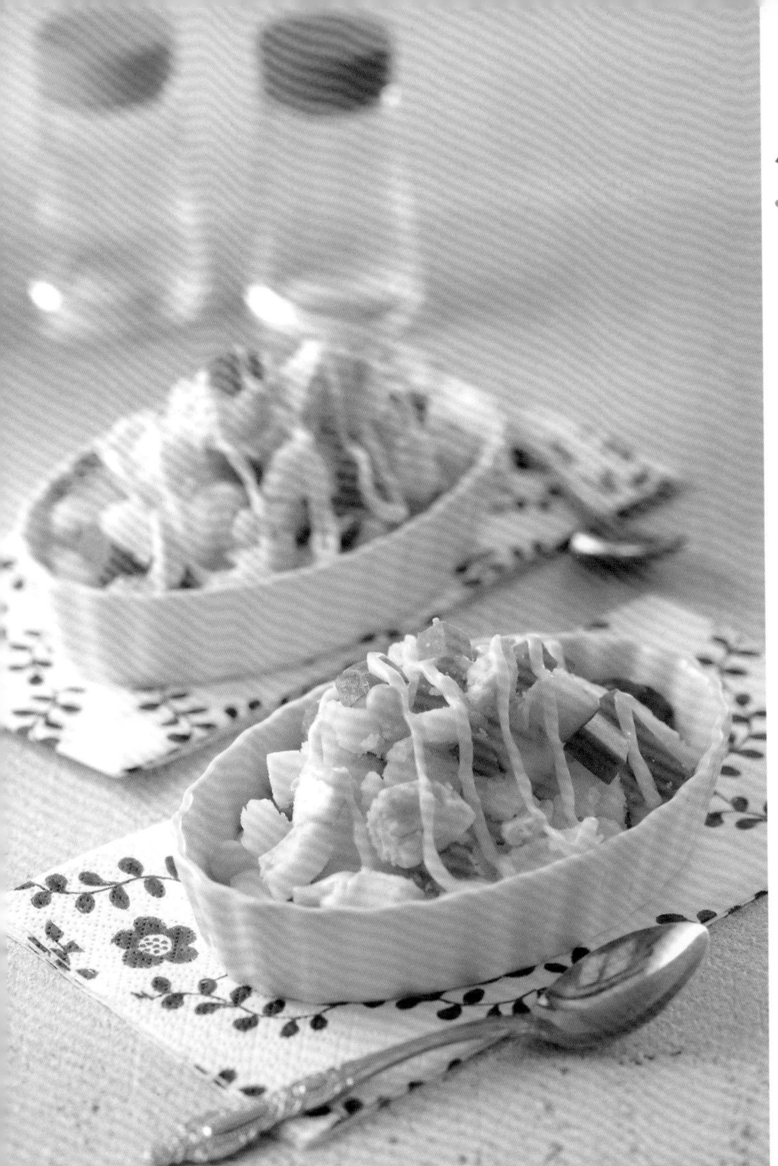

馬鈴薯蛋沙拉

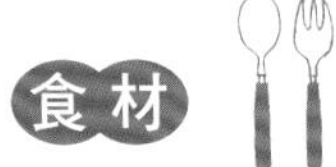
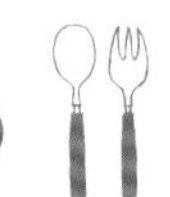

食材

馬鈴薯	2顆
紅蘿蔔	1小段
小黃瓜	1根
甜玉米粒	80g
全蛋	少許

調味料

鹽	少許

作法

1. 將馬鈴薯、紅蘿蔔切小丁再連蛋一起用電鍋蒸熟。
2. 將蒸熟的馬鈴薯趁熱壓成泥狀。
3. 蛋剝殼切碎加入，加入少許鹽，先拌勻。
4. 續加入紅蘿蔔丁、小黃瓜丁及甜玉米粒。
5. 淋上美乃滋，能增加口感。

營養功效

色彩繽紛的沙拉，是小朋友喜歡的點心，可提供小朋友足夠的蛋白質、胺基酸，優質澱粉、維生素、礦物質和膳食纖維，無論是夾土司或是當零嘴，放片起司做成焗烤，都不會造成太大負擔。美奶滋換成鮮奶也是不錯的方法哦！

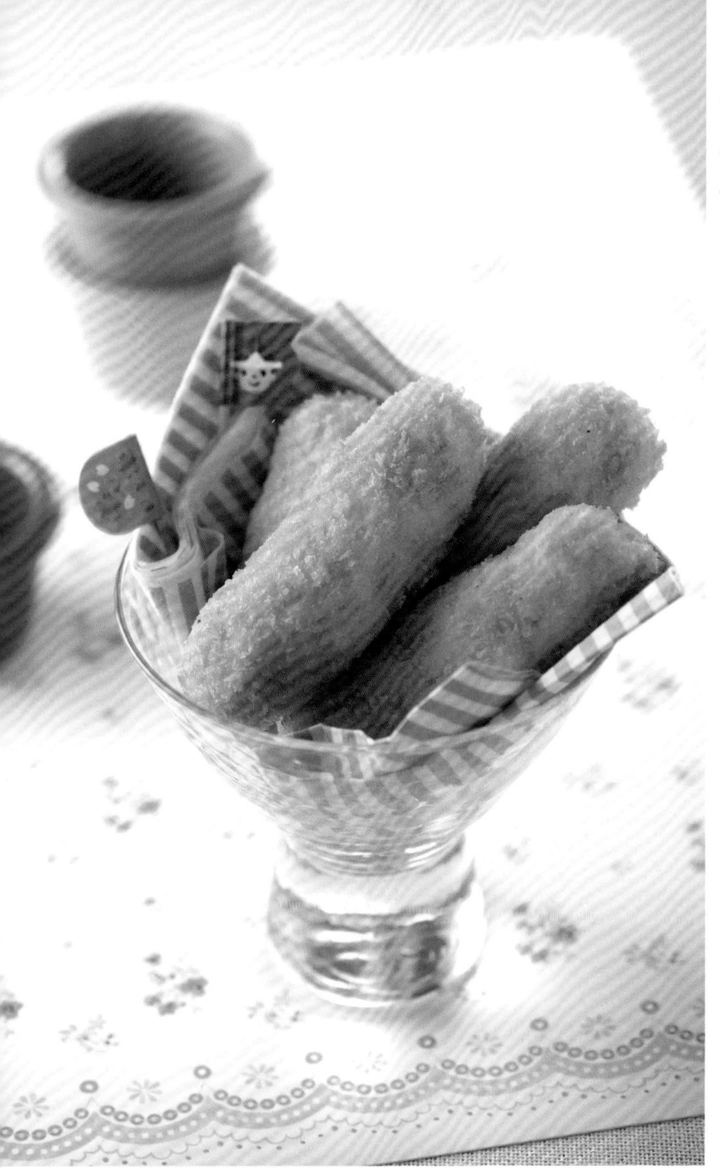

豆腐乳酪棒

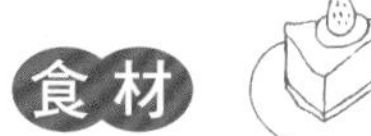
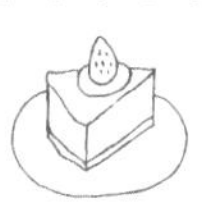

食材

家常豆腐	1/2塊
乳酪(芝士塊)	200g
雞蛋	2顆
麵包粉	150g
太白粉(生粉)	150g

調味料

鹽	少許
油	少許

作法

1. 將豆腐絞碎，乳酪切成小小丁，再將兩者混合捏成棒狀或球狀皆可。
2. 打蛋液，將雞蛋加入少許的鹽打勻。
3. 麵包粉可用乾硬的土司(白麵包)，用調理機打成粉末狀。
4. 將豆腐乳酪棒依序蘸上少許太多白粉、蛋液和麵包粉。
5. 起油鍋，油溫約180度，炸成金黃色，起鍋瀝乾油。

營養功效

豆腐含有大豆卵磷脂和大豆蛋白，對於大腦生長發育很有助益！也是吃素者最佳的蛋白質來源。加上成分由牛奶發酵而成的乳酪，其營養價值可以提供正在發育的小朋友熱量所需。但也由於熱量不低，攝取量勿過多。

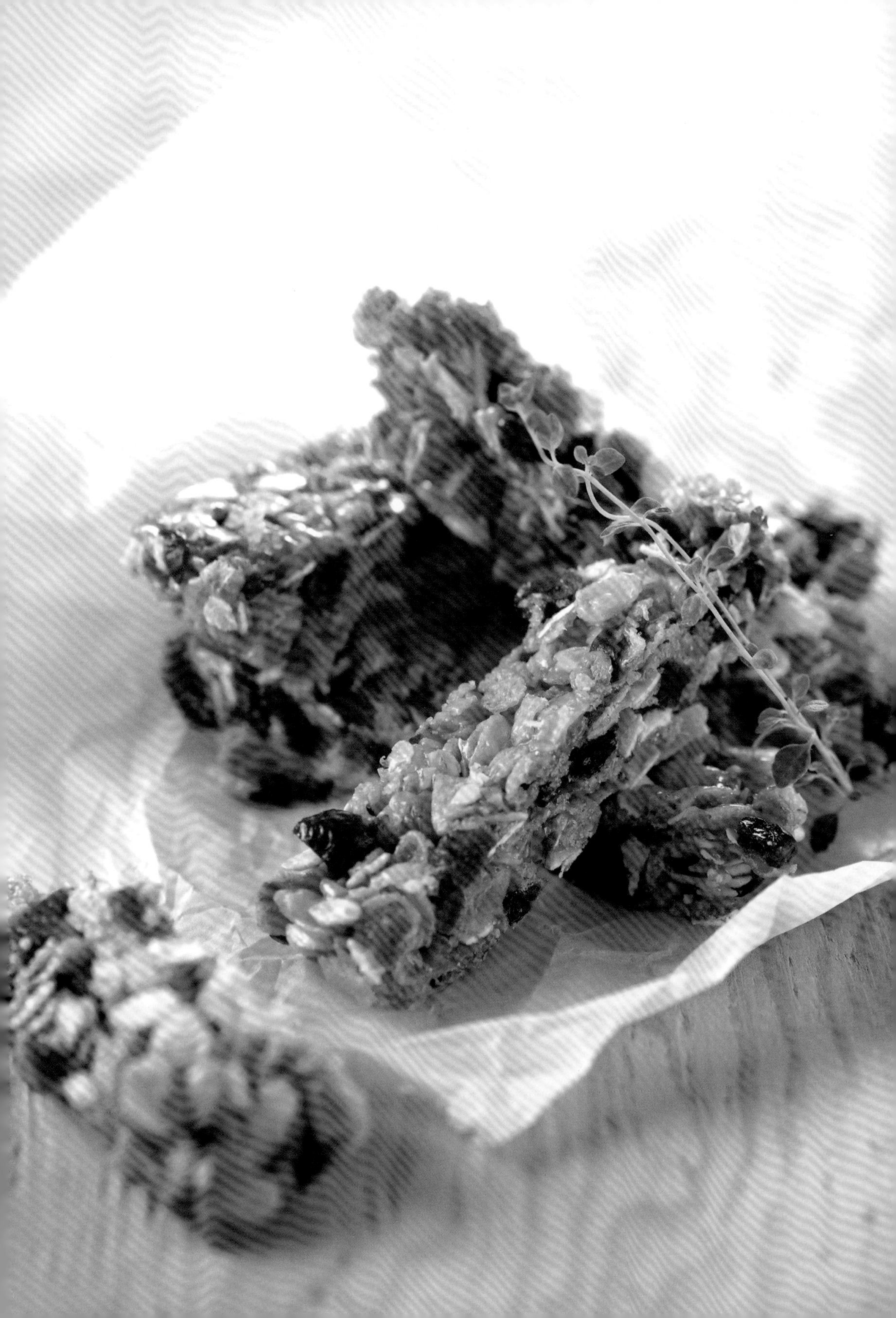

綜合果仁餅乾

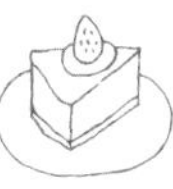

食材

市售綜合果仁 35g
水果乾 15g
脆片 15g
燕麥片 100g

調味料

白砂糖 100g
無鹽奶油 100g
麥牙糖（蜂蜜）50g

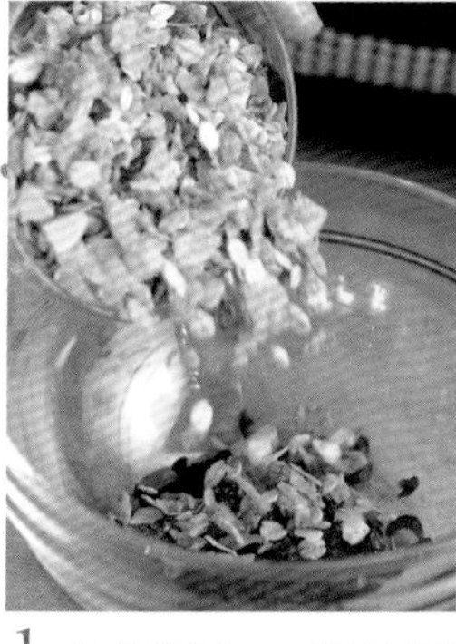

1.先將果仁、脆片壓碎，水果乾也可再切小塊再加入燕麥片。

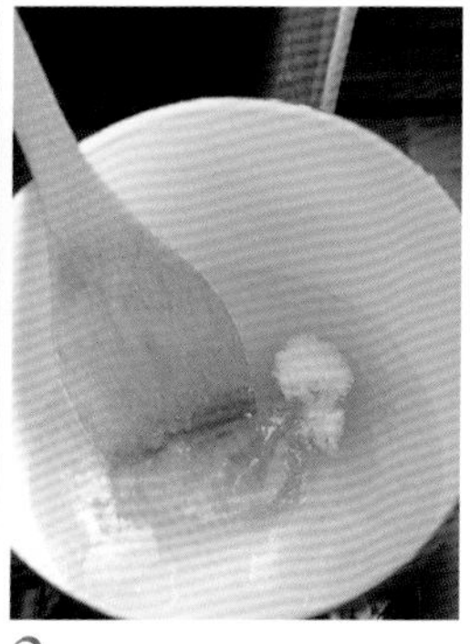

2.將奶油、糖、及蜂蜜用小火加熱到糖與奶油溶化。

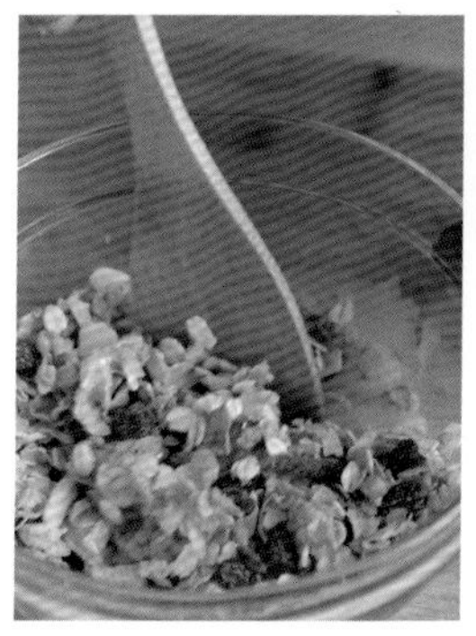

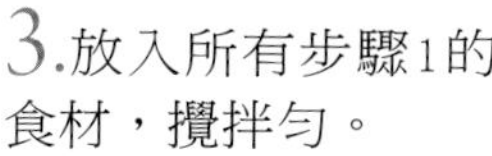

3.放入所有步驟1的食材，攪拌匀。

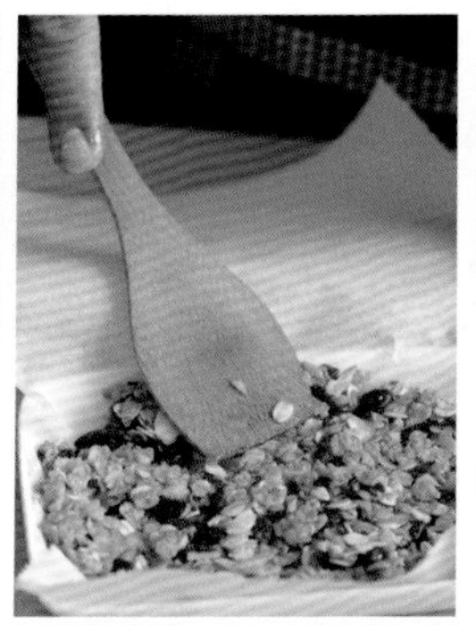

4.選玻璃窗容器，將步驟3沾滿糖漿的果仁放入壓平。

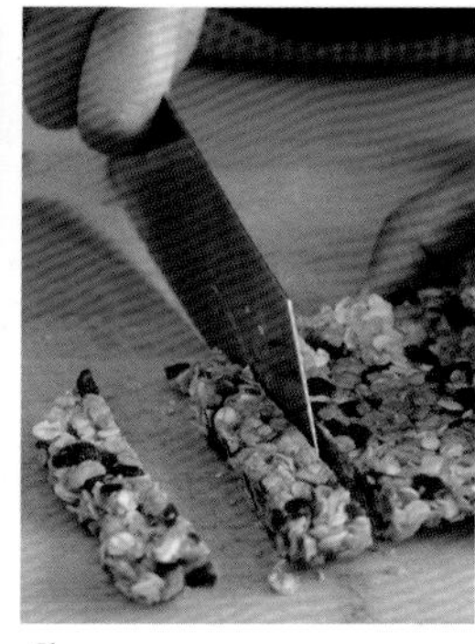

5.待冷卻就可以切來吃囉。

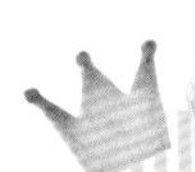

營養功效

市售的果仁裡頭通常含有枸杞、黃豆、黑豆、南瓜籽……等多種綜合堅果，雖然熱量不低，但富含成長所需的不飽和脂肪酸、高蛋白質及多種維生素，對腦部的營養很有助益哦！

這道點心，脆中帶甜香，連吃素的朋友也很愛，是一道會讓小朋友很喜歡的營養零食。

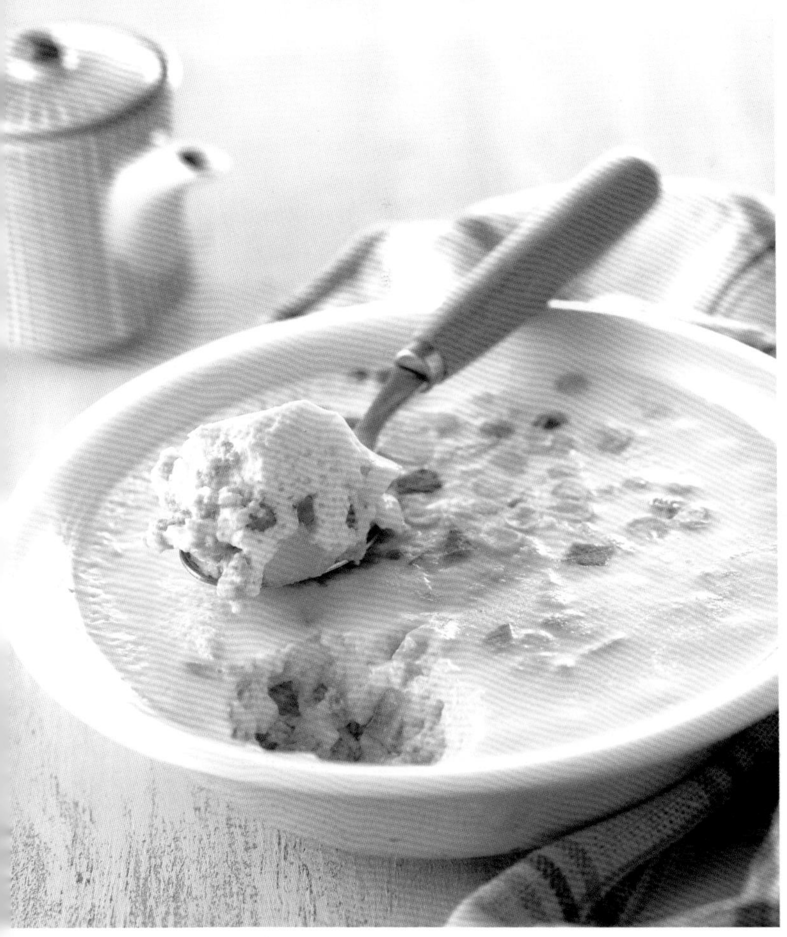

牛奶蔬菜蒸蛋

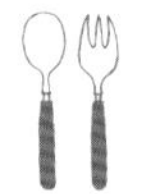

冷凍四色蔬菜	50g
豬肉末	50g
低脂起司(芝士片)	1片
牛奶	150g
蛋	2顆
蛤蜊	600g

調味料

鹽	少許

作法

1. 先處理食材，蛤蜊先用清水吐沙、四色蔬菜（紅蘿蔔、玉米、馬鈴薯、豌豆）先用熱汆燙，瀝乾水分。起司切成小丁。
2. 將蛋打勻，加入牛奶和鹽調勻後，再倒入四色蔬菜。
3. 備容器，放入蛤蜊和起司丁，再倒入拌好食材的蛋液。
4. 放入電鍋中，鍋蓋可用一隻筷子架住，不密蓋。外鍋用一杯水蒸煮即可。

營養功效

蒸蛋的魅力，很少有小孩不喜歡的，濃郁的蛋香夾著蔬菜的甜，蛤蜊的鮮。用豬肉末取代火腿末就是不愛小孩吃加工品，而冷凍的四色蔬菜也可改用高麗菜、綠花椰菜切成碎末。香嫩滑溜的口感，很能激發食慾，就算單吃也可以。

小魚干花生堅果

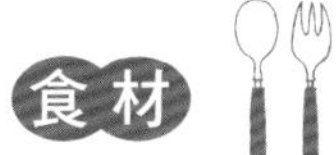
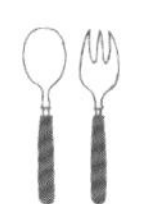

食材

豆干	5塊
小魚乾	100g
花生	150g
堅果核桃肉	100g
杏仁片	30g
海苔片	2小包
黑芝麻	少許

調味料

鹽	少許
糖	少許

作法

1. 小魚乾洗淨瀝乾，放入烤箱烤10分鐘至香脆，備用。
2. 豆干切絲，海苔片可剪成小塊狀。
3. 熱鍋，放少許油　將豆干絲、小魚乾、花生依序入鍋炒香。
4. 同核桃、黑芝麻再放入少許鹽一起炒香。
5. 加入糖，杏仁、海苔片即可。

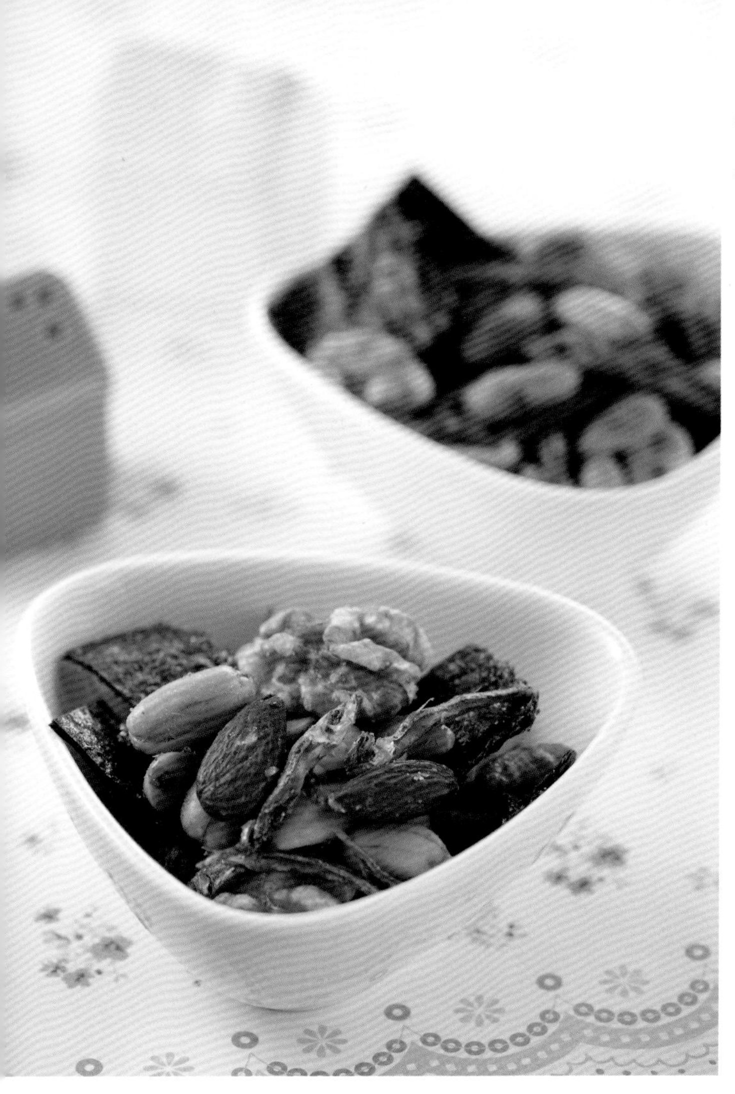

營養功效

一道可以當零嘴的點心，核桃的形狀就像人的大腦，在本草綱目裡有記載，它能補氣養血，提供腦部發育時的營養。小魚乾主要是富含鈣質，跟富含鉀的海苔類一起食用，效果加倍。

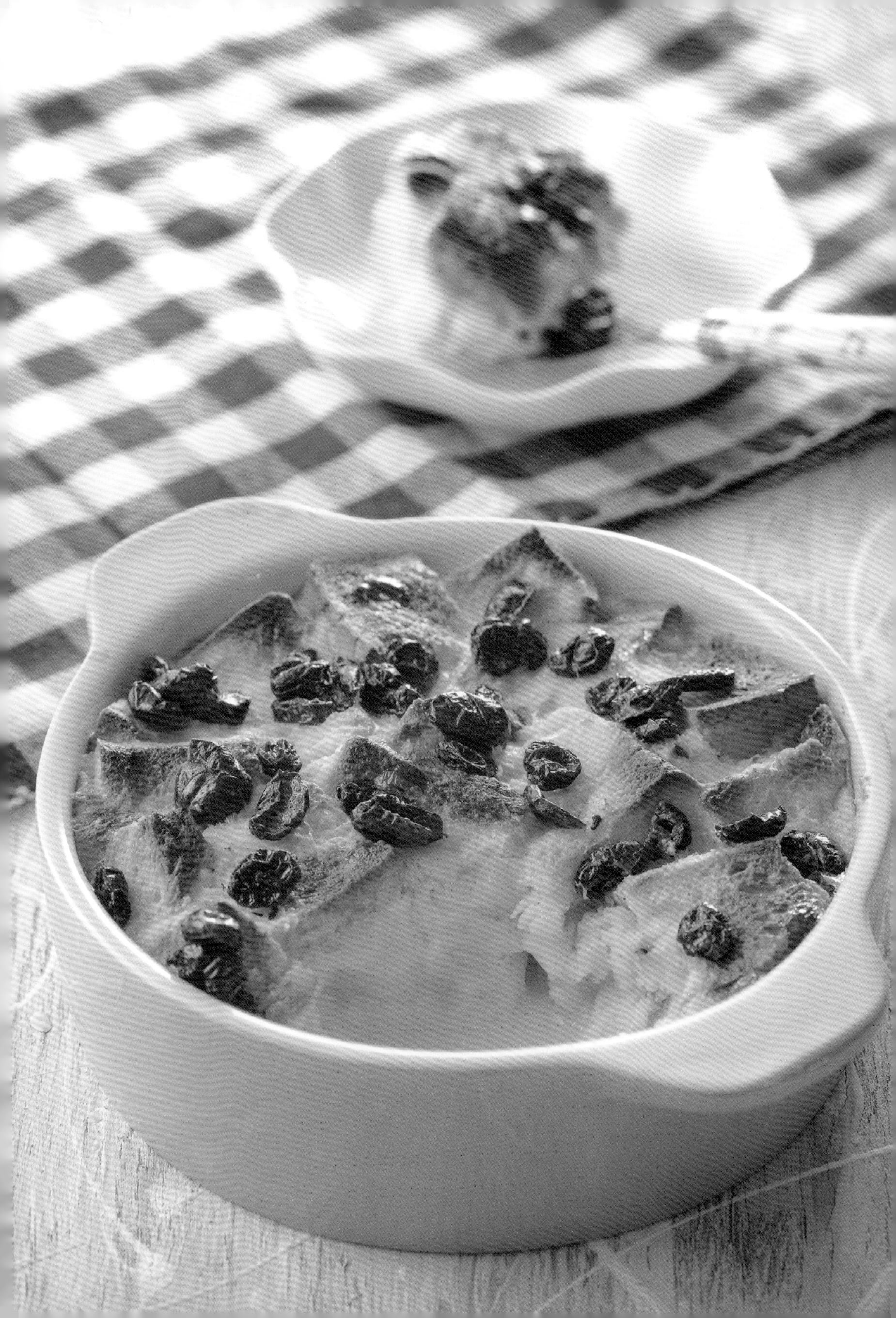

法式吐司布丁

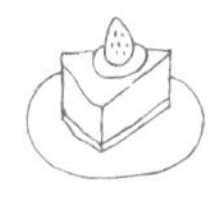

食材		食材	
吐司	3片	果乾 (葡萄乾、蔓越莓乾)	100g
全蛋	4顆	鮮奶油	100g
牛奶	200g	奶油	少許
白砂糖	100g		

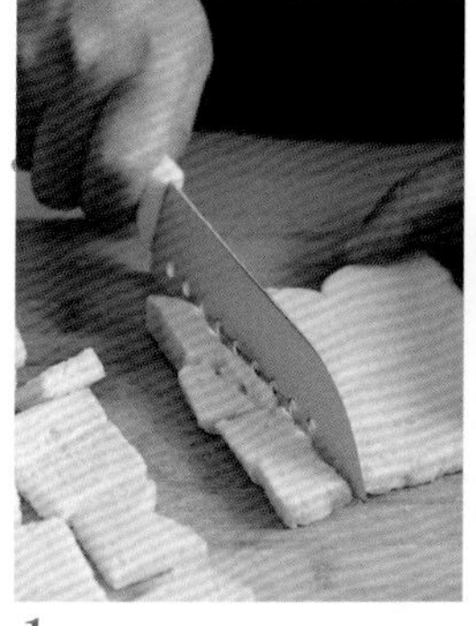

1.先將吐司薄塗一層奶油後，撕成小塊狀，備用。

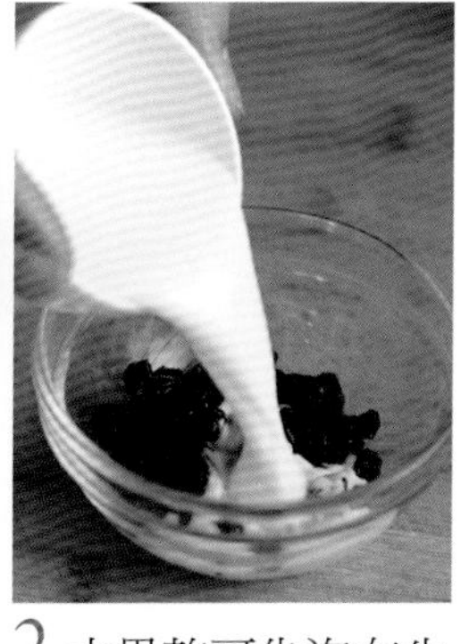

2.水果乾可先泡在牛奶裡，備用。

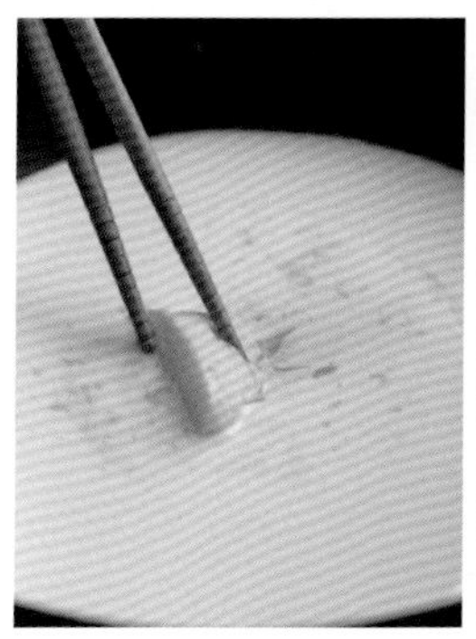

3.將水果乾從牛奶裡瀝出後，牛奶和鮮奶油、糖一起用小火加熱至80度(千萬別煮沸)。

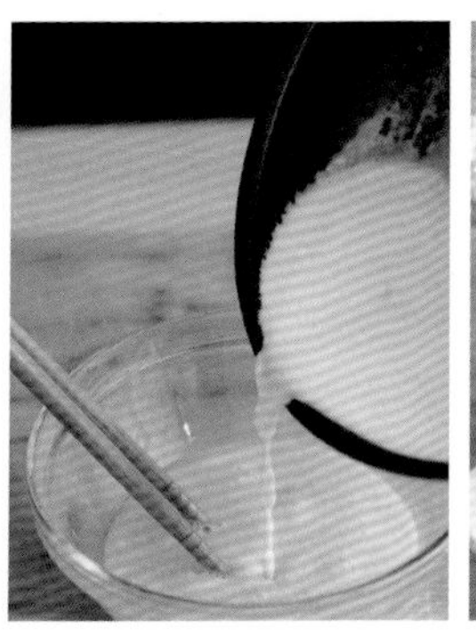

4.將全蛋打勻，再將煮好的牛奶慢慢倒入蛋液中，要邊倒邊攪勻。

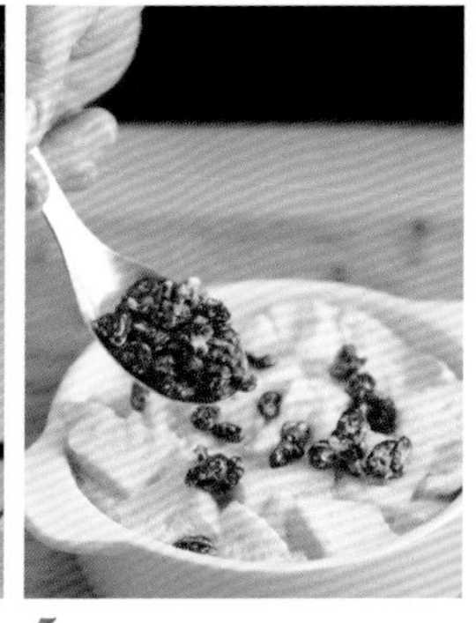

5.利用烤盤裝入吐司丁，再倒入蛋液約八分滿。並灑上水果乾。

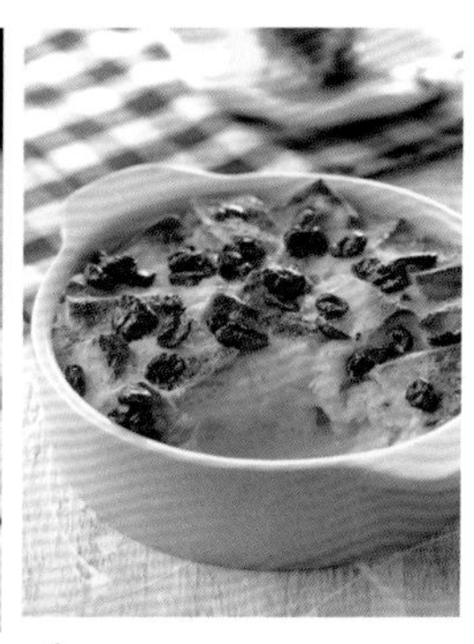

6.放入預熱180度的烤箱中烤15分鐘。

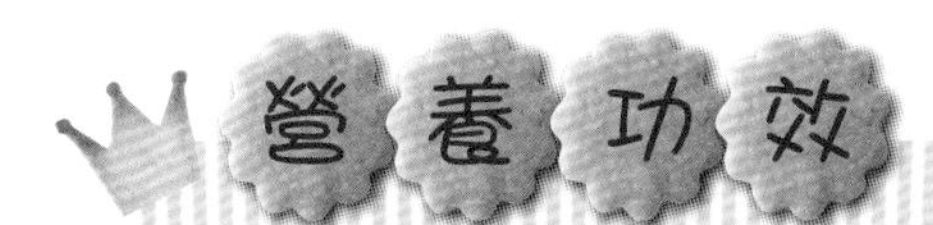

營養功效

正在發育期間的小孩，需要足夠的熱量，這道法式吐司布丁是將家裡剩下的白吐司，充分吸收了蛋與牛奶的營養成分，加上含有大量酚類、花青素及鐵質的葡萄乾，可以提高小孩的免疫力，為健康加分！

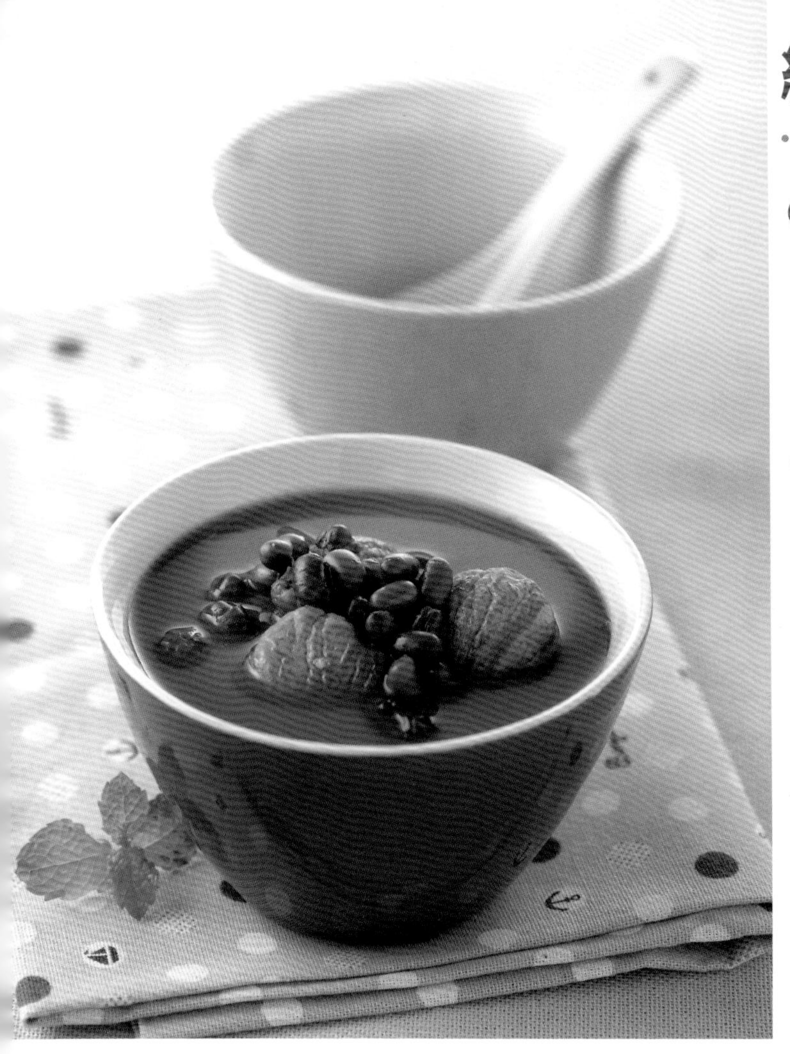

紅豆栗子甜品

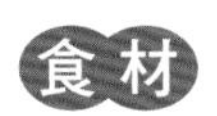
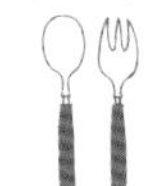

食材

紅豆	100g
栗子	200g
冰糖	兩大匙

作法

1. 新鮮栗子先丟入熱水中煮五分鐘，取出剝去外膜。
2. 紅豆以清水洗淨後加入4碗水，大火煮滾後轉小火煮約20分鐘。
3. 加入栗子煮20分鐘，加入冰糖調味即可。

營養功效

栗子具有補腎益脾胃的功效，加上高營養與高熱量，對於營養不良、吃的少孩子來說，可以補充足夠的熱量，還可以調整腸胃不佳、胃口不好的問題，幫助孩子骨骼發育，加強吸收。

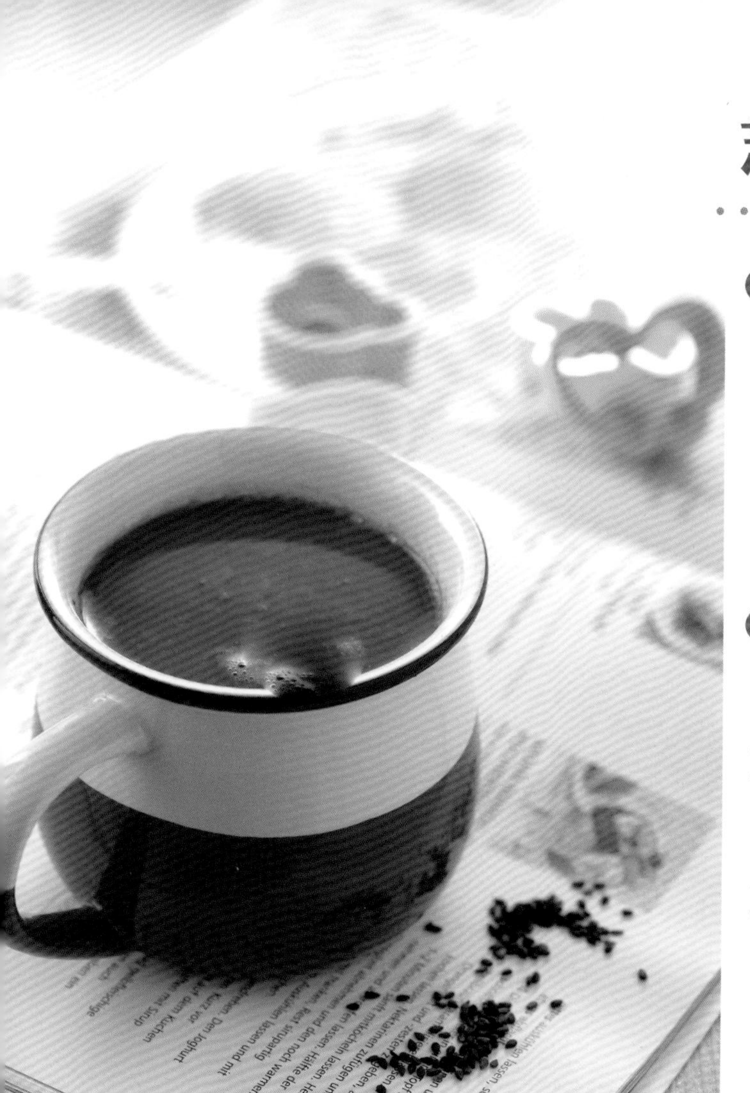

芝麻牛奶糊

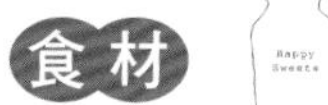

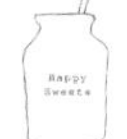

食材

黑芝麻粉	25g
玉米粉	6g
牛奶(豆漿)	100g
枸杞	少許
白糖	少許

作法

1. 枸杞洗淨，先泡軟。
2. 牛奶或豆漿先加熱，不煮滾，再調入玉米粉拌勻。
3. 加入芝麻粉調勻和適當的糖調味，灑上枸杞即可。

營養功效

冷冷的季節或是半夜有點餓，來一碗高鈣的芝麻糊吧！黑芝麻的含鈣量、鐵質及粗纖維都比白芝麻來的高，而黑芝麻內所含的亞麻油酸更是人體不可或缺的必需脂肪酸，而芝麻素具有抗氧化力，能強化肝臟機能，對於夜讀的小朋友是可以補充一下維生素B群哦！

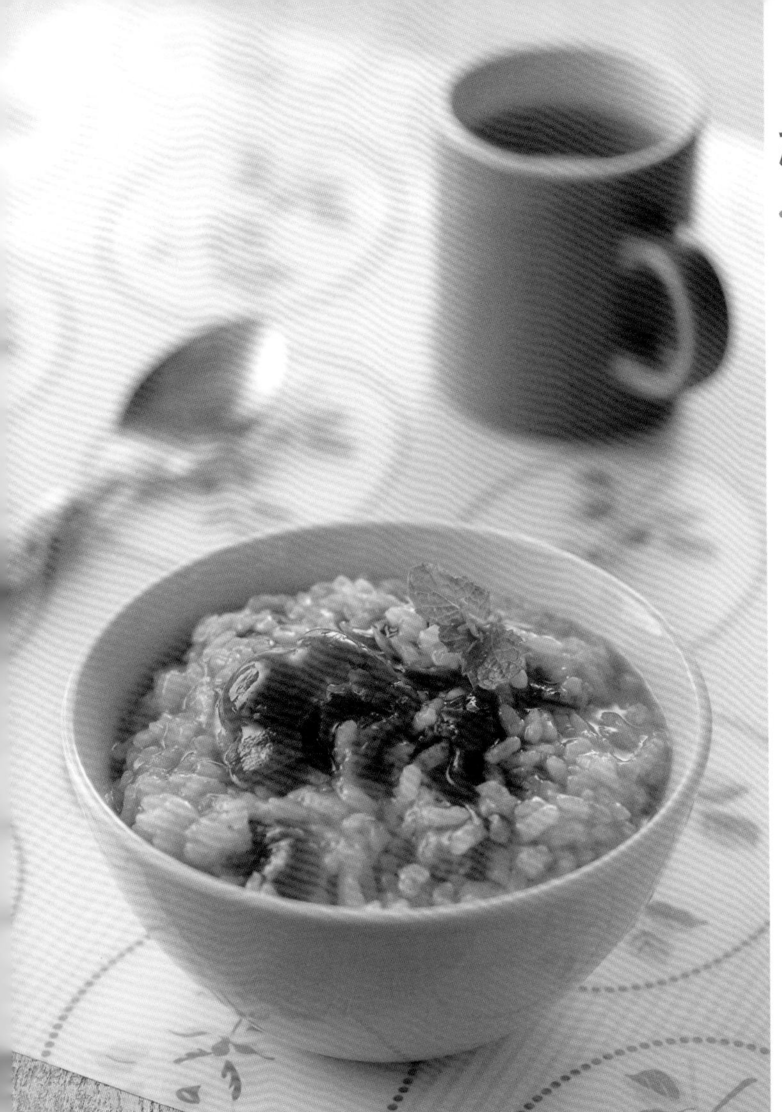

桂圓糯米粥

食材

圓糯米	一碗
桂圓	100g

調味料

砂糖	兩大匙

作法

1. 圓糯米先浸泡2小時。再用4碗水煮將米滾，再轉小火煮15分鐘。
2. 桂圓肉剝散，加入糯米粥中煮五分鐘，加入砂糖調味即可。

營養功效

桂圓性溫，歸心、脾經，自古以來被視為滋補良藥，具有開胃健脾、養血安神、補虛長智的功效。對於心神不安體質偏虛的孩子，是道很適合的粥品。但要注意若孩子的體質偏燥熱，就不要多吃！

薑燒豬肉

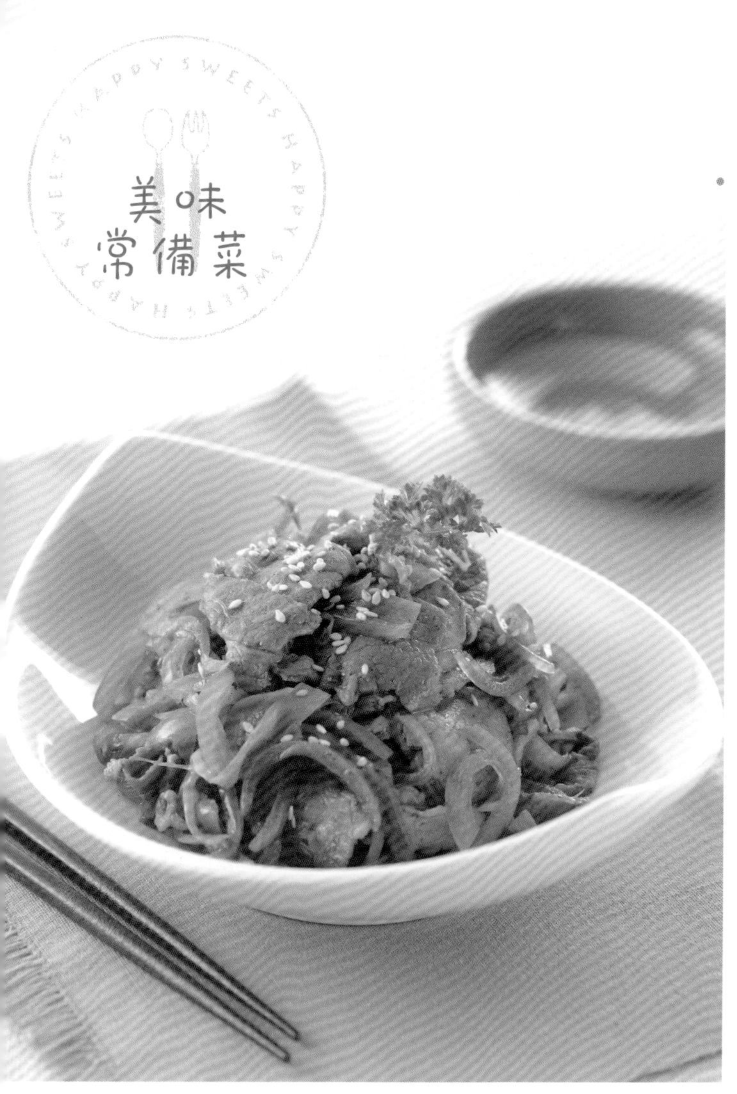

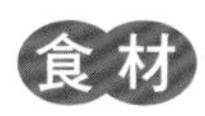

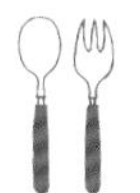

薑泥	一大匙
梅花薄肉片	300g
洋蔥絲	半碗
白芝麻	少許

調味料

料理酒	2大匙
味醂	2大匙
砂糖	1大匙
醬油	2大匙

作法

1. 將豬肉片放入碗內，加入少許薑泥和所有調味料抓醃入味，備用。
2. 起鍋，將洋蔥爆香。
3. 放入醃好的豬肉片拌炒。
4. 加入剩餘的薑泥、白芝麻拌炒均勻即可。

營養功效

善用調味料可以讓食物變得美味，誘發孩子的胃口。利用薑泥提升豬肉的美味。

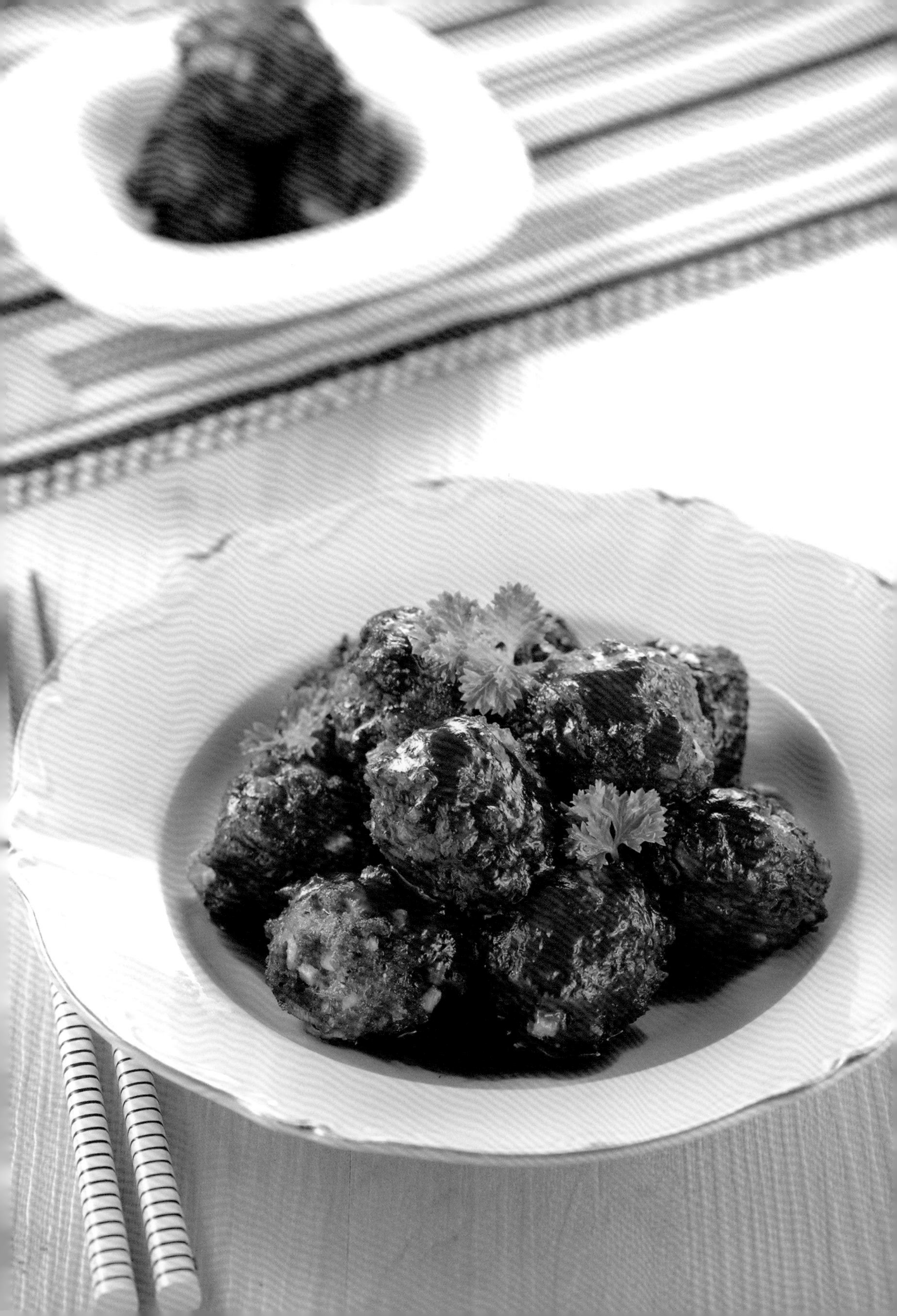

鈣多多牛肉丸

食材

洋蔥	30g	麵粉	50g
馬鈴薯	20g		
紅蘿蔔	15g		
雞蛋	2顆		
牛絞肉	250g		
起士	50g		
青蔥	1根		

調味料

番茄醬	2大匙
醬油	1匙
柳橙汁	250g
糖	少許

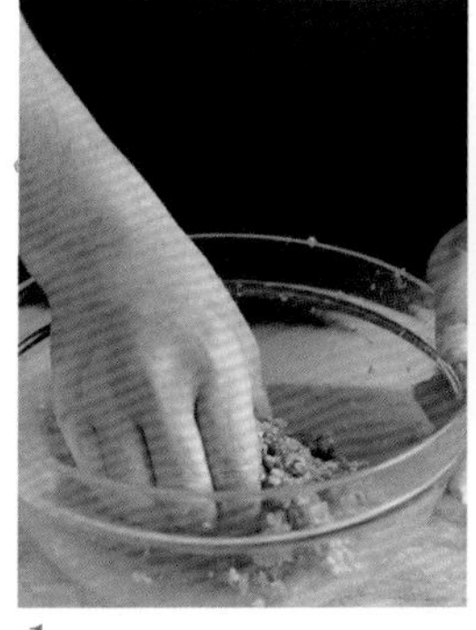

1.將牛絞肉灑上鹽巴，再將絞肉來回摔打幾次，使其產生黏性。

2.將所有食材切成碎末狀。

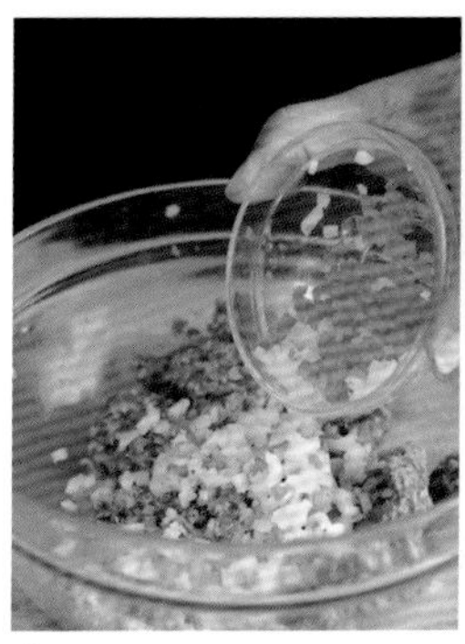

3.除了青蔥外，將所有食材及麵包屑、麵粉與絞肉混合抓勻。

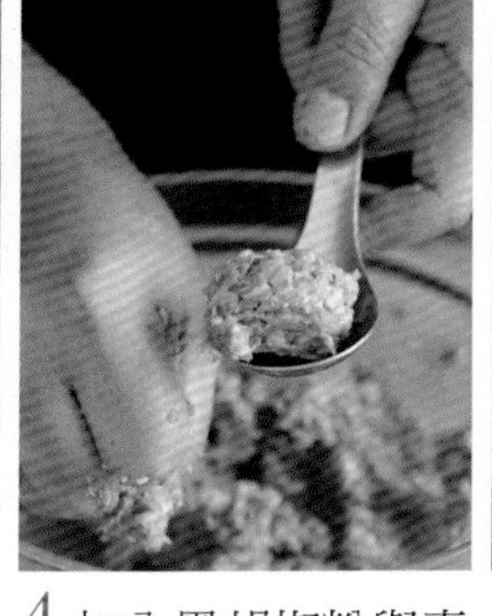

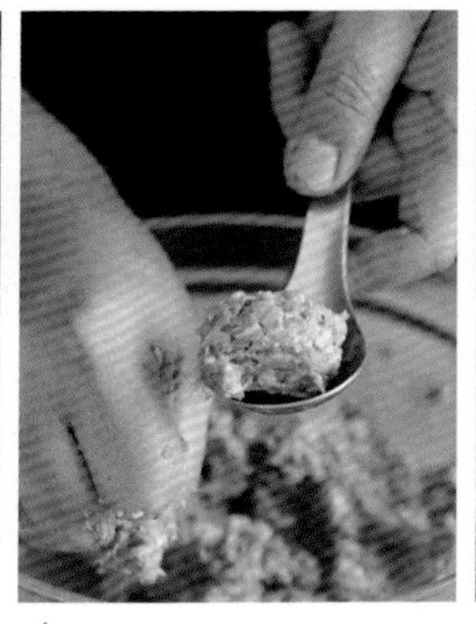

4.加入黑胡椒粉與青蔥抓勻。用手捏成小丸子狀。

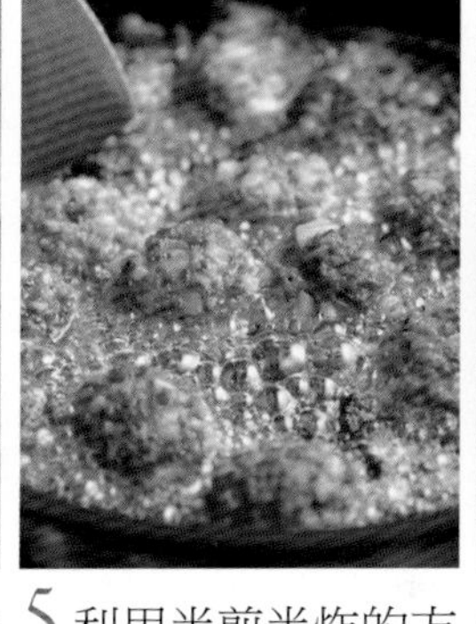

5.利用半煎半炸的方法將牛肉丸子煎熟。起鍋。

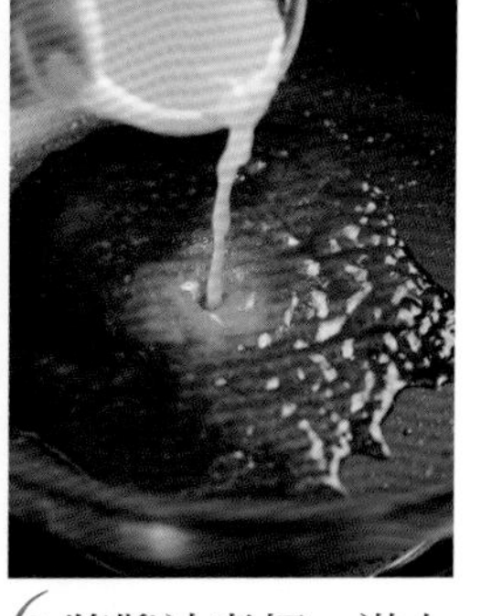

6.將醬汁煮好，淋上即可。

營養功效

牛肉脂肪含量低，蛋白質含量高，能提高抵抗力，對正在生長發育的孩子是蛋白質的良好來源，加上富含鈣質的起士，及具抗氧化的洋蔥等各類蔬菜，混成丸子或是做漢堡肉，淋上酸甜的醬汁很受小朋友的喜愛。

不吃牛肉的小朋友可換成豬肉或雞肉，但仍要將肉摔打出黏性，煎的時候才不易散掉，另外，蔬菜部分可以替換成玉米或菇類末，讓愛挑食的小朋友，無法挑食哦！

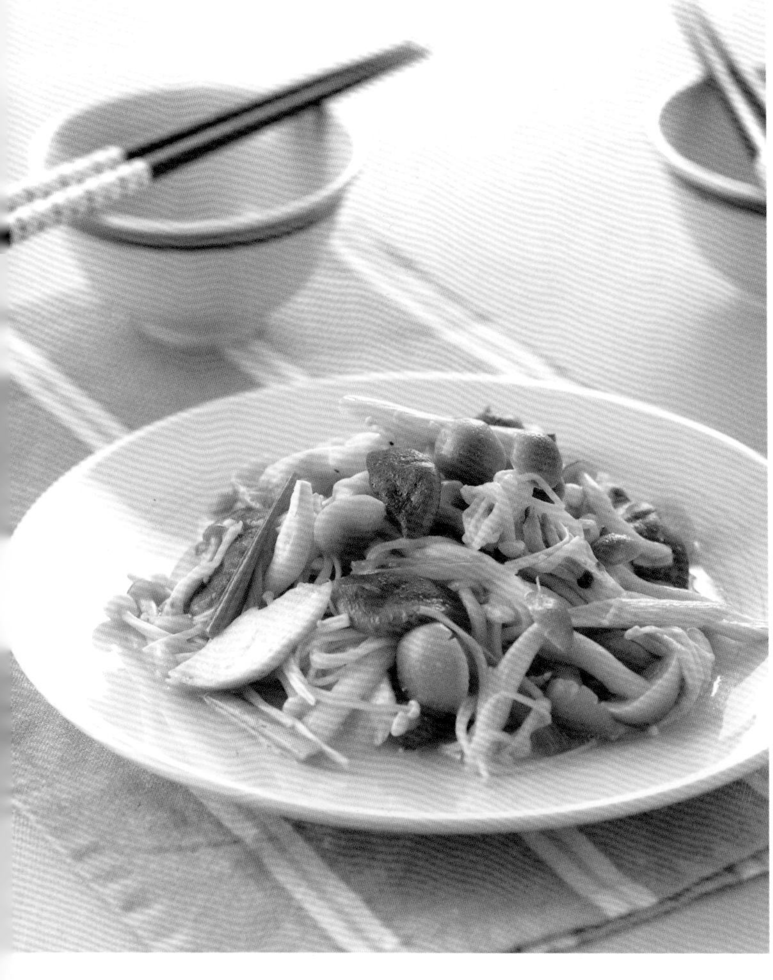

什錦鮮菇

食材

香菇	3朵
杏鮑菇	1片
鴻喜菇	1大朵
金針菇	1把
蔥	1株

調味料

鹽	少許

作法

1. 香菇、杏鮑菇洗淨切片狀，鴻喜菇洗淨去蒂頭，蔥洗淨切段備用。
2. 平底鍋燒熱加油後，把菇類放入拌炒。
3. 加鹽及蔥段，炒至菇軟熟透即可。

營養功效

俗稱蕈類的菇類食品是由菌傘及菌柄所組成的真菌子實體。不同種類的菇類，具有獨特的香味，且屬於一種高蛋白、低脂肪、富含天然維生素的獨特食品，其本身所含的多醣體與非水溶性纖維，能提升免疫系統，對於排便的順暢，也有助益。

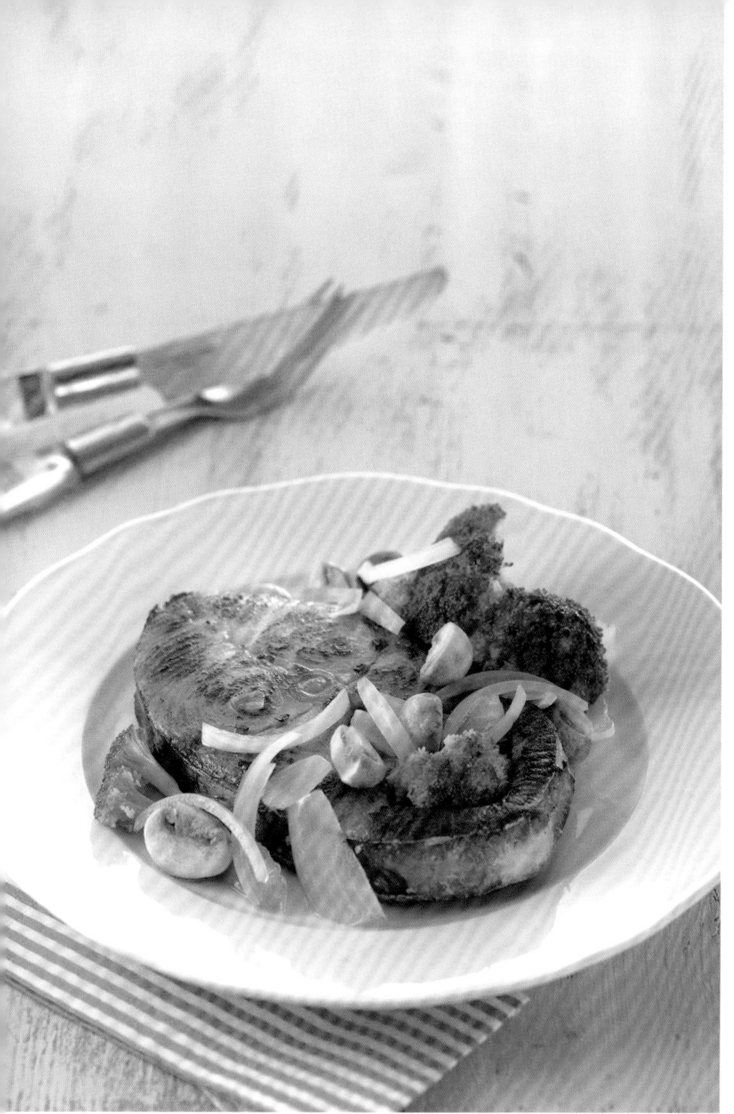

黃金味增魚

食材

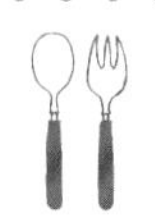

味增	2大匙
土魠魚（馬鮫魚）	1片
蘑菇	10g
花椰菜	30g
洋蔥	半顆

調味料

醬油	1大匙
糖	1茶匙
米酒	1大匙

作法

1. 將味噌、米酒、糖和少許水調勻。
2. 將魚片放入醃約1～2小時使其入味。
3. 花椰菜放入滾水中汆燙，灑點鹽，燙熟後取出備用。
4. 將魚片上的醬汁用紙巾拭乾，以小火煎至兩面金黃即可。
5. 洋蔥切絲，蘑菇切片先拌炒，再加水炒軟後，放入花椰菜。
6. 將蔬菜可擺盤在魚的旁邊裝飾。

營養功效

味增營養價值高且熱量低，很適合孩子的調味料。配合優質蛋白的魚肉，讓孩子成長頭好壯壯。

食用時，可滴些檸檬汁可以提升美味和鈣的吸收哦！

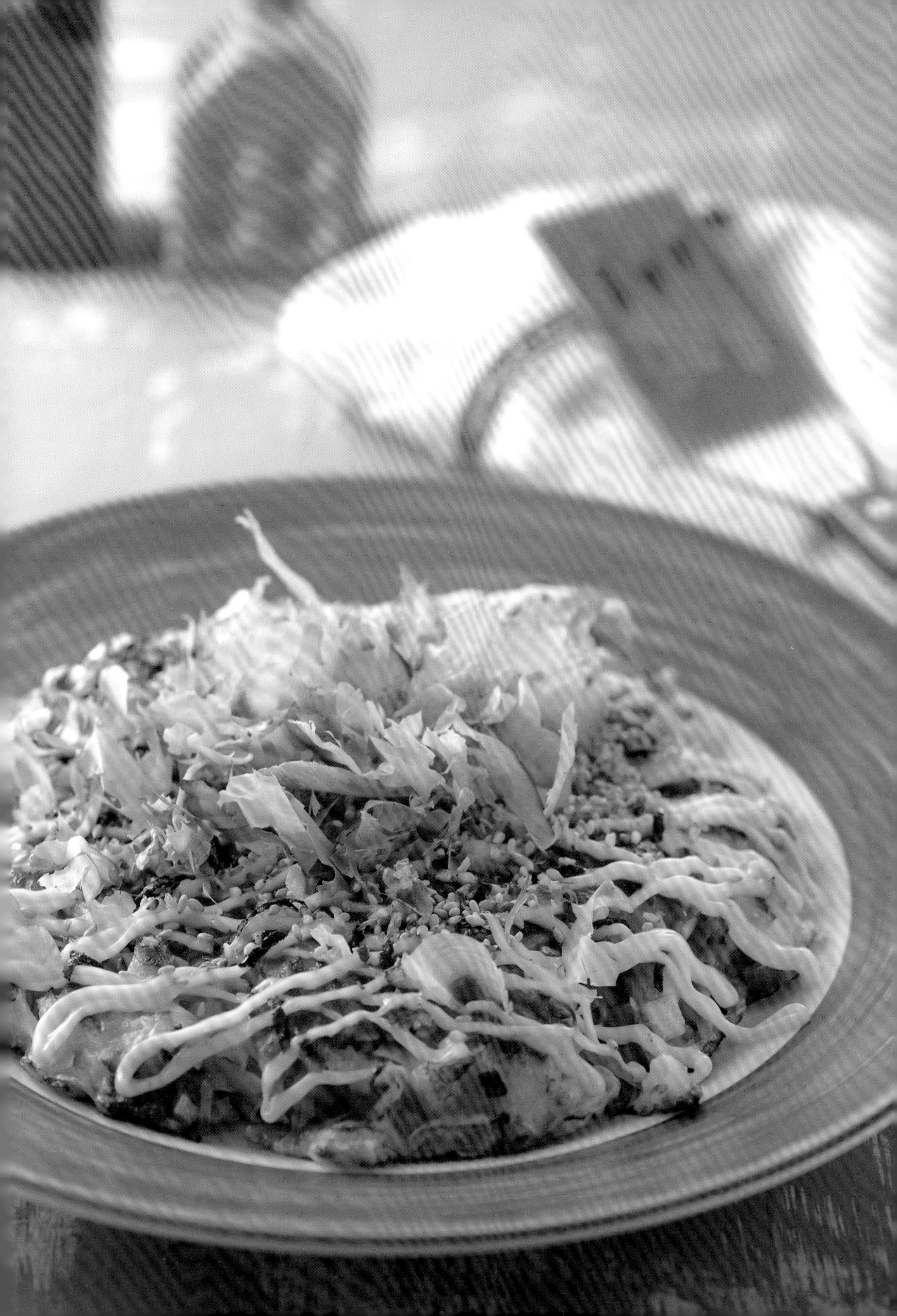

海鮮雞內金大阪燒

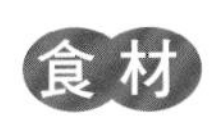
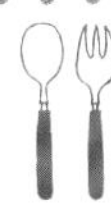

食材

雞內金（粉）	10g
蛋	1顆
魚肉	150g
高麗菜	200g
紅蘿蔔	半根
蔥花	2根
柴魚	一大匙
豬肉絲	適量

(可替換自己喜歡的食材)

調味料

低筋麵粉	150g
水	150～200g
醬油膏	1大匙
美乃滋	
鹽	適量
香鬆或海苔粉	適量

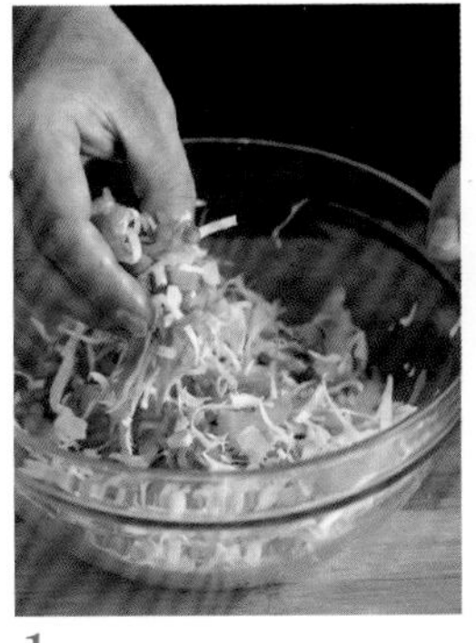

1.準備食材，高麗菜和紅蘿蔔絲洗淨切成細絲與肉絲、魚肉片與蔥花拌勻混合。

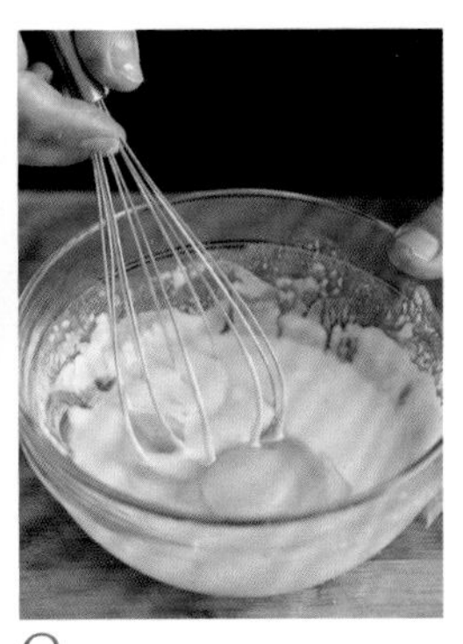

2.將麵粉加入稍許的水及蛋拌勻。

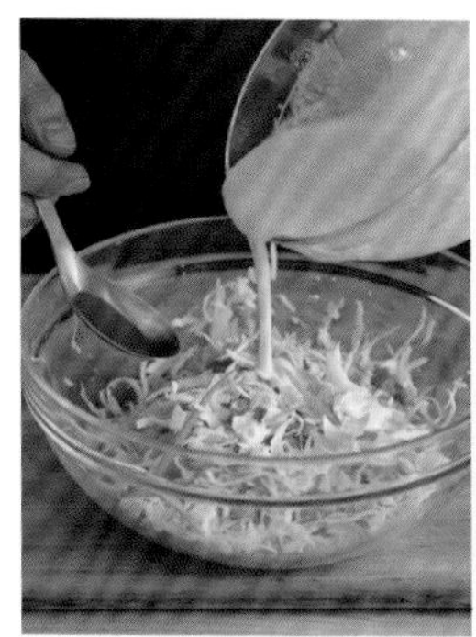

3.倒入備好的食材中拌勻，濃稠度可以自行調整到適中。

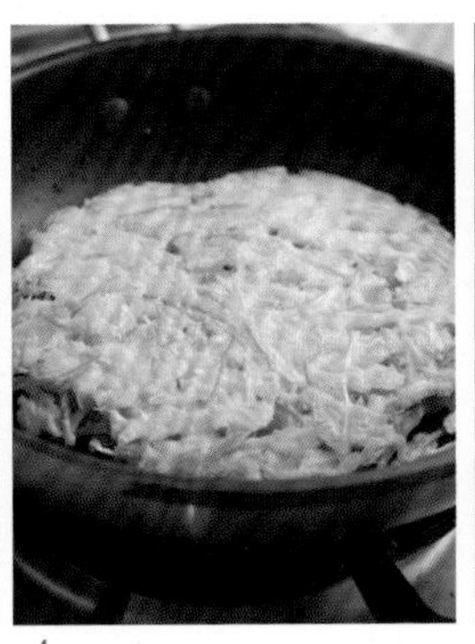

4.起油鍋，將拌好的食材平鋪，用小火煎到食材熟成，兩面呈現金黃色。

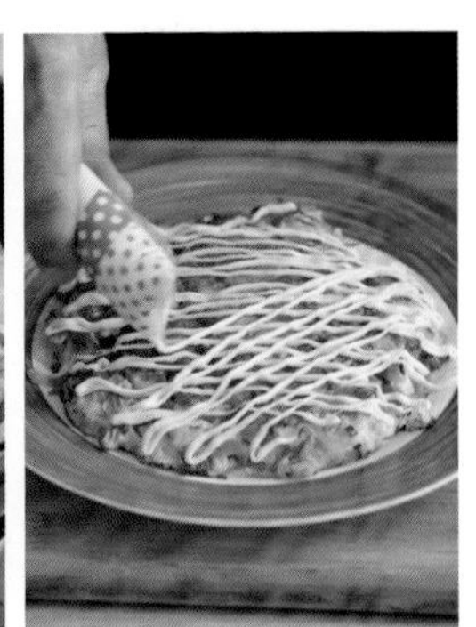

5.灑上香鬆再擠上美乃滋。

營養功效

雞內金為雞肫曬乾的內壁，用在藥裡上具有有消食健胃的效果，有較強的消食化積作用，並能健運脾胃。利用大阪燒較重的調味可以加入自己喜愛的食材與蔬菜，小孩在攝取的同時，也能不偏食的吃下足夠的蔬菜和蛋白質。

松子雞鬆

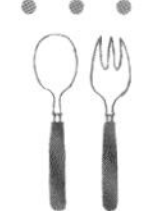

食材

松子	2大匙
雞胸肉	1塊
洋蔥	1/2粒
豌豆仁	100g
生菜葉	10葉

調味料

鹽	少許
白胡椒粉	少許

作法

1. 雞胸肉、洋蔥洗淨切丁狀。
2. 松子以小火炒至金黃色，取出備用。
3. 鍋中放入少許油將洋蔥爆香，再放入豌豆仁及雞丁翻炒。
4. 生菜洗淨，剪成圓形，用來呈放雞鬆，並灑上松上即可。

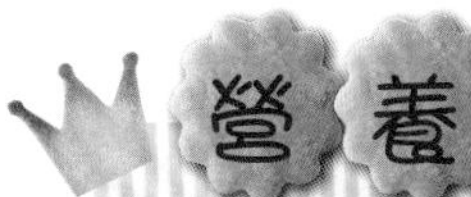

營養功效

清脆的生菜是小朋友很容易接受蔬菜，松子則是常見的堅果之一，具有「長壽果」的美稱，其所含的不飽和脂肪酸能使細胞生物膜機構更新，還具有增強腦細胞代謝、促進和維護腦細胞功能和神經功能的作用，因此，青少年常食松子有利於生長發育、健腦益智。

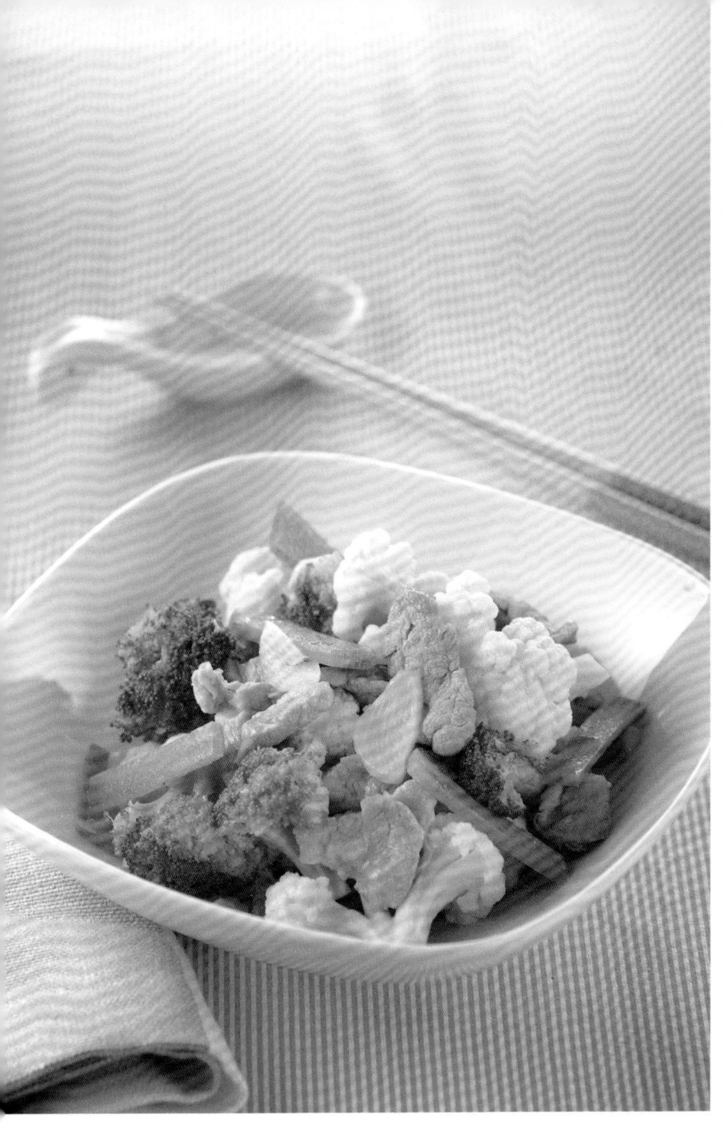

奶油炒雙花

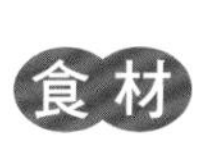

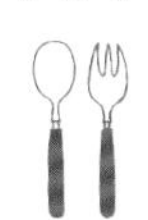

食材

綠花椰(西蘭花)	200g
白花椰(椰菜花)	200g
豬肉	300g
紅蘿蔔末	少許

調味料

蒜末	3大匙
有鹽奶油	2大匙
黑胡椒	適量

作法

1. 將花椰菜洗淨切成小朵備用。豬肉切細條狀。
2. 水滾加鹽調味後，放入花椰菜燙熟撈起。
3. 熱鍋後放入有鹽奶油小火炒香蒜末，倒入紅蘿末及豬肉，拌炒出油帶點橙色。
4. 最後放入花椰菜與黑胡椒拌炒均勻即可。

營養功效

花椰菜為十字花科蔬菜，屬甘藍類，由於花蕾為可食部分，含豐富植物荷爾蒙及化合物。除含維他命A、B、B2及維他命C外，尚含蛋白質、脂肪、碳水化合物、鈣、磷、鐵、β胡蘿蔔素等。其中維他命C含量豐富，為檸檬的3.5倍，蘋果的26倍；一天食用約100公克花椰菜，則一天所需的維他命C供應即已足夠。

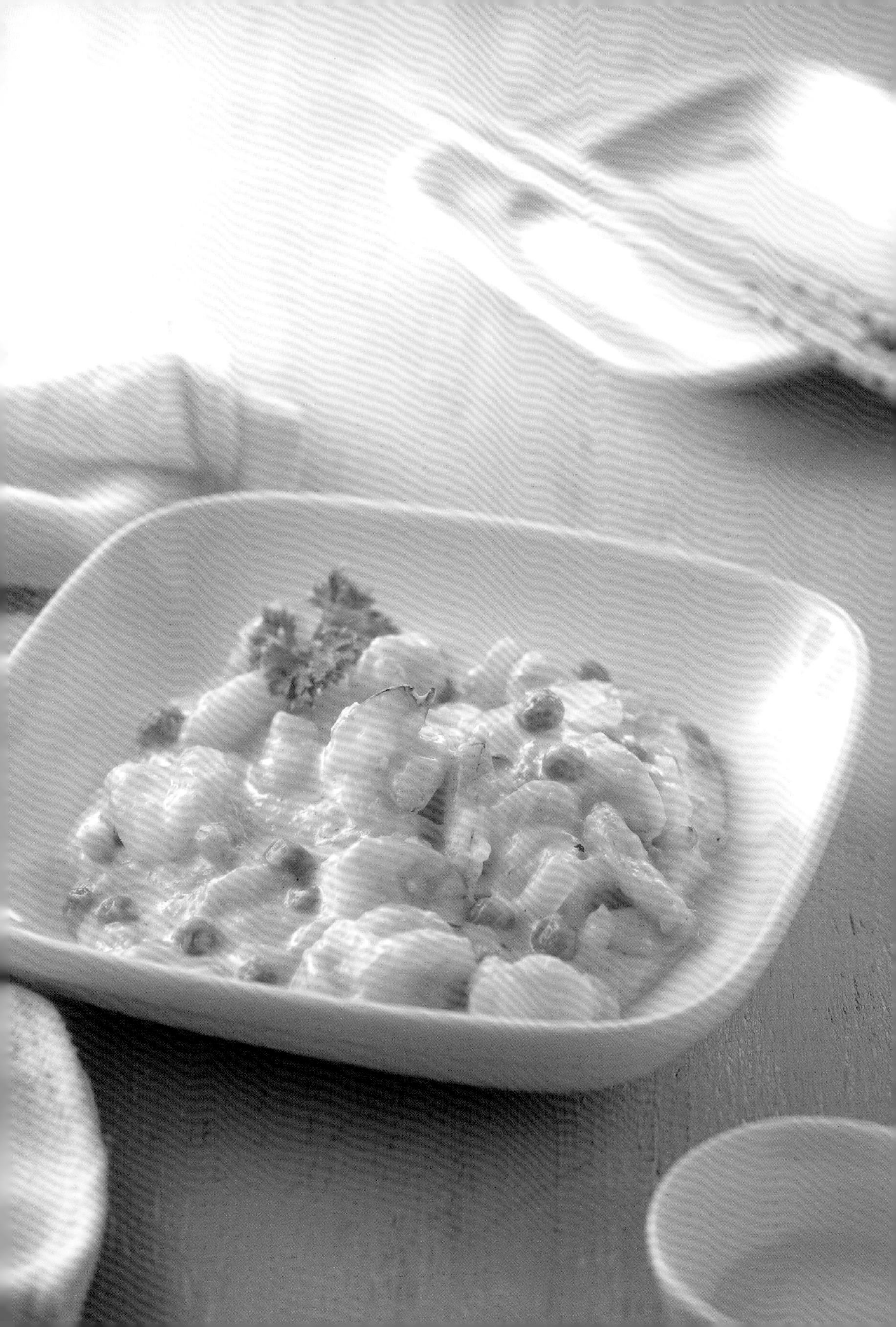

起土焗海鮮

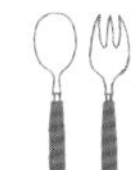

食材

黃耆	20g	麵粉	2大匙
白朮	8g	奶油	1大匙
防風	8g	起司(芝士)	2片
蝦仁	120g		
蟹腿肉	60g		
青豆仁	20g		
洋蔥	1/4粒		
大蒜	3粒		

調味料

鮮奶	200cc
鹽	少許
酒	少許

預備湯汁

先將黃耆、白朮、防風，先以3碗水煮滾後轉小火續煮至約1碗水備用。

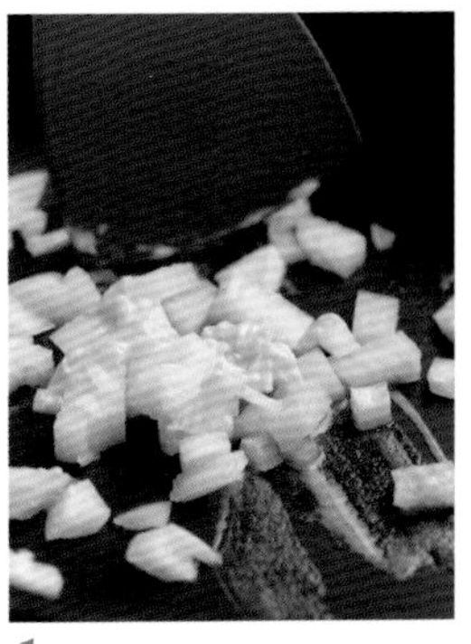

1.洋蔥、大蒜切丁末，以奶油炒香。

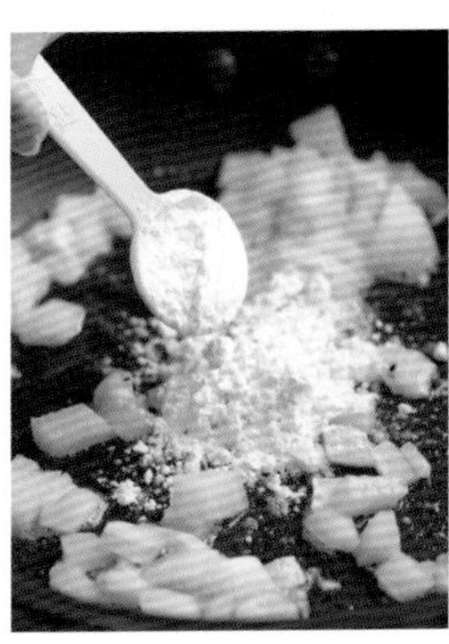

2.加入1匙麵粉先拌炒。

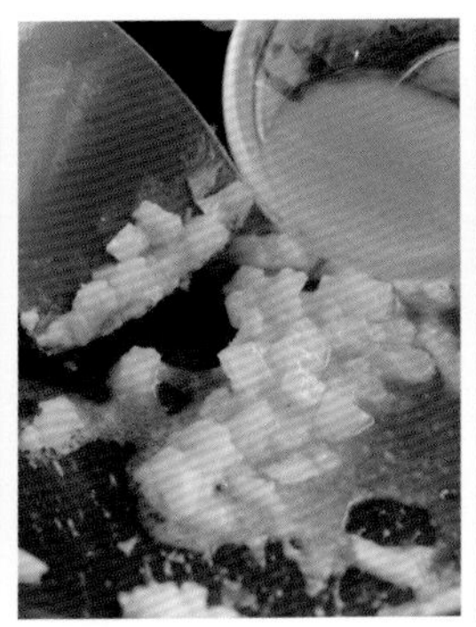

3.熄火再倒入藥汁續煮。

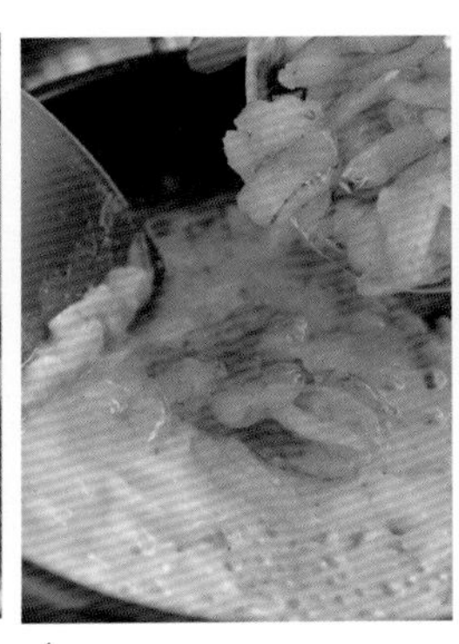

4.續倒入海鮮烹調。

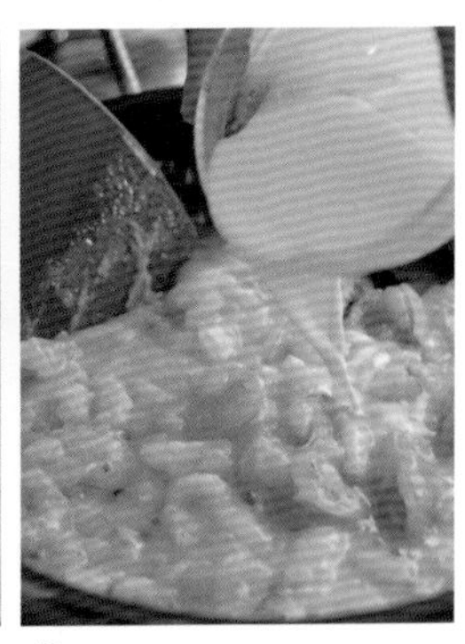

5.加入酒、鹽、鮮奶調味後，撒上青豆仁。

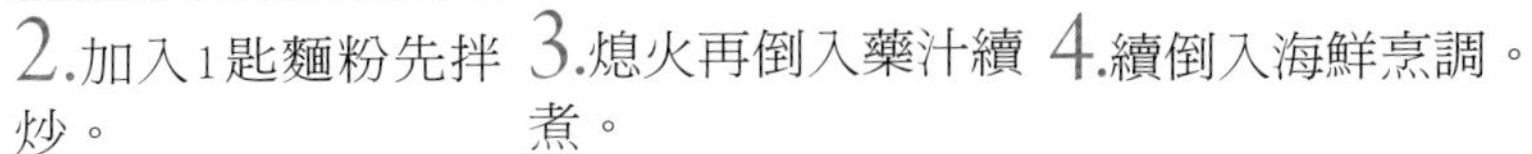

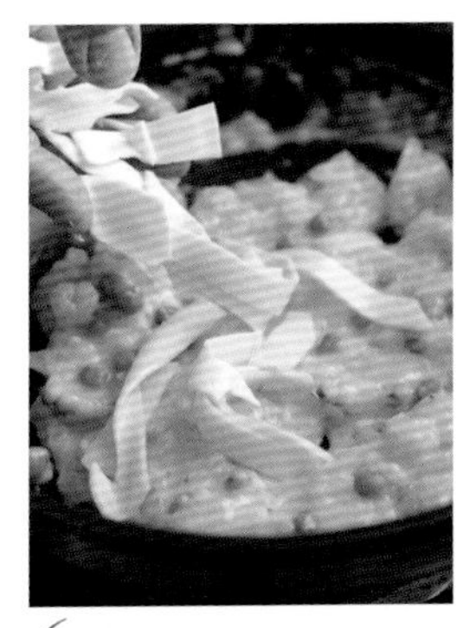

6.起司片切條狀，鋪在奶油海鮮上，蓋上鍋蓋再小火煮2分鐘即可。

營養功效

黃耆、白朮、防風為中醫方劑玉屏風散的組成，具有益氣、固表、止汗的效果，對於氣虛汗出多，反覆感冒的孩子可以用這樣的方式加入食材中，增強孩子的體力與免疫力。

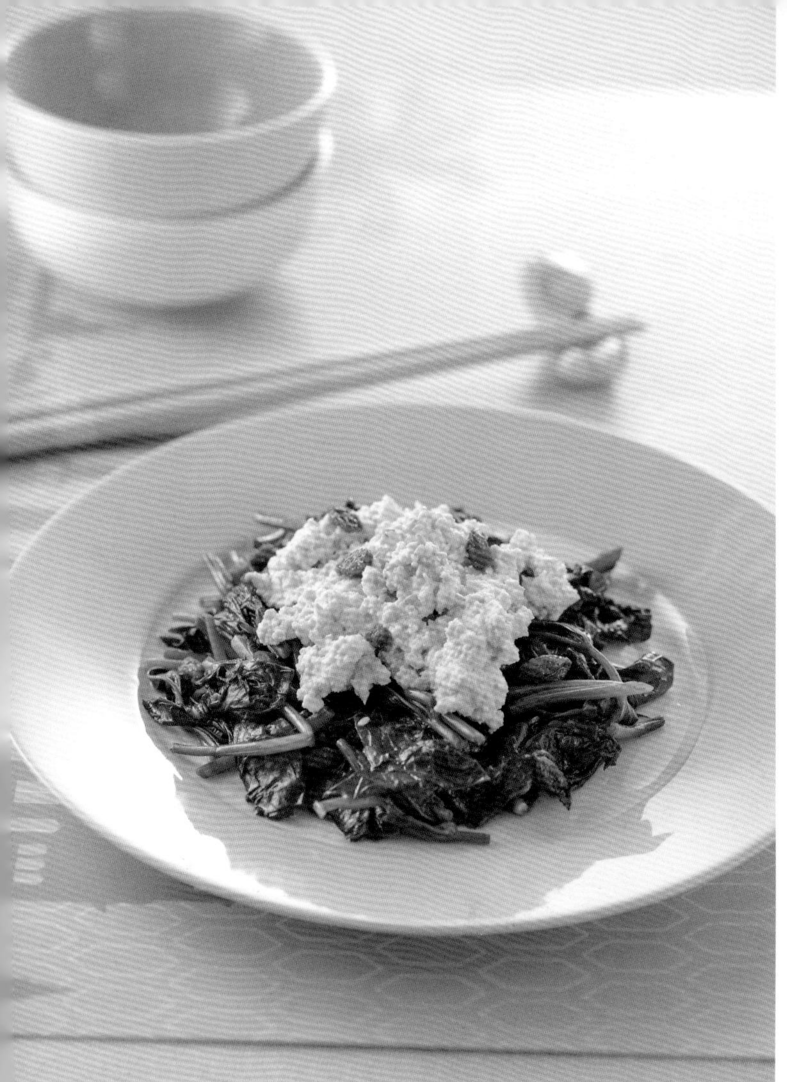

豆腐拌地瓜葉

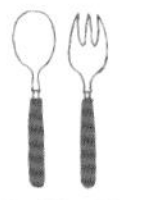

地瓜葉(番薯葉)	250g
板豆腐	1/2塊

調味料

芝麻油	1大匙
醬油	2大匙
白芝麻	1大匙
白醋	1大匙
糖	少許
鹽	少許

作法

1. 地瓜葉洗淨，去老梗備用。
2. 熱水滴入少許油與白醋後，放入地瓜葉汆燙，撈起後放入冰水降溫。
3. 地瓜葉瀝乾水後切成3cm 長段，放入容器內，倒入一大匙醬油拌勻醃漬入味後，將醬油瀝掉。
4. 將芝麻油、糖、一大匙醬油放入大碗中拌勻，加入碎豆腐拌勻再地瓜葉混合，最後撒上白芝麻即可。

營養功效

地瓜葉具有豐厚的生命力，被聯合國亞洲蔬菜研究發展中心列為十大抗氧化蔬菜之一。其味甘、性平，有補中益氣、生津潤燥、養血止血，以及通乳汁等功效。纖維質高可幫助排便，有豐富維生素A，還可強化視力。

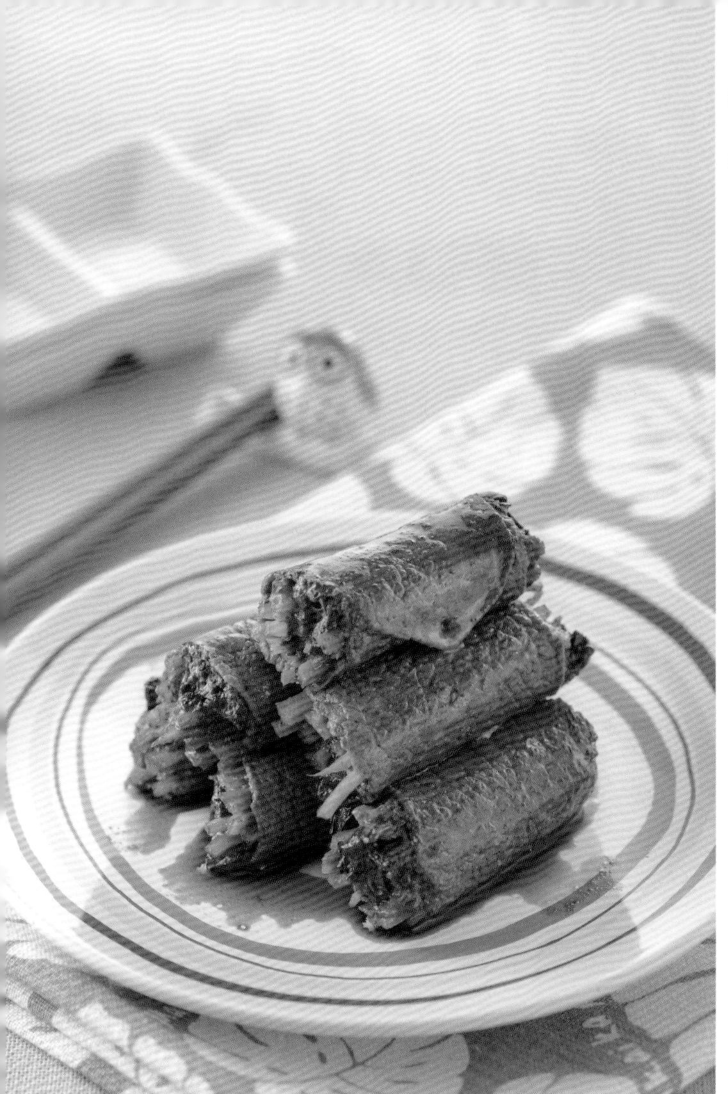

牛肉三色捲

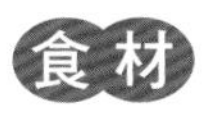

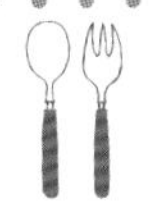

牛肉肉片	1盒
菠菜	100g
牛蒡	半根
紅蘿蔔	半根

調味料

醬油	3大匙
冰糖	1大匙
料理米酒	2大匙
胡椒粉	少許
鹽	少許
白醋	少許

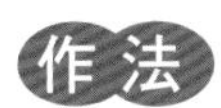

1. 食材洗淨，將菠菜、紅蘿蔔、牛蒡切5cm的長度。放入水中加加少許醋稍加浸泡。
2. 燒一鍋水加少許鹽，將菠菜、紅蘿蔔及牛蒡分別汆燙後，放入冷水中冷卻備用。
3. 牛肉用米油稍醃漬一下，取出後灑上胡椒粉調味。
4. 平鋪牛肉片，放上切好的菠菜、牛蒡、紅蘿蔔，捲起來。
5. 將捲好的牛肉封口朝鍋底，直接煎。
6. 倒入醬油、冰糖及米酒放入略煮一下，確認牛肉煎熟，即可起鍋。

營養功效

動畫裡的大力水手最愛的菠菜，富含有維生素鈣、鐵、葉酸等營養元素及優質的纖維質，可提供成長中的小孩，所需的營養素，加上牛肉脂肪含量低，蛋白質含量高，能提高抵抗力，對正在生長發育的孩子是蛋白質的良好來源。

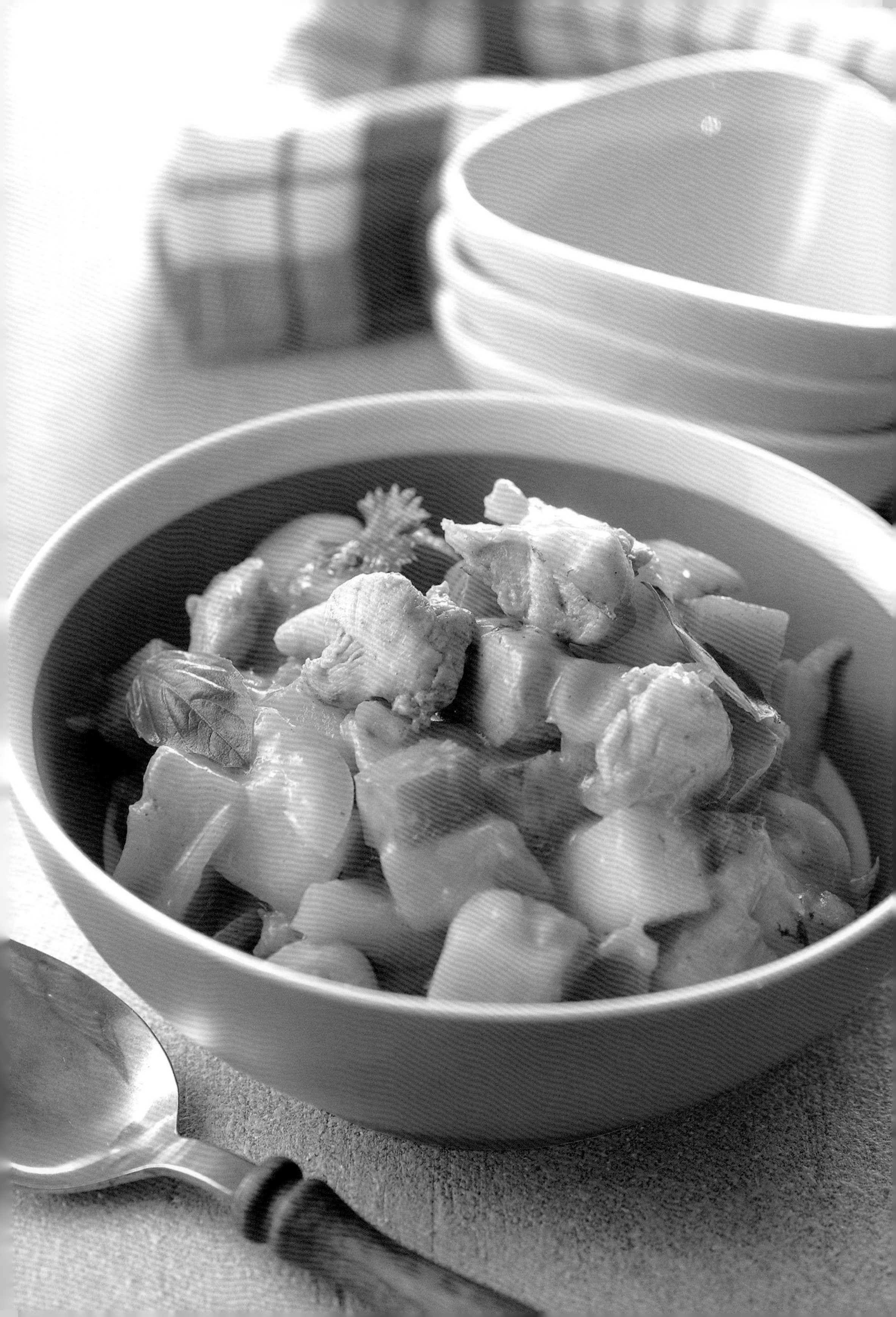

山藥牛奶咖哩雞

食材

新鮮山藥	300g
紅蘿蔔	1根
洋蔥	1顆
雞里肌肉(雞柳)	350g

調味料

咖哩塊(可用甜味+甘辛味綜合)	4塊
咖哩粉	少許
米酒	少許
牛奶	100cc

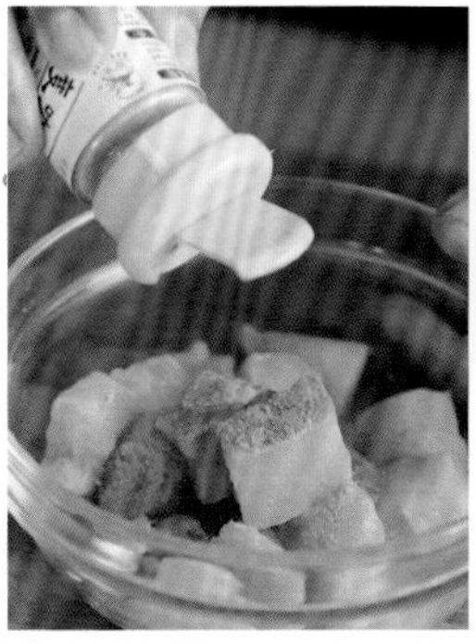

1.雞肉洗淨切丁，先以咖哩粉及少量米酒醃入味備用。

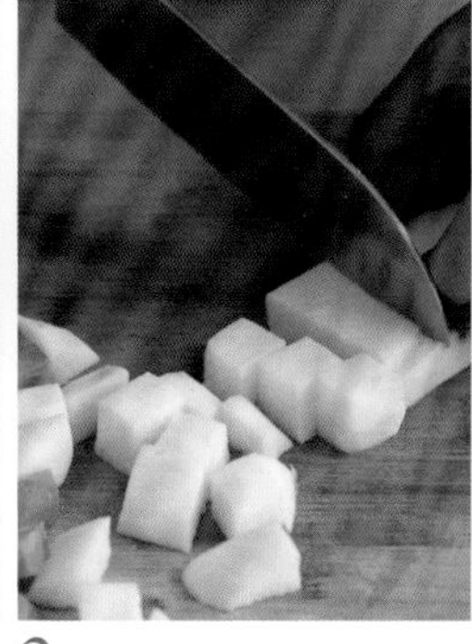

2.洋蔥切絲、山藥、蘋果及咖哩塊等切小塊，備用。

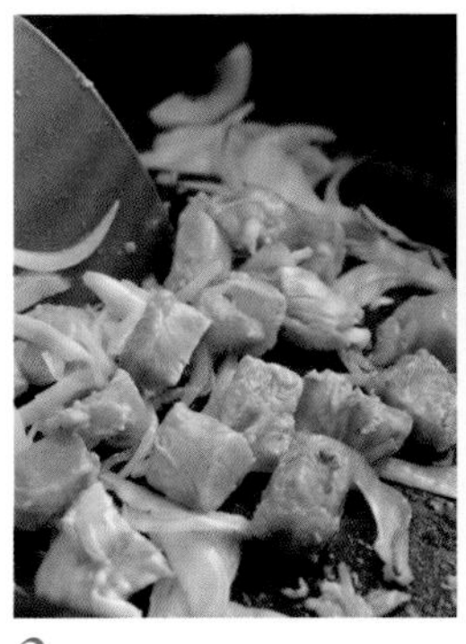

3.鍋熱後將洋蔥絲炒香，再倒入紅蘿蔔、雞肉等拌炒。

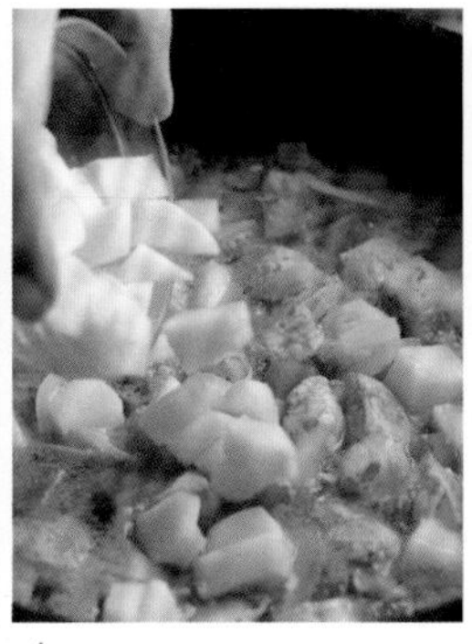

4.加點水入鍋，讓食材帶點濕潤，再放入山藥及蘋果拌炒。

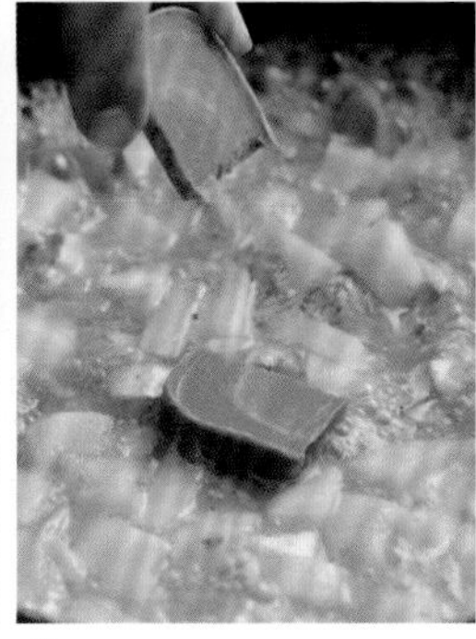

5.放入咖哩塊拌炒，加水淹過食材，稍加蓋悶煮。

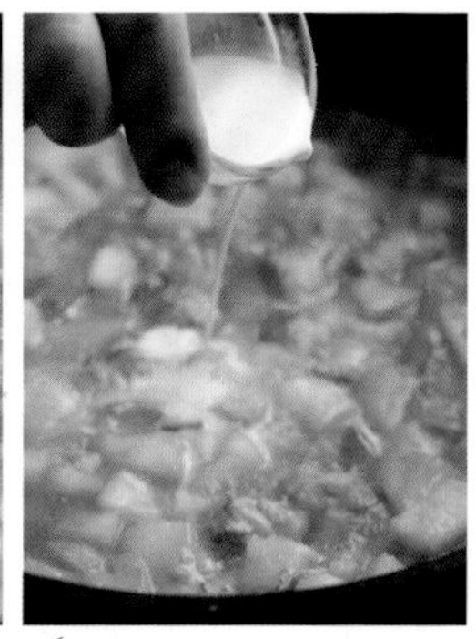

6.過程中，要時不時攪拌，以免食材黏鍋煮焦。起鍋前，倒入牛奶拌勻，即完成。

營養功效

山藥，性味甘平，可健脾、厚腸胃，補肺益腎。現代營養分析發現富有澱粉酶可以幫助消化，可改善食慾不振，消化不良與腹瀉。搭配香噴噴的咖哩醬，辛香的氣味可促進孩子的食慾喔！

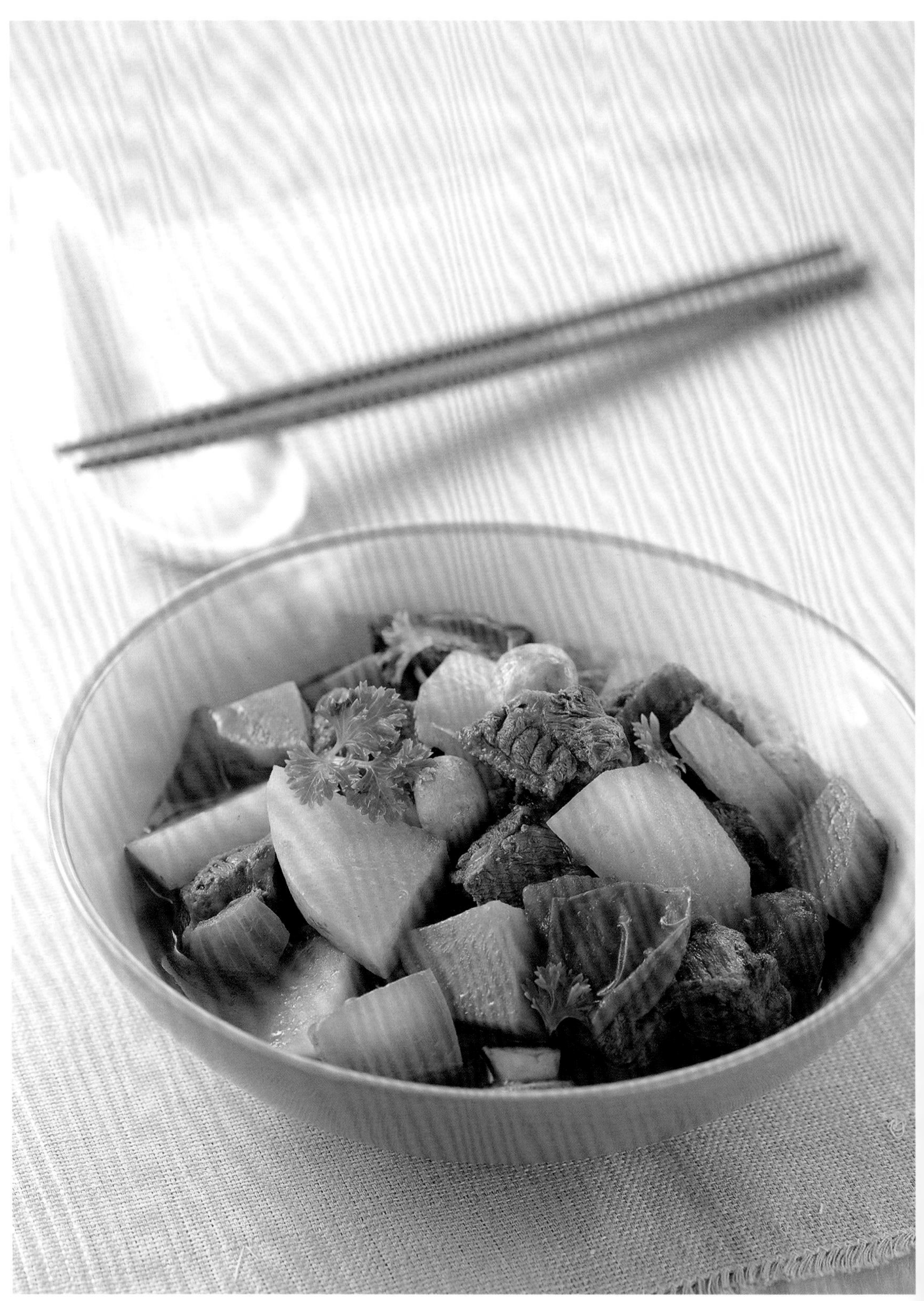

健骨番茄燉蘑菇

食材

牛腩	600g
蘑菇	100g
洋蔥	半顆
馬鈴薯	1顆
紅蘿蔔	1小根
大番茄	1~2顆
青蔥	3枝

調味料

水	1000cc
番茄醬	150g
醬油	80g
冰糖	2大匙
鹽、胡椒、薑、蒜頭、月桂葉、八角	各適量

預備食材

備食材，將牛腩切大塊、大番茄、馬鈴薯、紅蘿蔔、切小塊、小番茄對切、洋蔥切片。

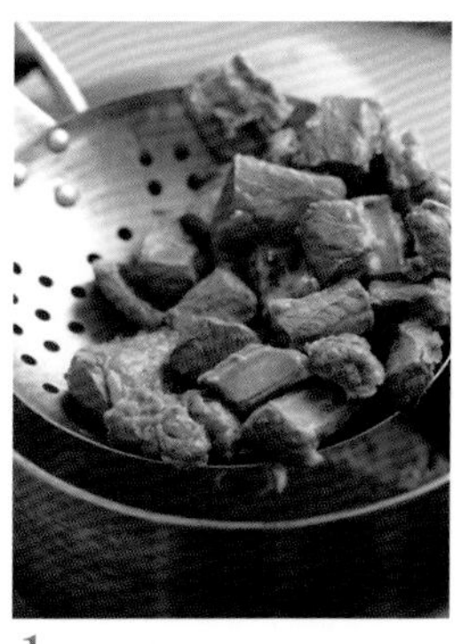

1.將牛腩用滾水汆燙，撈起泡冷水洗淨，再瀝乾備用。

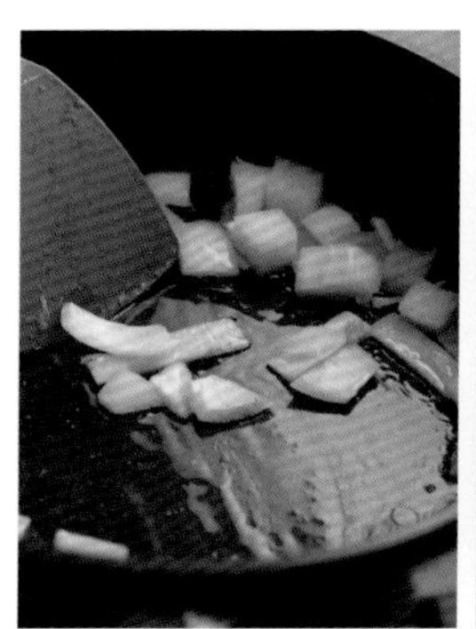

2.起油鍋，爆香蒜頭、洋蔥、薑片。

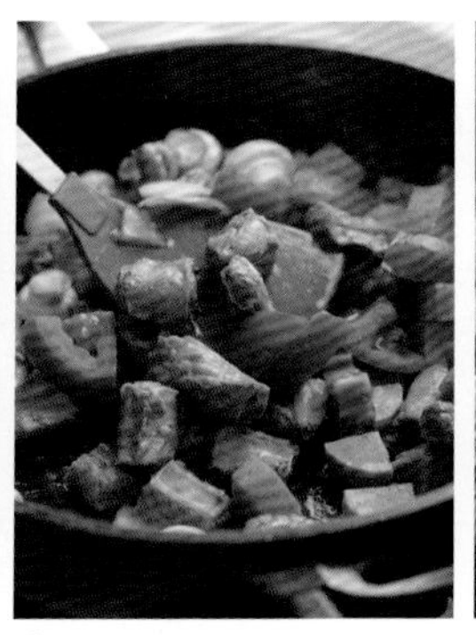

3.接著將牛腩大番茄、紅蘿蔔等下去拌炒。

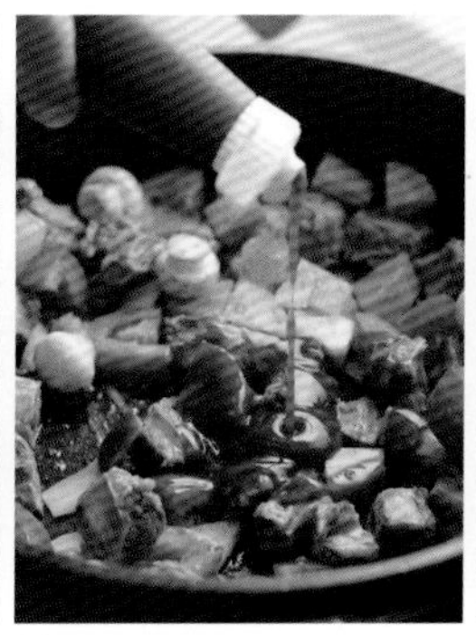

4.加入番茄醬等其它調味料與香料煨煮至牛腩變軟。

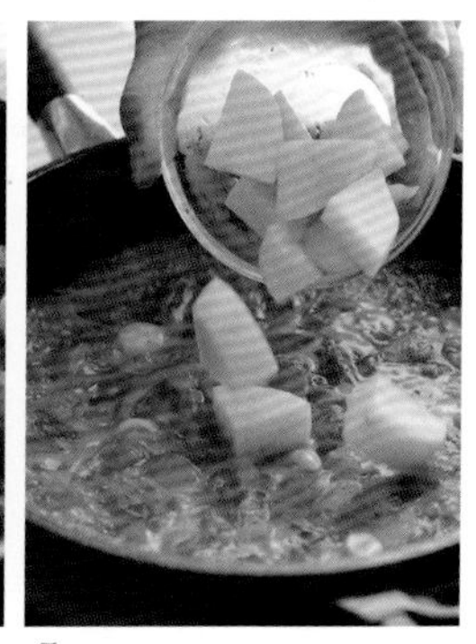

5.再加入、馬鈴薯及番茄燜煮至馬鈴薯變軟。

營養功效

番茄，含多種礦物質和豐富的維他命A和C，酸甜的滋味可促進腸蠕動，同時也是清腸排毒的好幫手。搭配富含有人體必需氨基酸、礦物質的蘑菇下去燉煮，能提升孩子的免疫力，**若是吃素的小朋友可把牛肉改成豆腐**，同樣能燉煮吃出美味又健康的湯品。

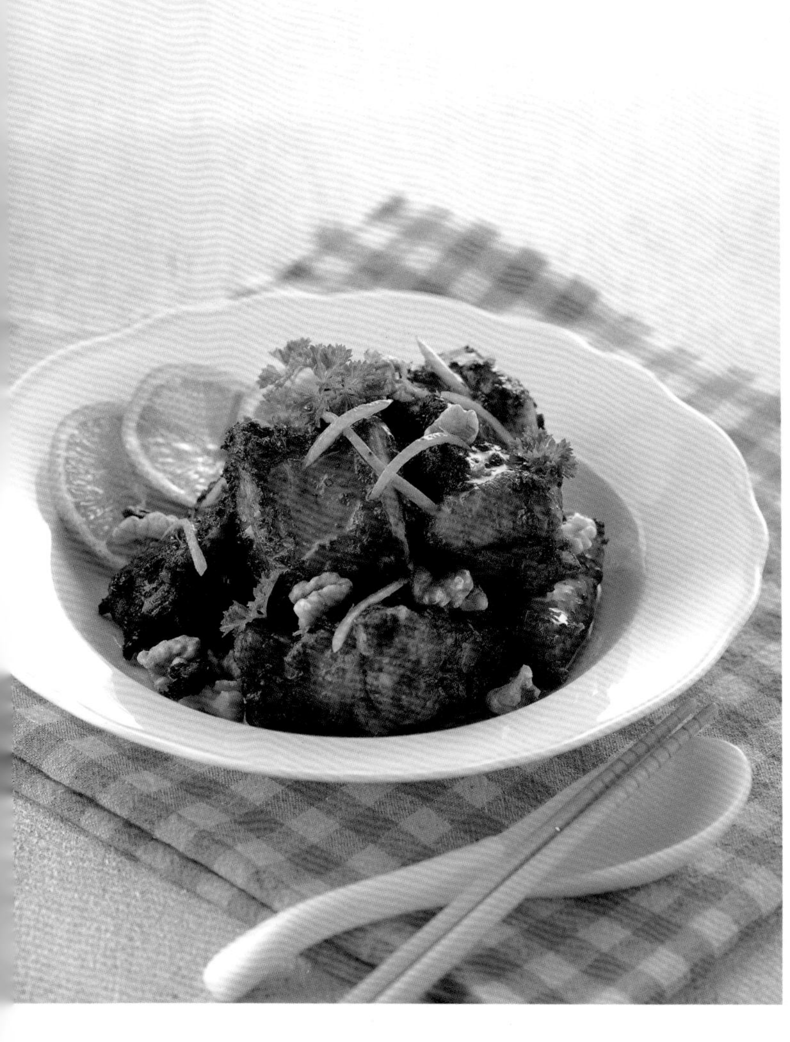

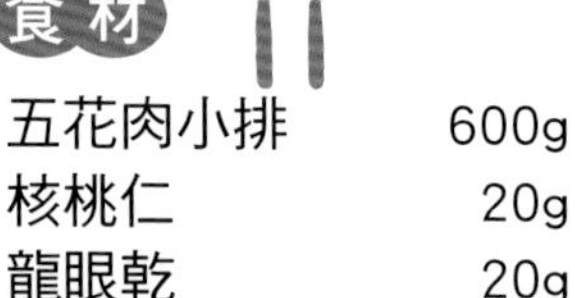

橙汁酸甜小排

食材

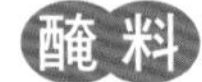

五花肉小排	600g
核桃仁	20g
龍眼乾	20g
鳳梨切片罐頭	1小罐

醃料

蔥段	適量
薑片	適量
蒜頭	適量
白醋	2大匙
太白粉	2小匙
蕃茄醬、酒、香油、醬油	各1大匙

調味料

新鮮柳橙汁	半杯
縮柳橙汁	1大匙
冰糖	2大匙

作法

1. 將肉排切成3cm長，與醃料一起醃15～20分鐘。
2. 核桃仁壓碎，龍眼乾去籽。
3. 將醃好的小排放入鍋內乾煎成金黃色再翻面續煎。
4. 放入核桃仁及龍眼肉拌炒。
5. 倒入所有調味料，待汁滾後轉小火燜煮至湯汁收。起鍋前，可在小排上灑少許烤過的芝麻，口感更佳。

營養功效

龍眼乾有補腎長智慧的功效，所以過去又有一個名字叫「益智」，它和核桃仁都有所謂補腦的功效，對於一些注意力不容易集中的小孩，是很好的食物。

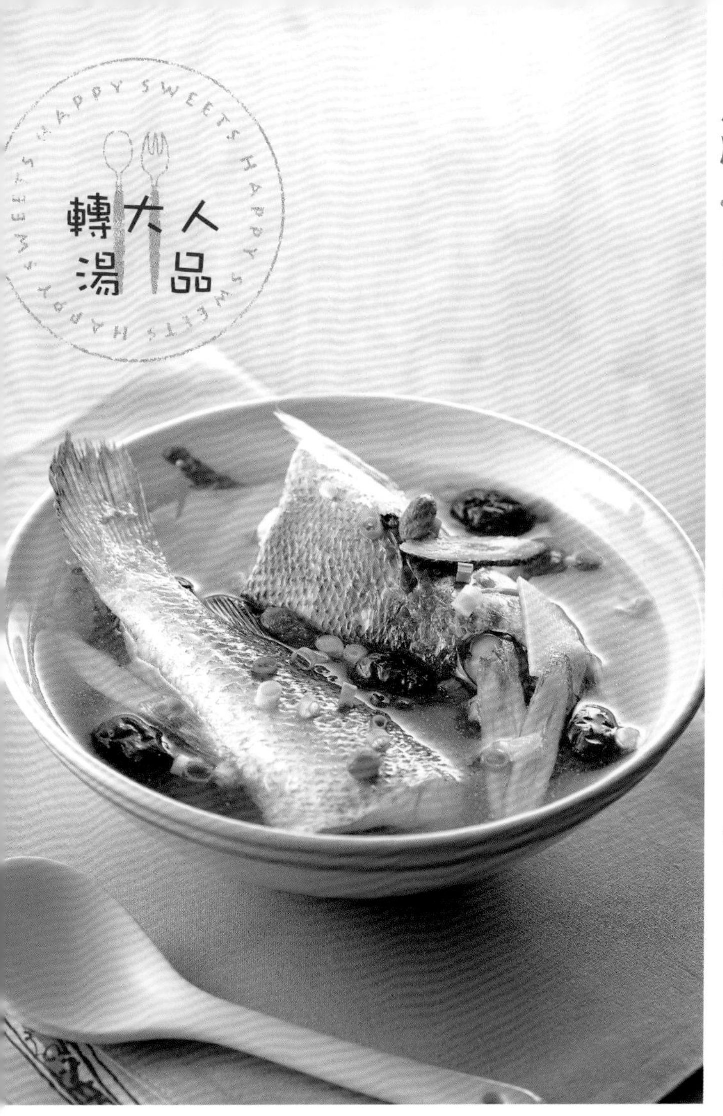

紅棗補氣魚湯

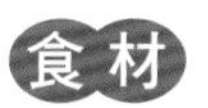

食材

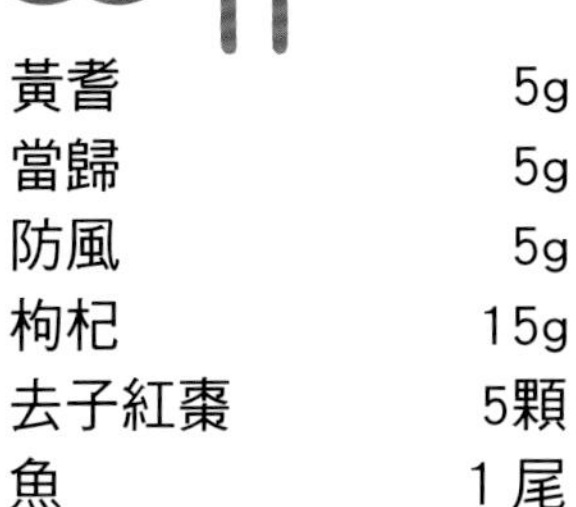

黃耆	5g
當歸	5g
防風	5g
枸杞	15g
去子紅棗	5顆
魚	1尾

調味料

雞高湯	1碗
薑片	2片
蔥花	少許
鹽	少許

作法

1. 將黃耆、當歸及防風用藥布袋裝起來，用350cc的水煮滾後，轉小火續煮15～20分鐘後，將藥材取出。
2. 備雞高湯加入薑片、枸杞、紅棗及步驟1的湯汁用中火慢煮開。
3. 放入切塊狀的魚塊煮熟，最後灑上蔥花及酒提味，即可。

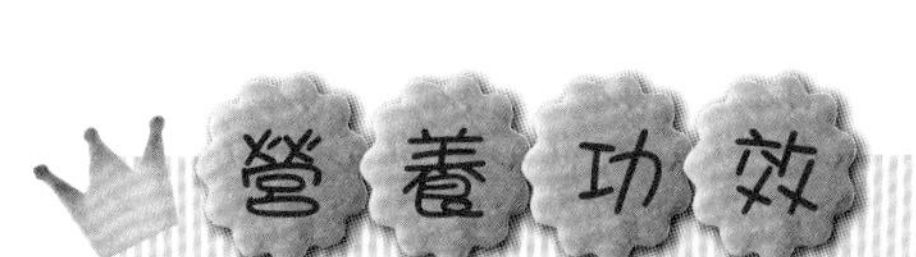

營養功效

當歸補血、黃耆補氣，枸杞能明目安神，紅棗有補中益氣護肝功用，是傳統醫學中最被廣泛運用的藥材。能補益脾胃，提高免疫功能，改善小孩虛弱的體質，預防感冒。

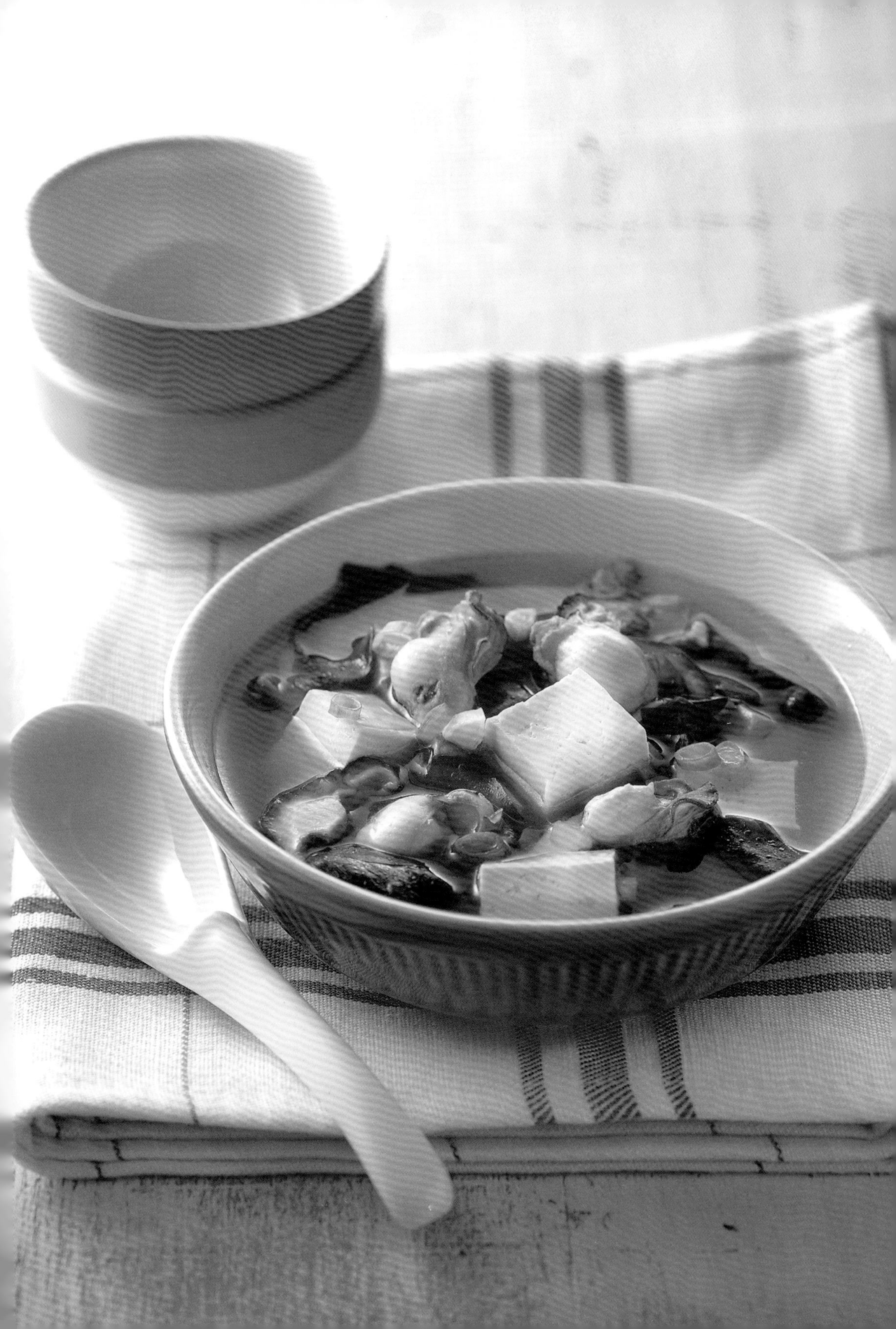

鮮蚵豆腐芽帶湯

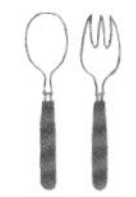

食材	
海帶芽	200g
青蚵	200g
豆腐	1/2塊
蔥	1株

調味料

調味料	
鹽	少許
太白粉	少許

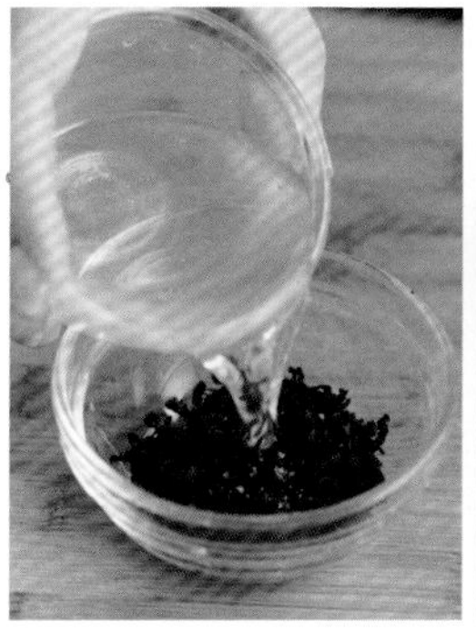

1.海帶芽先泡水。蔥洗淨，切蔥末。

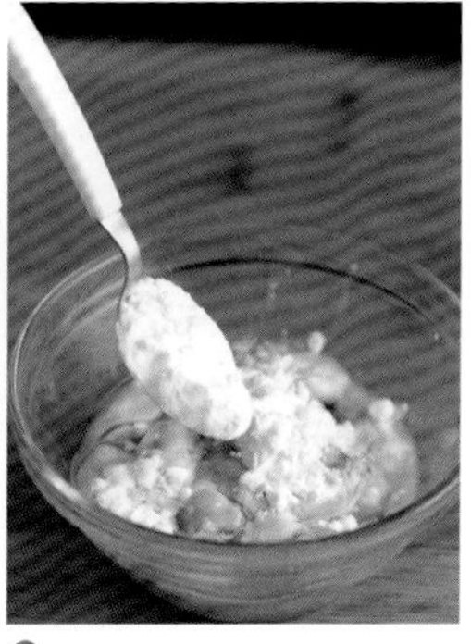

2.青蚵挑去雜質，洗淨加入太白粉抓勻。

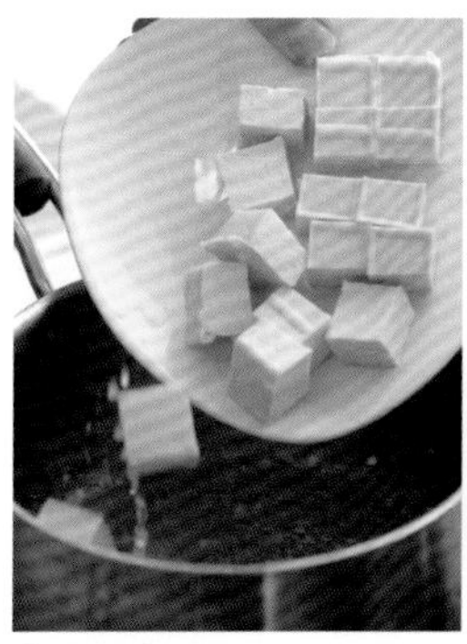

3.豆腐切小丁放入鍋中，煮滾。

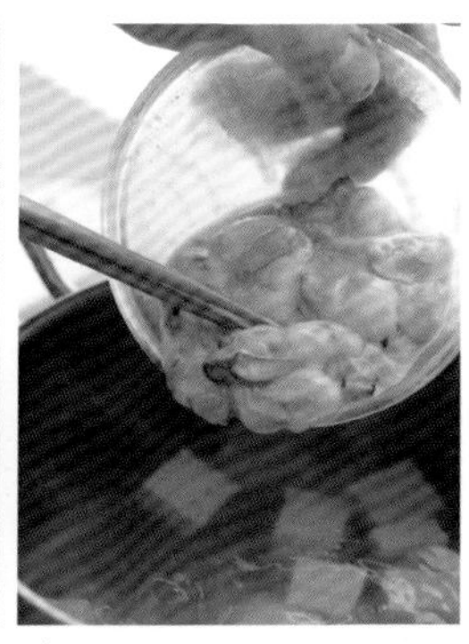

4.煮滾後放入鮮蚵與海帶芽。

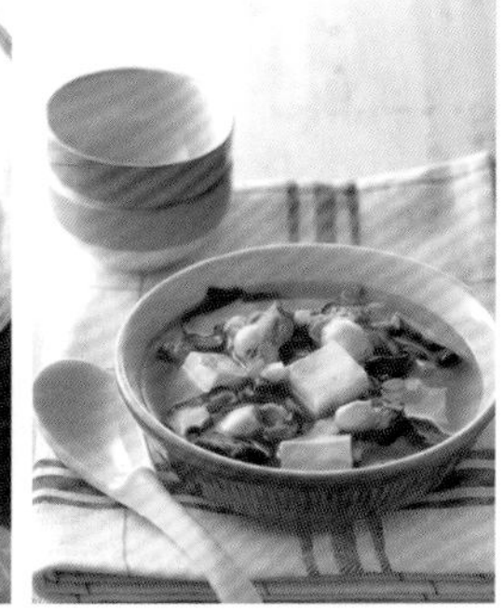

5.起鍋前加鹽調味，灑上蔥花完。

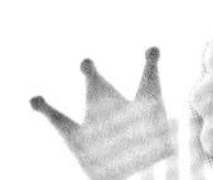

營養功效

牡蠣不僅味道鮮美，還有滋補保健作用，歐洲人稱它為「海中的牛奶」。它含有豐富的蛋白質、鈣、磷、鋅、維他命A、B群及肝糖，最重要的還含有紅血球所不能缺少的礦物質，鐵、銅、錳、碘等成分。可促進細胞的成長與修復，對生長而言是非常優質的營養補充來源。

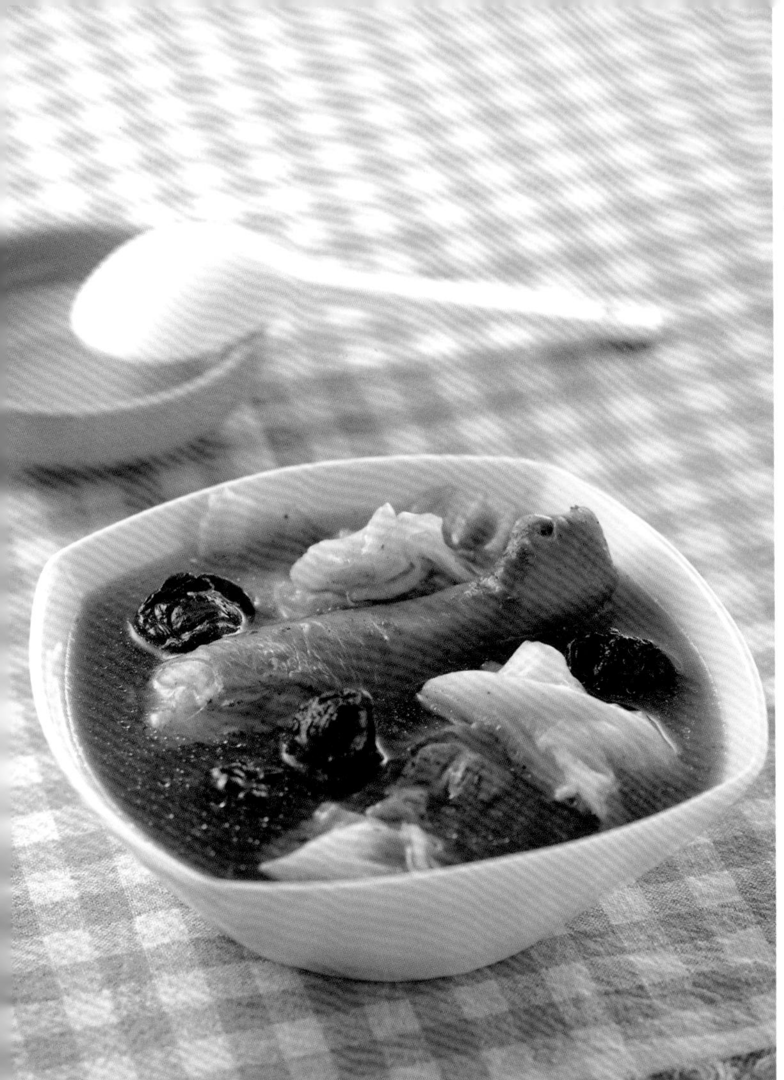

高麗菜梅子雞湯

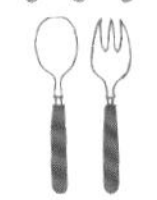

食材

高麗菜	1/4顆
雞腿	1隻
烏梅	10粒
鹽	少許

作法

1. 雞腿切塊汆燙後撈出洗淨瀝乾。
2. 高麗菜切成大塊備用。
3. 將食材連同烏梅加入4碗水熬湯。
4. 大火滾後轉小火續煮約20分鐘，再依個人口味調味即可。

營養功效

烏梅味酸澀性平，具有斂肺止咳，澀腸止瀉，生津止渴的效果。熬煮雞湯可提升湯品的風味，也有促進食慾的效果。利用耐煮的高麗菜搭配，可以攝取到大量的纖維質，幫助消化，此外高麗菜還含有多種人體必需的微量元素，尤其是錳，可以促進新陳代謝，幫助孩童成長發育。

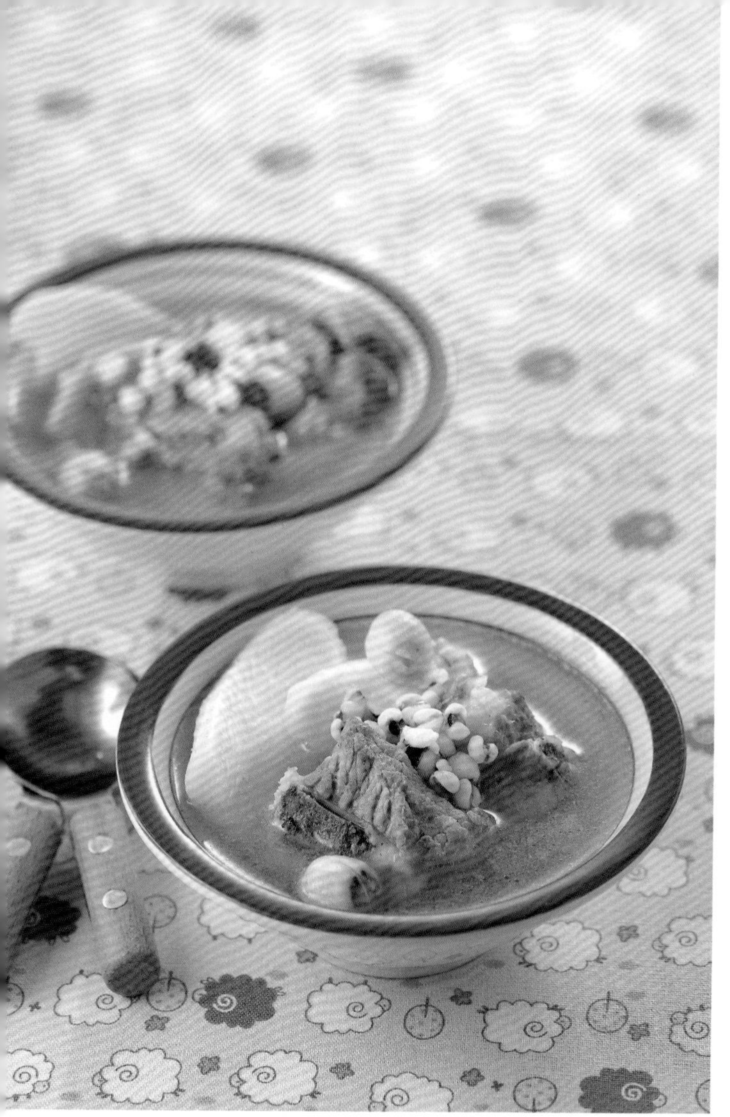

四神排骨湯

食材

山藥	20g
茯苓	20g
芡實	20g
薏仁	20g
蓮子	20g
枸杞子	12g
紅棗	12g
排骨	200g

調味料

鹽巴	少許
米酒	少許

作法

1. 將藥材洗淨，排骨以熱水汆燙後洗淨。
2. 將藥材及排骨一起放入電鍋內，加水淹過藥材及食材。
3. 外鍋放三杯量米杯水燉煮，可加少許鹽調味。

營養功效

四神湯具有補脾益氣，健胃止瀉的效果，適於食慾不振，消化吸收不良，經常容易腹瀉或常有泥狀軟便的孩子。由於藥材成分中有大量澱粉，若單獨燉煮口感較澀，因此可添加蛋白質如排骨來增加滑潤口感，更容易讓孩子接受喔！

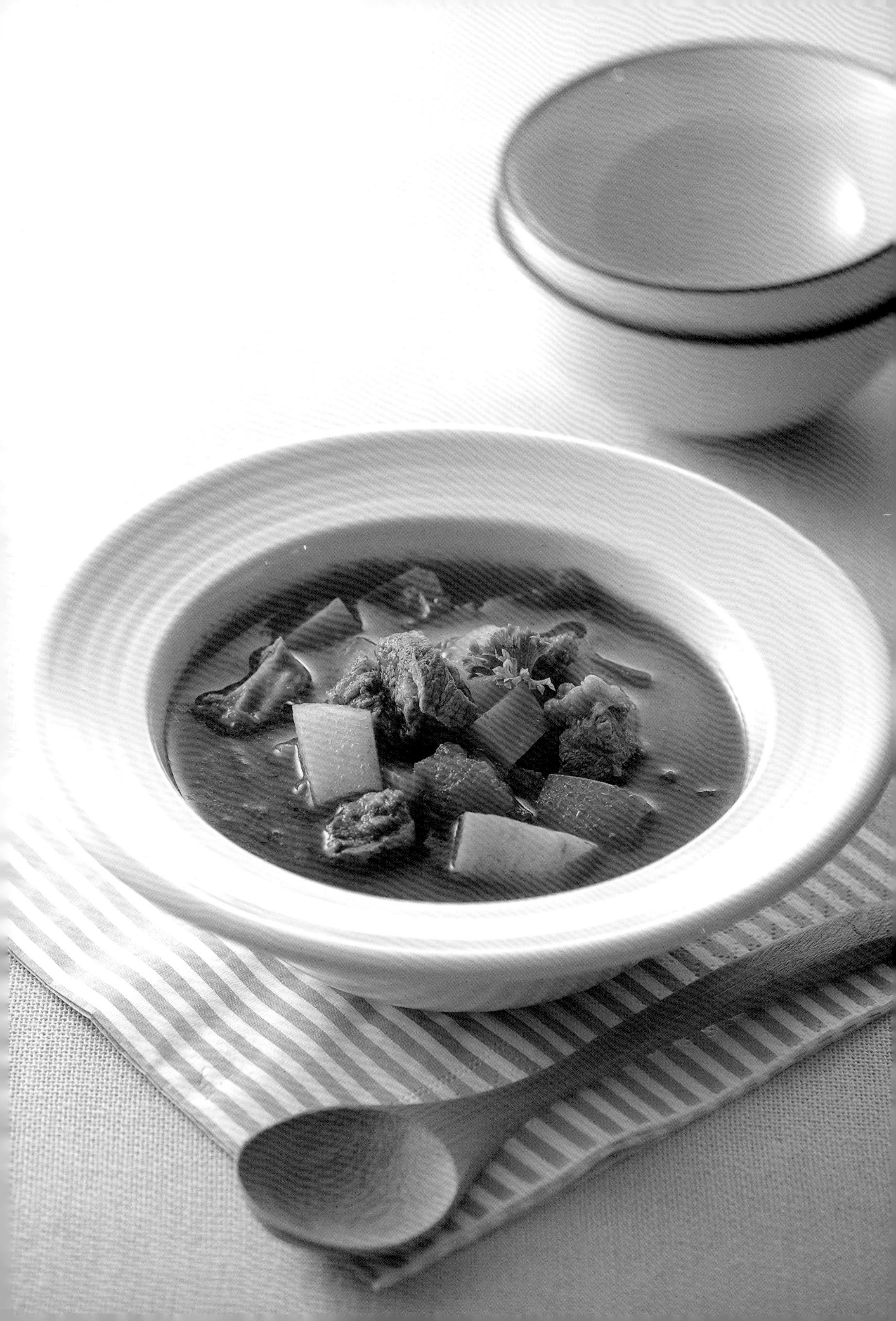

洋蔥羅宋湯

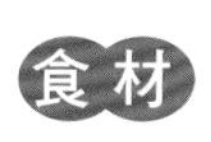
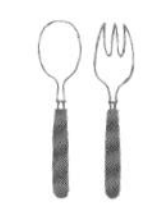

食材	
牛腩	300g
紅蘿蔔	1條
馬鈴薯	1顆
高麗菜	1/4顆
番茄	1顆
洋蔥	2顆
培根片	2片

調味料

番茄醬	2大匙
鹽	少許

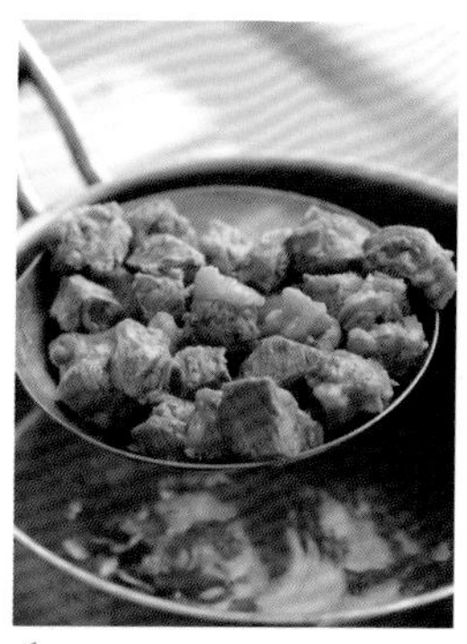

1.牛腩切小塊入熱水中氽燙後撈起瀝乾。

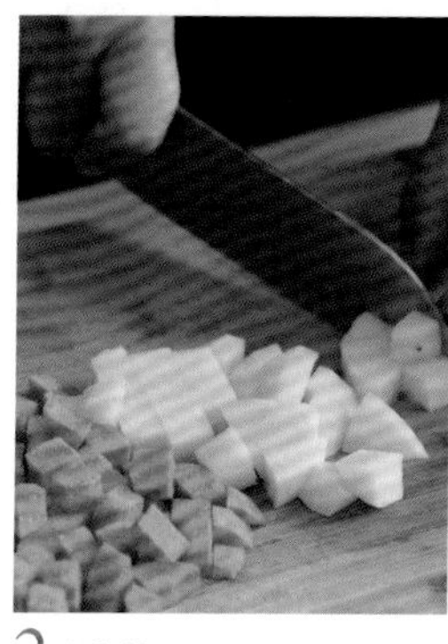

2.洋蔥、馬鈴薯、紅蘿蔔去皮洗淨後切小丁，高麗菜、番茄洗淨切小丁備用。

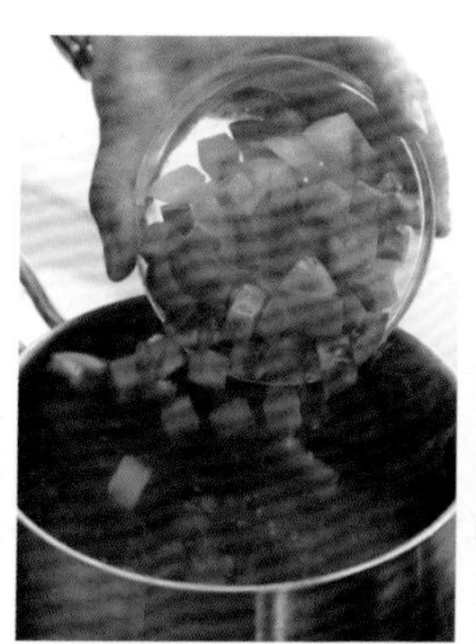

3.所有食材加入六碗水熬湯，大火煮滾後轉小火燉煮40分鐘。

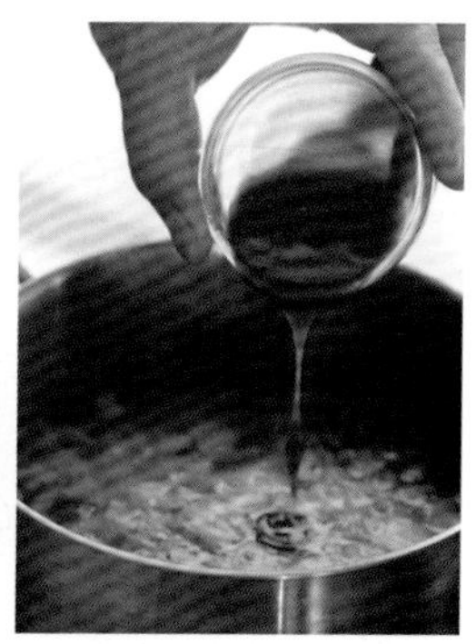

4.加入番茄醬與鹽混勻滾後即可。

營養功效

羅宋湯具有很高的營養價值，冬天吃暖身子，夏日喝開胃，且能補充足夠優質蛋白質；番茄不僅能增加開胃，尤其是茄紅素能提供抗氧化力，而紅蘿蔔裡的胡蘿蔔素可以保護視力，加上能增強人體抵抗力的洋蔥，就能提供小朋友有效抵禦病毒、預防感冒。

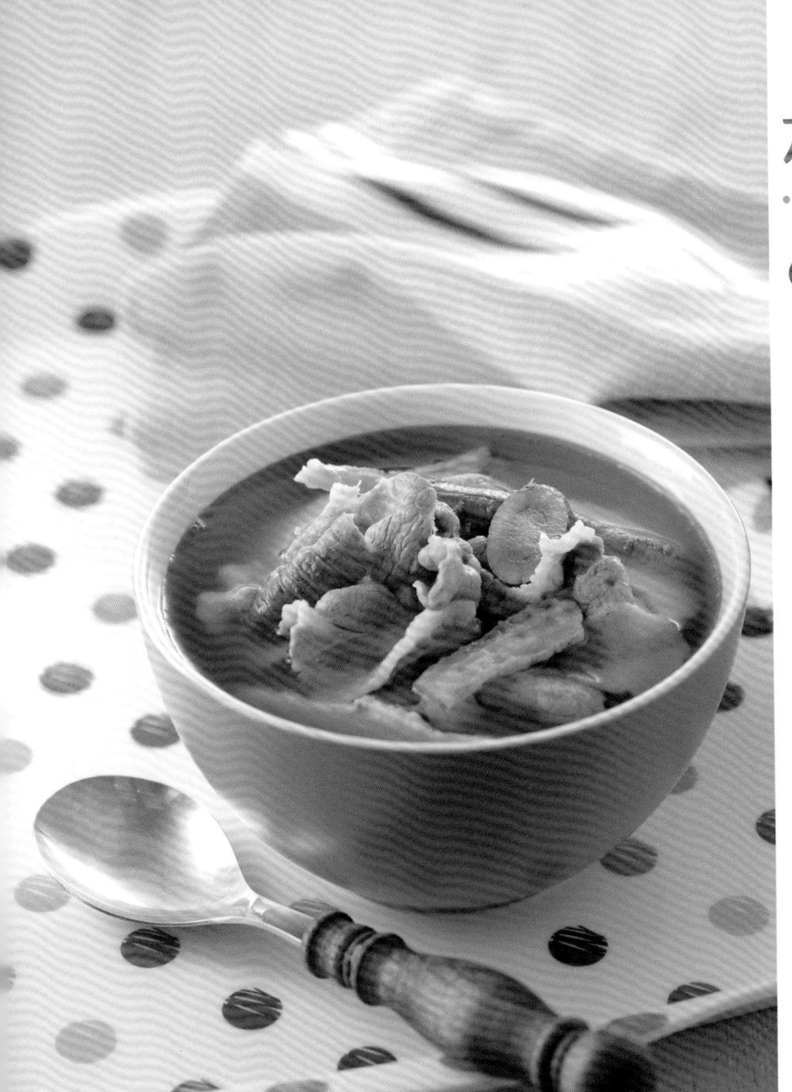

六君子瘦肉湯

食材

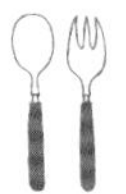

黨參	10g
白朮	10g
陳皮	10g
半夏	10g
茯苓	15g
甘草	5g
生薑	3片
薄片豬肉	200g

調味料

鹽巴	少許
米酒	少許

作法

1. 將上述材料洗淨，加水加水淹過藥材及食材。
2. 大火煮滾後，改小火熬煮30分鐘，加入少許鹽調味即可。

營養功效

六君子湯是由四君子湯加入陳皮、半夏所組成，除了補氣健脾，促進消化之外還有燥濕化痰的效果，對於腸胃虛弱水分代謝不良的孩子有助益，此外乳房的發育在中醫角度認為與脾胃相關，這個湯品用於少女乳腺發育不良也有補益的效果喔。

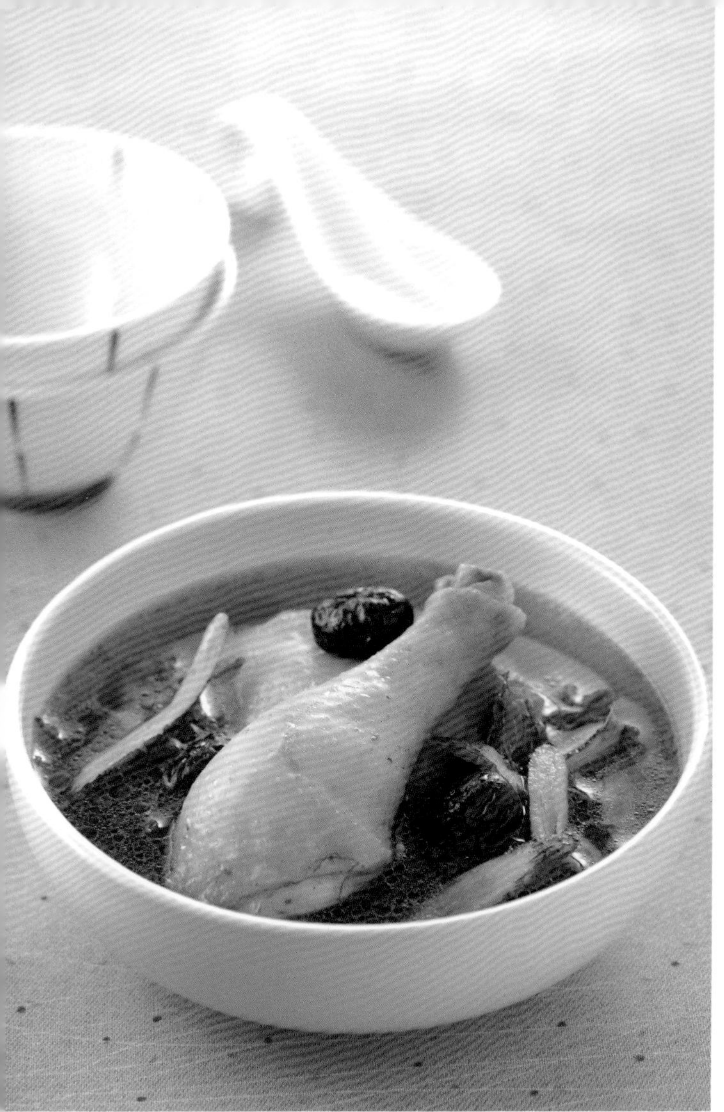

狗尾草雞湯

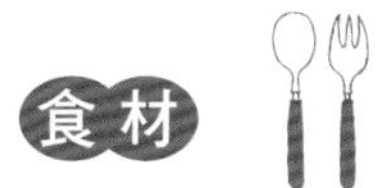
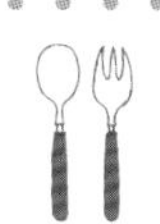

食材

狗尾草	1兩
雞腿	1隻
紅棗	15g
黃耆	15g
枸杞子	15g
生薑	3片

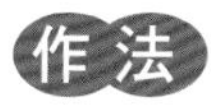

調味料

鹽巴	少許
米酒	少許

作法

1. 上述藥材洗淨後放入鍋中，放入雞腿後蓋過適量水。

2. 大火煮滾後小火煮10分鐘，待雞肉燉熟後加少許鹽調味即可(亦可燉魚、排骨)。

營養功效

狗尾草一直是傳統媽媽口耳相傳的養生食材，根據『原色台灣藥用植物圖鑑』記載，狗尾草味甘、性平或溫，其味雖略苦但略微回甘，可直接拿來煮成茶水飲用，因為也有台灣人蔘茶的封號。

其功效，主入脾、胃二經，兼顧肝、除積，能開脾健胃，為原始除蟲藥。民間食療主要也用於殺蟲、小兒發育不良「轉骨」之用。

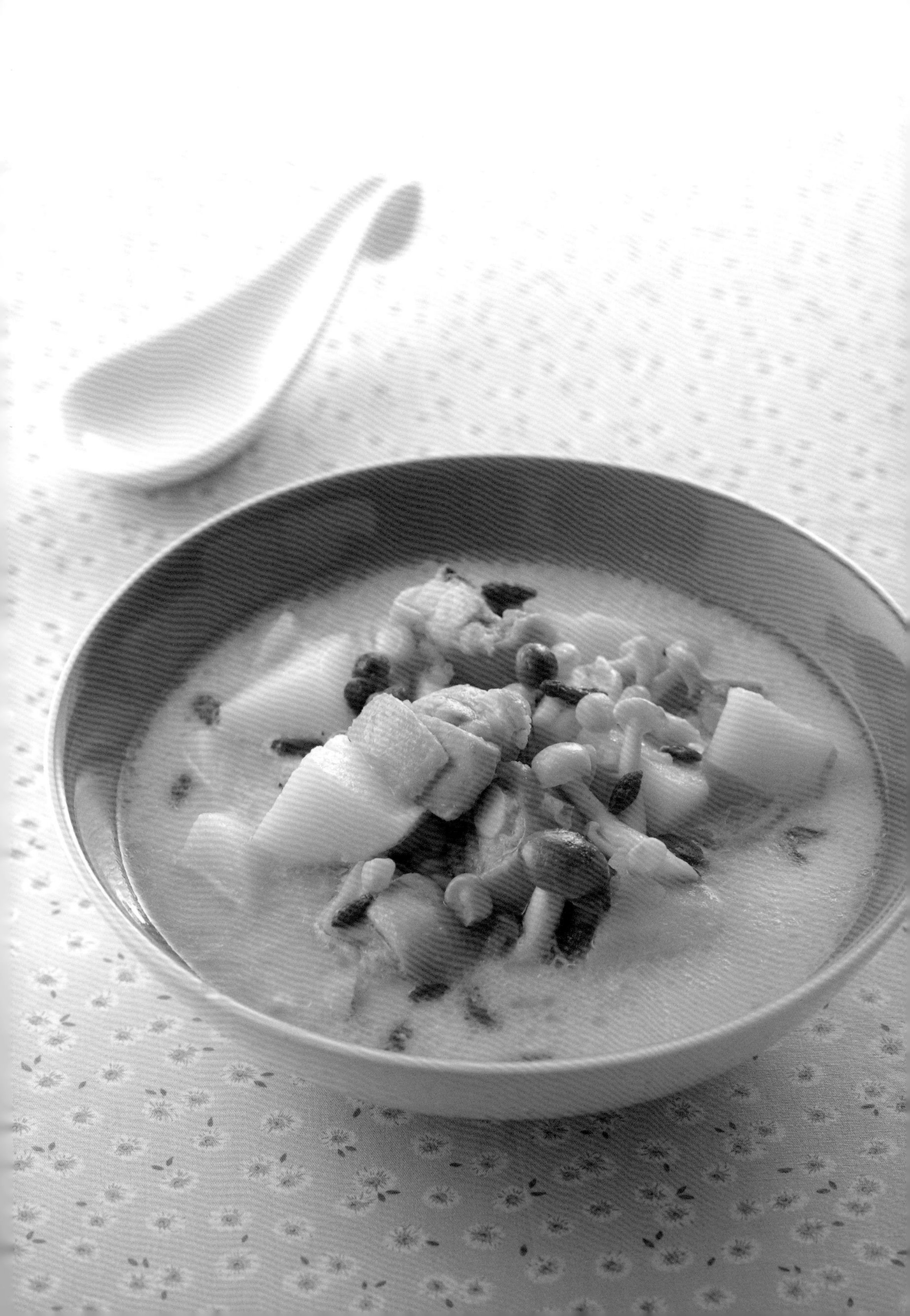

山藥豆漿美人鍋

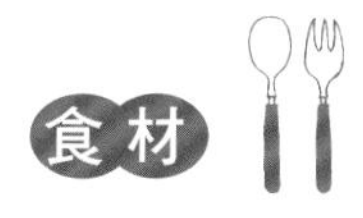

食材			
雞肉	600g	老薑	1支
山藥	100g	枸杞	30g
無糖豆漿	600c.c.		
美白菇	1包	**調味料**	
鴻禧菇	1包	鹽巴	10g
玉米粒	適量	米酒	30c.c.

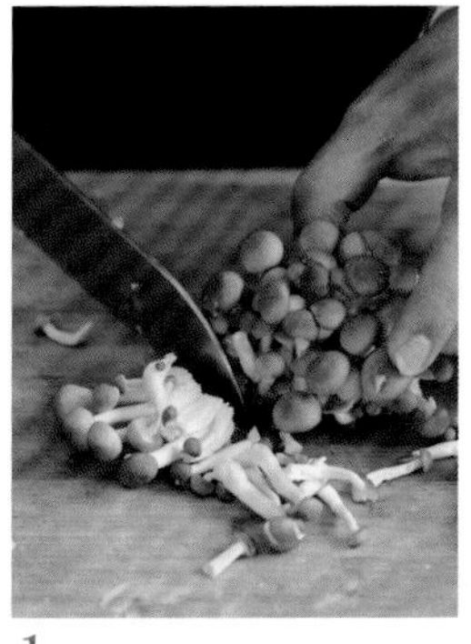

1.鴻禧菇、美白菇切小丁。山藥去皮切小塊，薑切成片，備用。

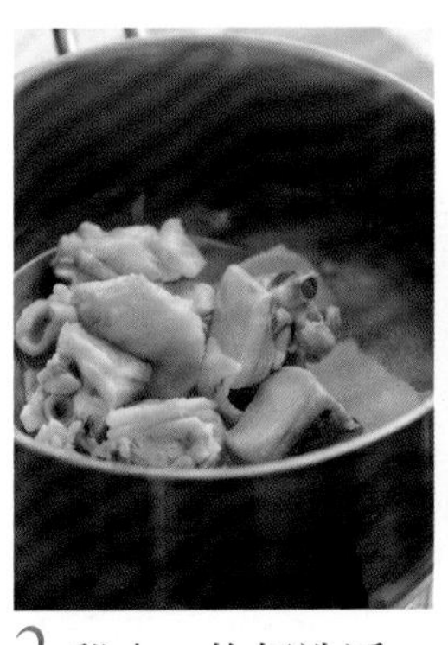

2.雞肉、枸杞洗淨，將雞肉汆燙撈起瀝乾。

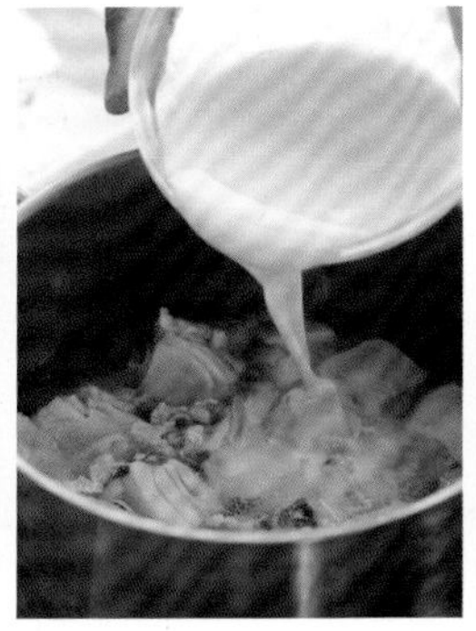

3.豆漿倒入鍋中，加入雞肉煮滾，再放入鴻禧菇、美白菇、玉米粒、枸杞。

4.最將山藥小塊加入鍋中略煮，加點鹽調味即可。

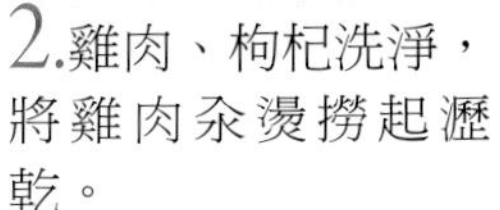

營養功效

有東方牛奶之稱的豆漿，是適合對牛奶過敏的小朋友攝取優質蛋白質的最佳來源，其所含的卵磷脂更可以提升學注意力與記憶力。用來製作湯底，可補充腦部所需營養，再選擇味道清香，同樣含有高蛋白及對人體所需的18種必需氨基酸的菇類，對增高及智力發展都很有助益。

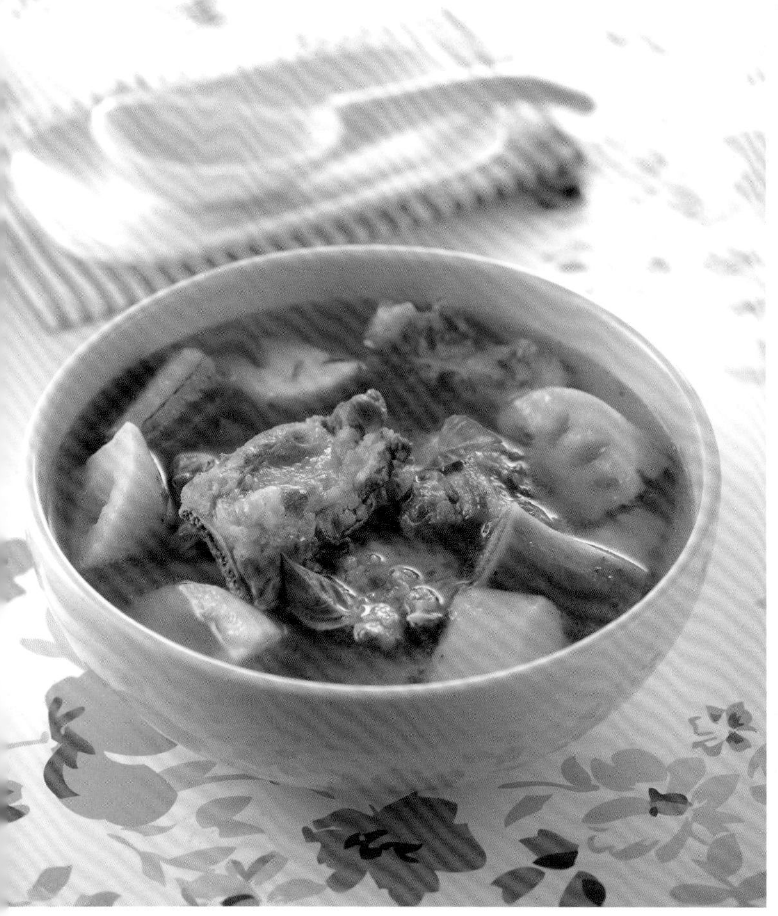

蓮藕牛蒡排骨湯

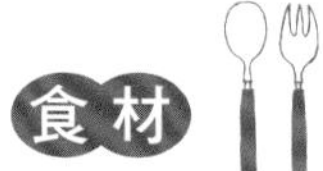

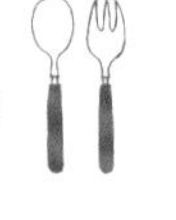

食材	份量
蓮藕	1節
牛蒡	1段
排骨	300g

調味料

調味料	份量
鹽	少許

作法

1. 蓮藕去節洗淨切塊，牛蒡去皮洗淨，切塊浸泡少許鹽水，以免氧化。
2. 排骨汆燙後洗淨。
3. 食材加入五碗水熬湯，大火滾後轉小火煮25分鐘，加鹽調味即可。

營養功效

蓮藕與牛蒡都屬高纖食材，且均含多種營養素，具有健脾養胃、補氣養血的效果，適合胃腸虛弱、消化不良的人食用。其中牛蒡的膳食纖維含量是胡蘿蔔的2.6倍，花椰菜的3倍，能促進腸道蠕動，排便順暢。對於容易便秘腹痛的孩子可以此湯品讓孩子排便順暢。

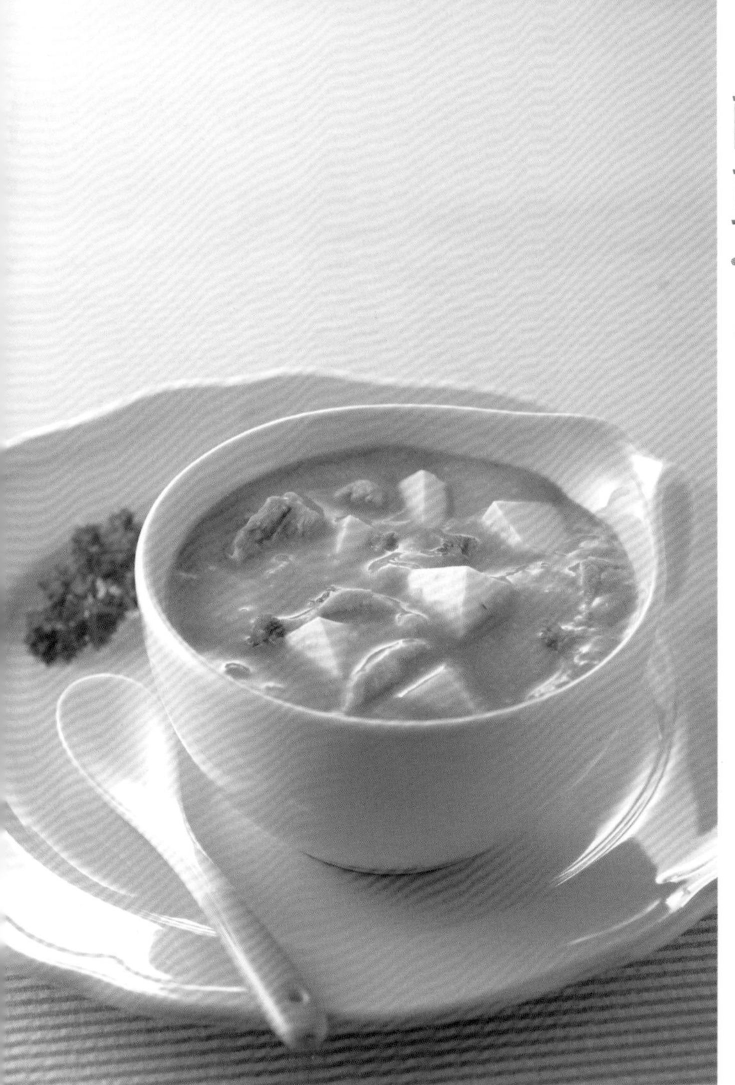

南瓜紅蘿蔔豆腐濃湯

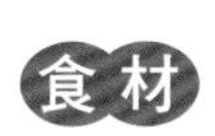
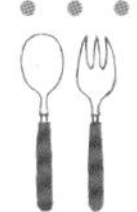

食材

南瓜	400g
紅蘿蔔	1小根
豬肉絲	100g
豆腐	1盒

調味料

鹽	少許

作法

1. 南瓜去皮去籽，紅蘿蔔去皮，切片後加 3 碗水煮至軟透後置入果汁機打勻。
2. 將打勻後的南瓜、紅蘿蔔泥倒入鍋中以小火燉煮。
3. 豆腐切小塊放入，再加入豬肉絲，加鹽調味，滾後即可。

營養功效

南瓜味甘性溫，具有增加食慾、補中益氣、消炎止痛、解毒利尿等功效，美國聯邦食品藥物管理局（FDA）已將南瓜列為30種抗癌蔬果之一，其β-胡蘿蔔素含量是瓜類之冠，具抗氧化力可增強孩子的免疫力。

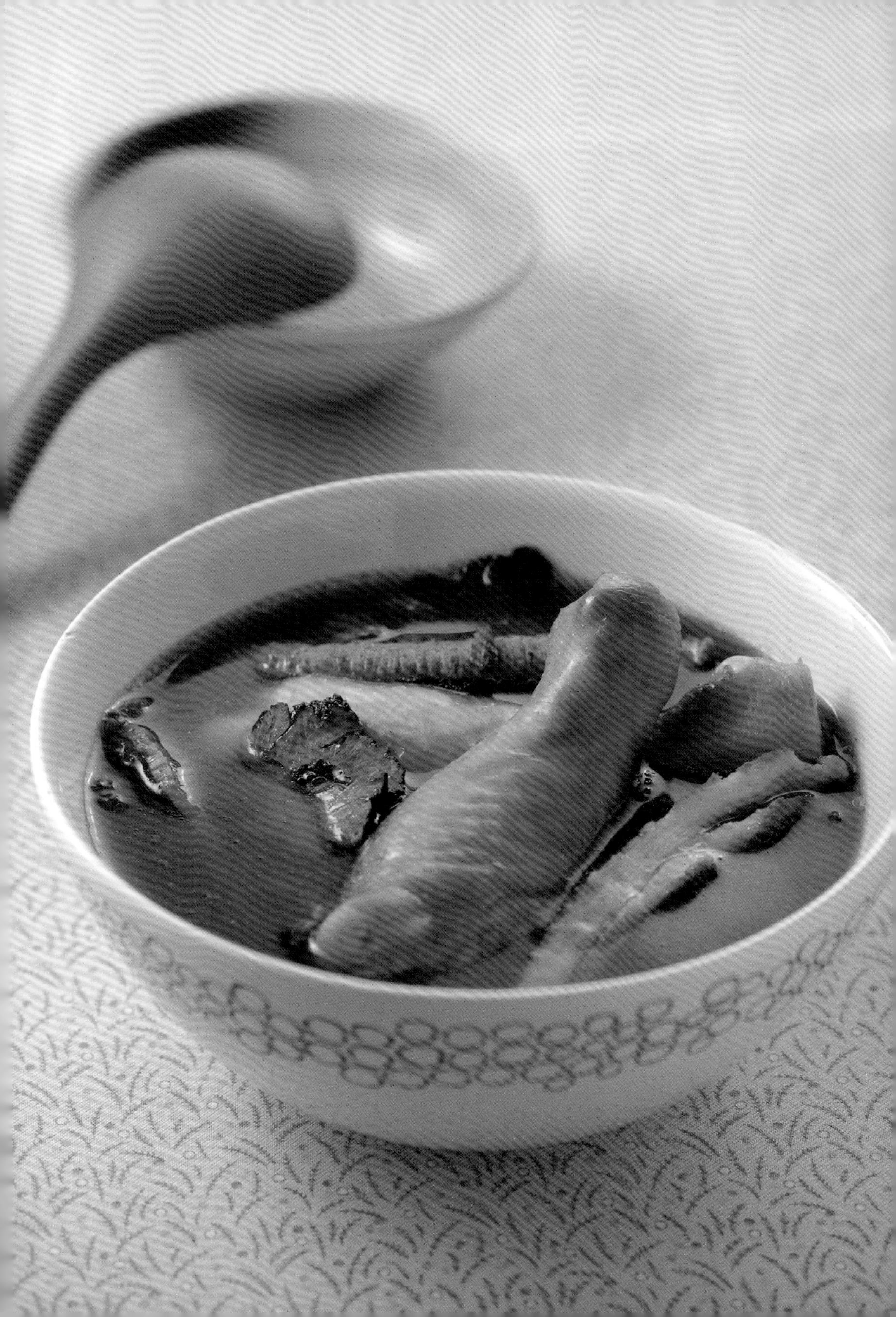

加味八珍雞腿

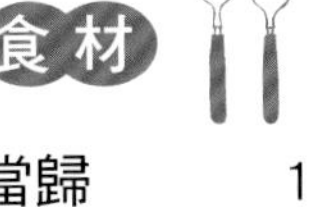
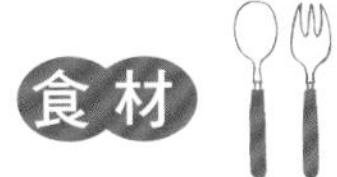

食材

當歸	12g	白朮	8g
川芎	6g	甘草	4g
白芍	12g	紅棗	12g
熟地	15g	枸杞子	12g
黨參	12g	雞腿	2隻
茯苓	12g		

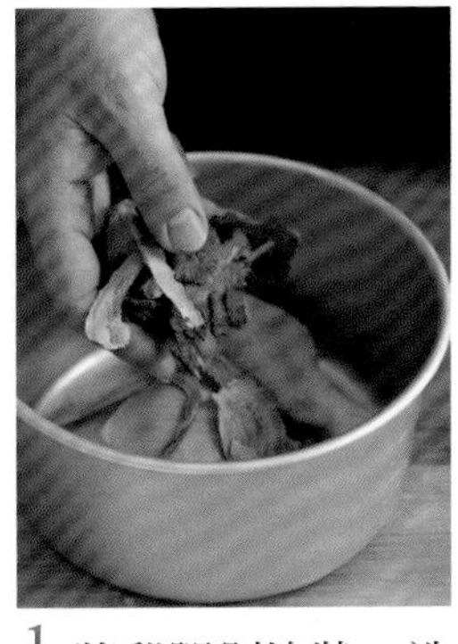

1.將雞腿剁塊狀，洗淨，藥材用開水沖洗一下，放入鍋內。

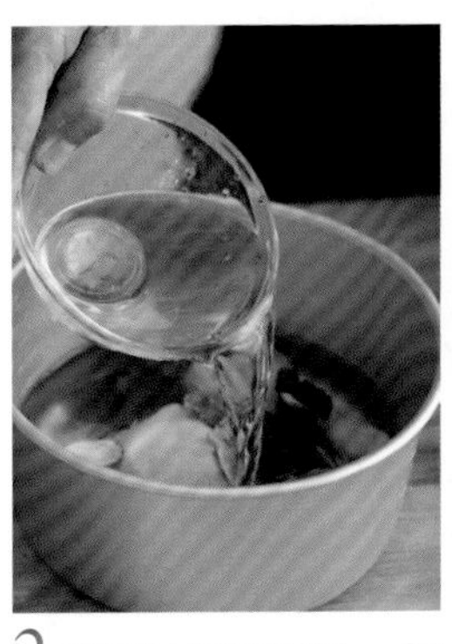

2.將藥材及雞腿一起放入電鍋加水淹過。

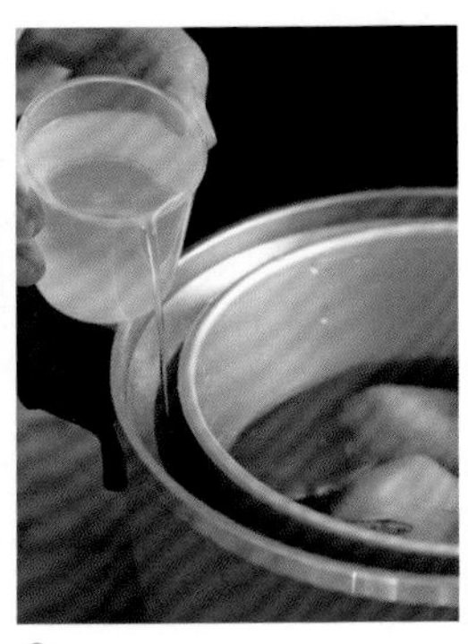

3.外鍋放三杯量米杯水，燉煮至肉熟軟爛即可。

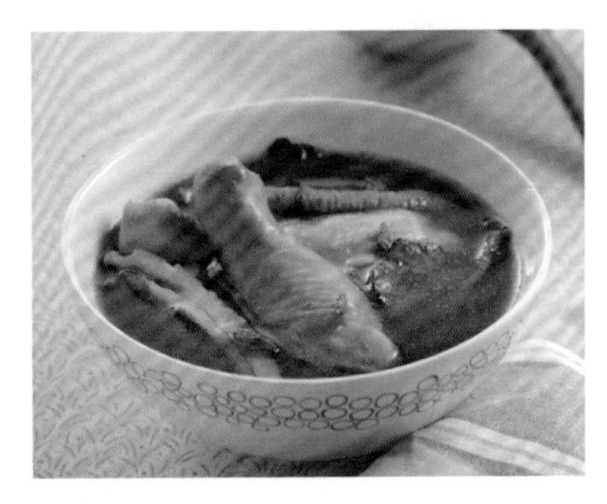

適合男孩、女孩喝的八珍湯。素食者，可改素料來燉煮也很美味哦！

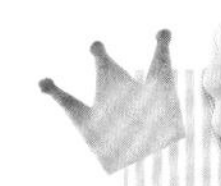

營養功效

八珍湯是由補血聖方四物湯與補氣聖方四君子湯所組成，因此作用為氣血雙補，對於氣血不足，面色蒼白，飲食減少的孩子可以適當補充。少女月經過後也可以用此藥膳來加以調養喔！

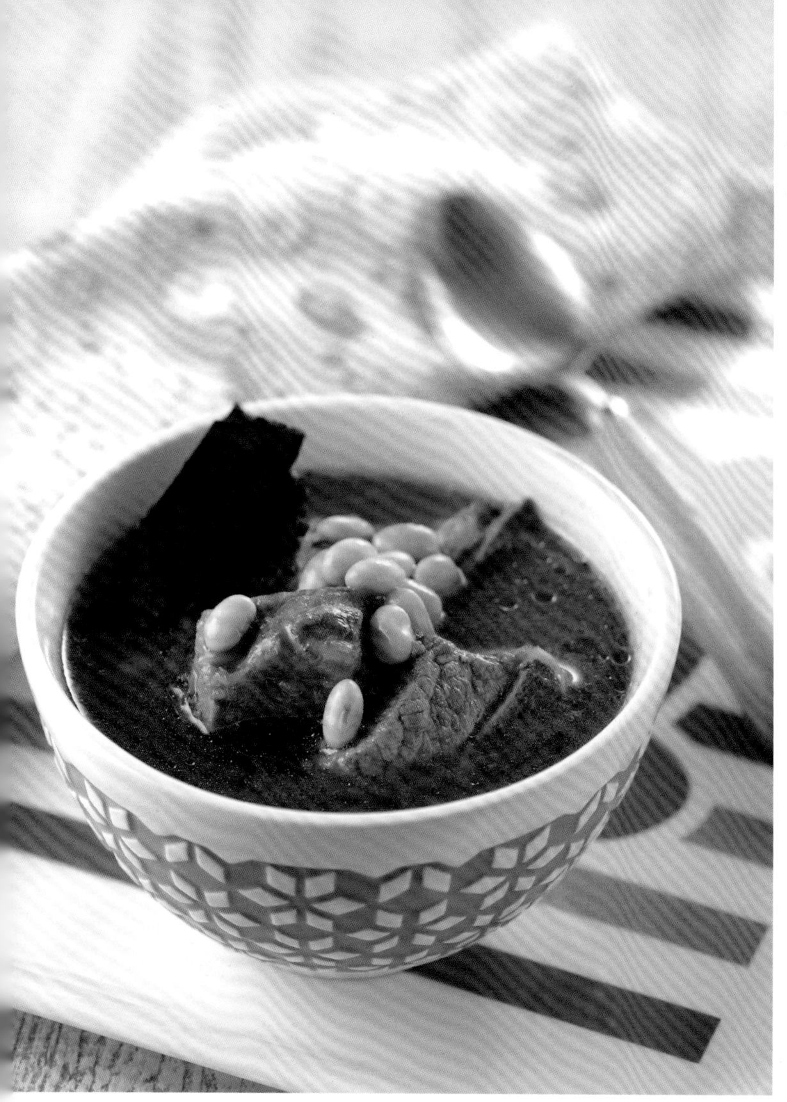

杜仲黃豆排骨湯

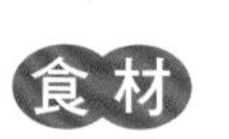
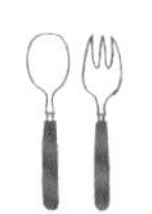

食材

杜仲	10g
黃豆	100g
豬肋排	600g

調味料

薑片	2片
蔥花	少許
鹽	少許

作法

1. 先將豬肋骨用滾水汆燙去血水。撈起用清水洗淨。
2. 黃豆洗淨，連同杜仲與豬肋排一起放入電鍋內，加水約1000cc。
3. 外鍋加1～1杯半的水，按下開關。
4. 待開關跳上來，灑上蔥花和鹽調味即可。

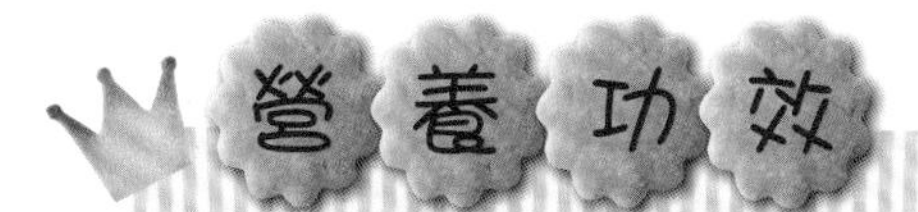

杜仲有強筋健骨的作用，經過豬肋排與對腦細胞有益飽含人體所需的胺基酸及DHA等營養素的黃豆一起燉煮後，能緩解孩童的成長痛和增強增高的動能。

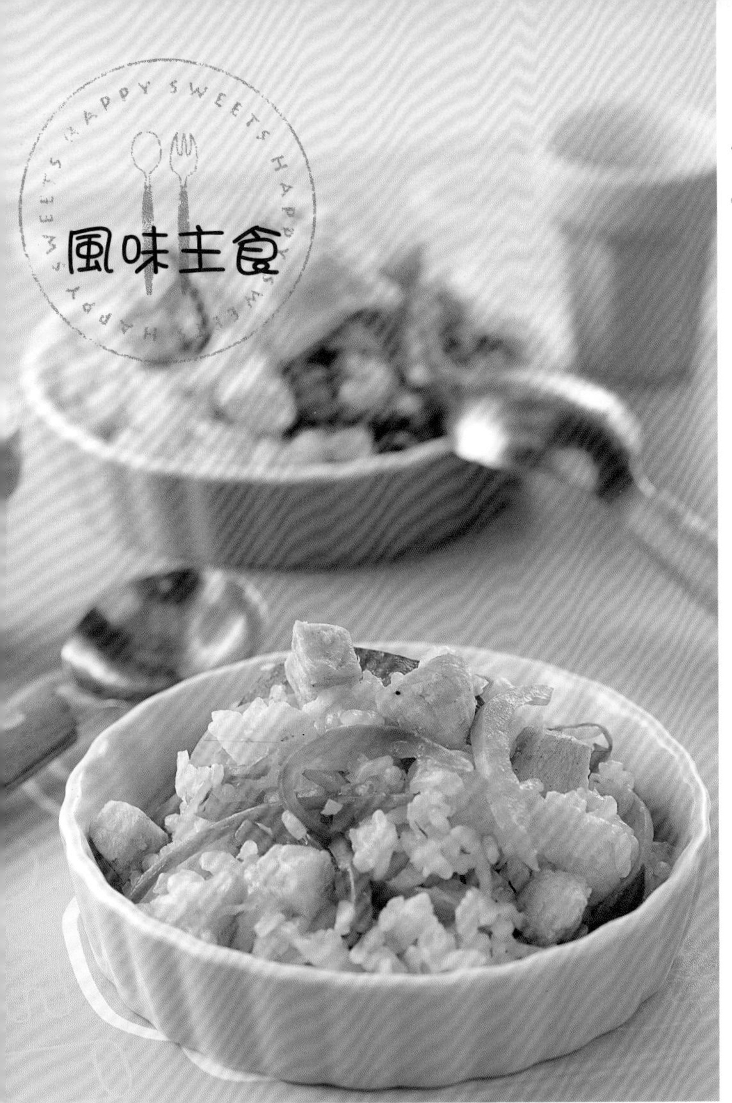

小魚兒菜飯湯

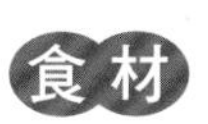

食材

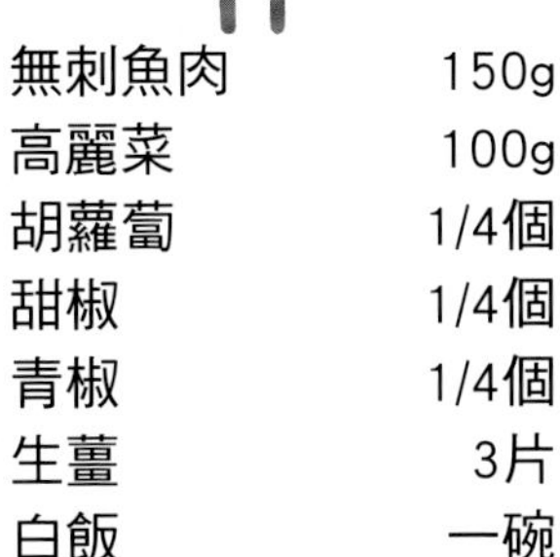

食材	份量
無刺魚肉	150g
高麗菜	100g
胡蘿蔔	1/4個
甜椒	1/4個
青椒	1/4個
生薑	3片
白飯	一碗

調味料

調味料	份量
鹽、糖	少許
蒜頭	兩瓣

作法

1. 高麗菜、青椒、甜椒洗淨後切成細條狀。
2. 魚肉選無刺切小塊，或是小魚乾也可以。
3. 起油鍋，用蒜頭先爆香，再放入魚肉。
4. 放入蔬菜拌炒。
5. 倒入白飯翻炒。並加入鹽及糖拌炒勻即可起鍋。

營養功效

魚肉含有豐富的蛋白質及DHA、EPA等不飽和脂肪酸，除了有助於孩子的智力發展，且因魚肉蛋白質纖維結構較短，吃起來感覺特別好咀嚼口感佳，且魚的蛋白質可以很容易地被人體消化吸收，是增進幼童成長發育的必要營養素！

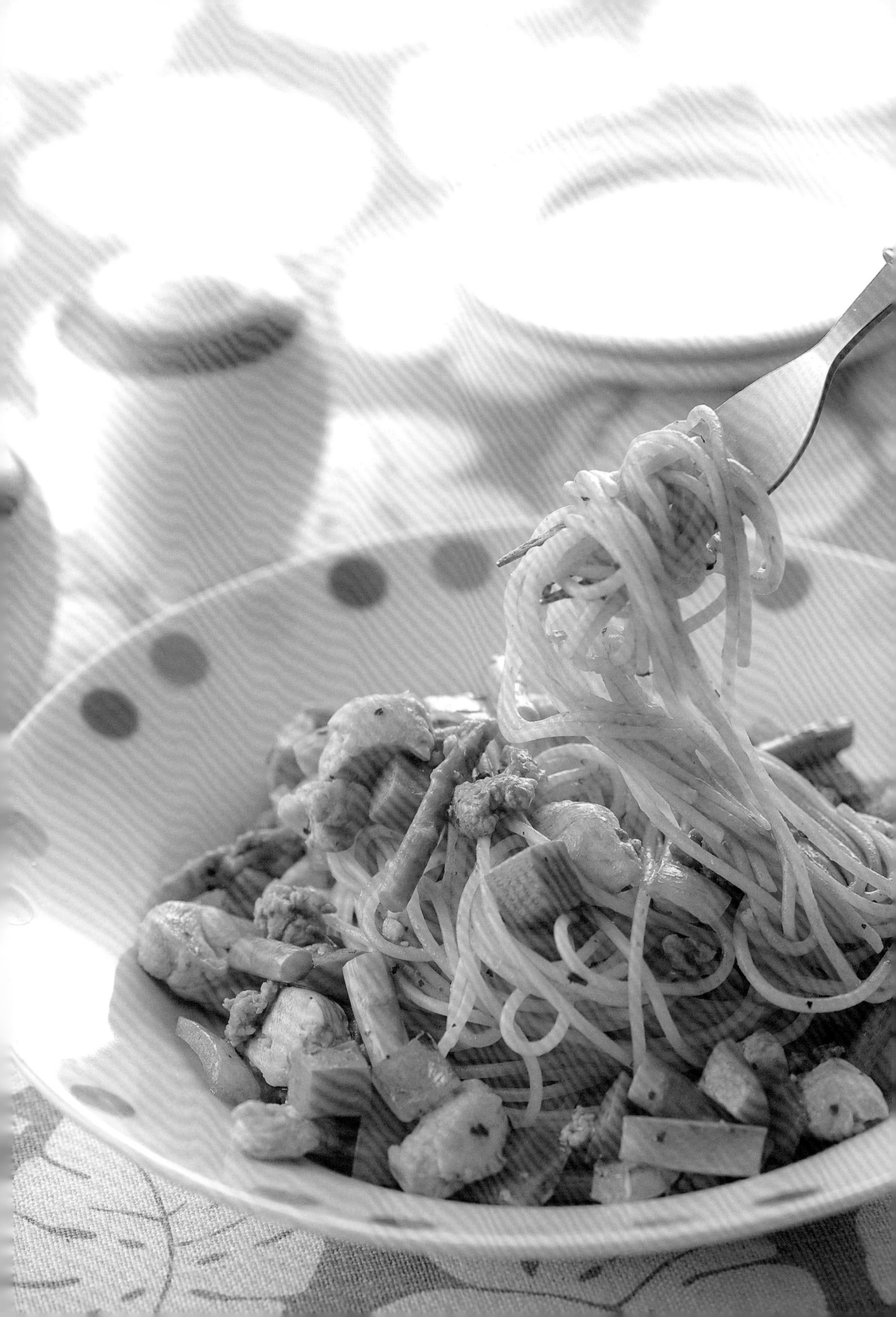

蔬菜雞丁義大利麵

食材

義大利麵	100g	胡椒	少許
雞肉丁	150g	純橄欖油	2大匙
洋蔥丁	1/3顆	九層塔	適量
紅蘿蔔丁	1/4支	綜合香料粉	少許
蘆筍丁	3支	起司粉	少許
		香菜	少許
		番茄肉醬	3大匙

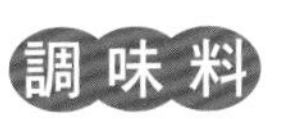

調味料

鹽　少許

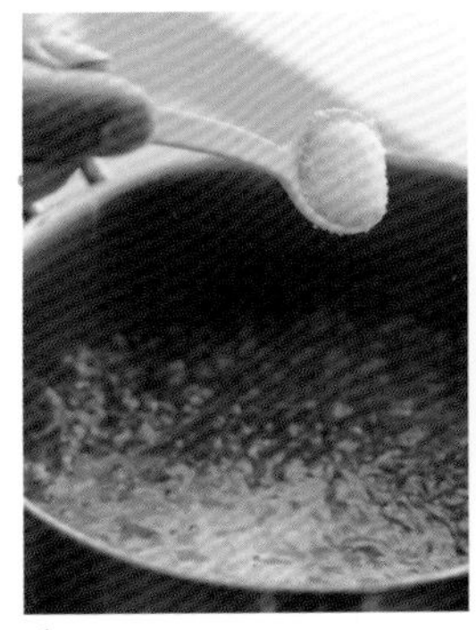

1.先煮一鍋滾水，在水中加入鹽巴。

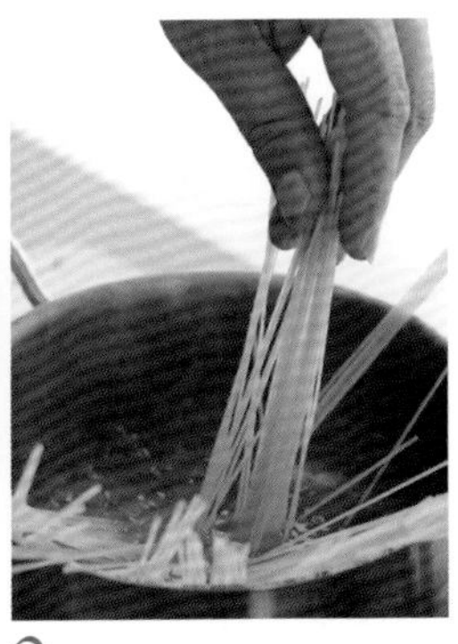

2.將義大利麵放入水中煮至熟。撈起備用。

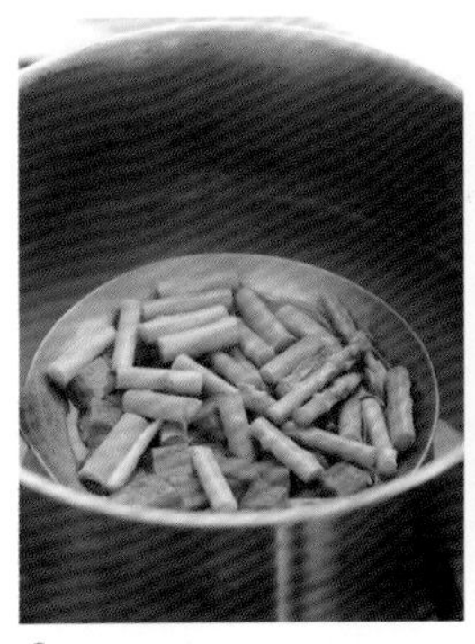

3.將蘆筍、紅蘿蔔放入滾水稍加燙半熟。

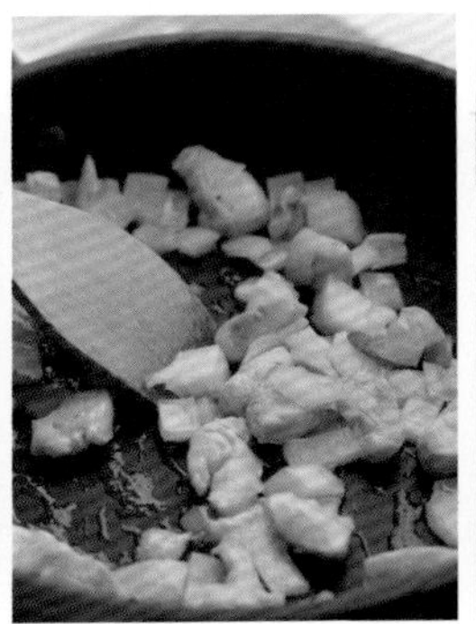

4.起油鍋，將雞肉與洋蔥翻炒，再放入其它食材。

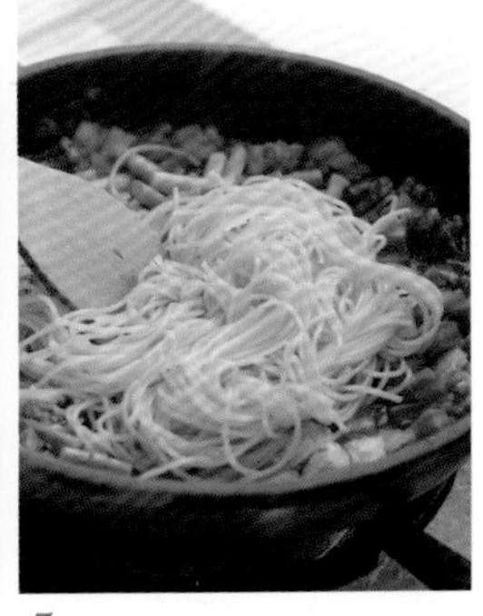

5.倒入麵條一起拌炒。並倒入番茄肉醬及九層塔，稍翻炒拌勻即可。

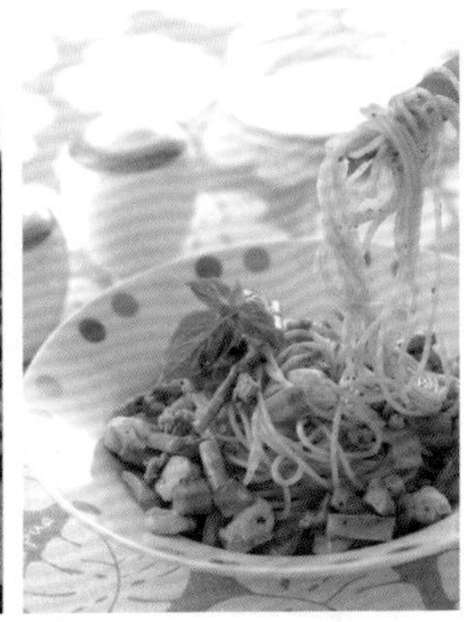

6.撒上喜歡的起司粉和香料，香菜，即可起鍋。

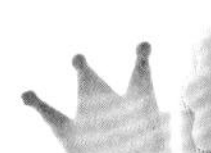

營養功效

Q彈的義大利麵充滿番茄肉醬的滋味，是小朋友的最愛，在拌炒裡加入喜歡的蔬菜，可攝取到蔬菜的膳食纖維、營養素及肉品中的蛋白質等均衡營養素，且紅醬的熱量會比白醬來的低，是小朋友很好的主食選項。

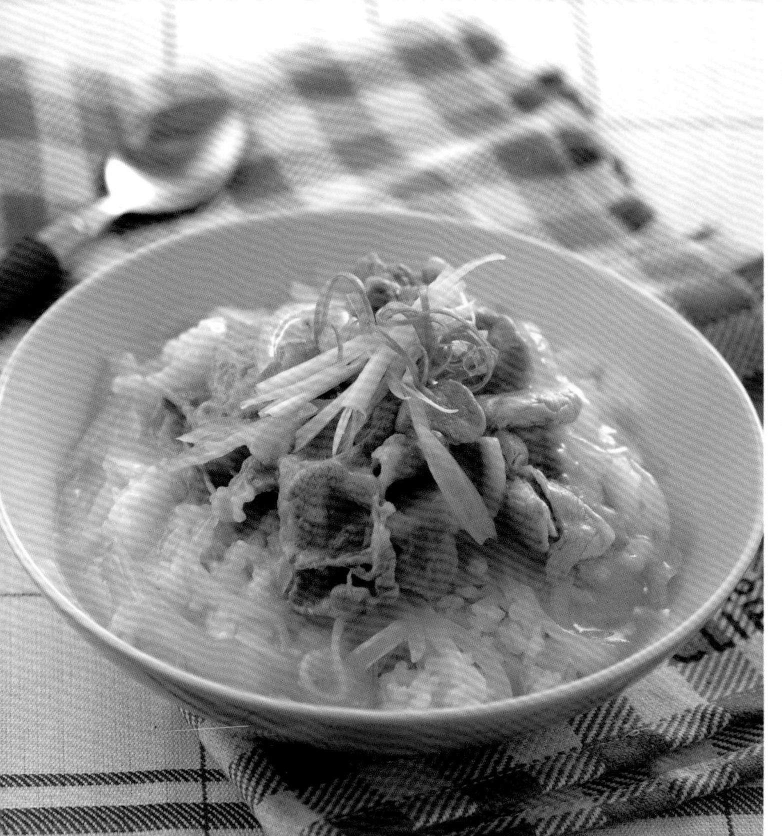

洋蔥燴飯

食材

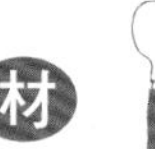
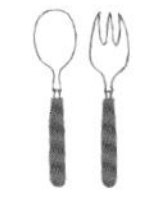

洋蔥	一顆
梅花肉片	10片
無鹽奶油	1大匙
高筋麵粉	1/2碗
熱白飯	適量
大骨高湯	1碗

作法

1. 洋蔥去皮切絲，將無鹽奶油放入高筋麵粉中稍微擠壓，讓奶油均勻吸附麵粉備用。
2. 熱鍋，放入洋蔥小火炒至變軟，加入肉片炒至略熟。
3. 加入大骨高湯煮至甜味出來。
4. 再加入沾上麵粉的奶油調勻，盛出淋在熱白飯上即可。

營養功效

洋蔥營養價值高，但其味道辛辣常常被孩子列為拒絕往來戶，利用奶油與高湯煮出洋蔥的甜味，變化成營養又好吃的燴飯，孩子一定接受度大增！

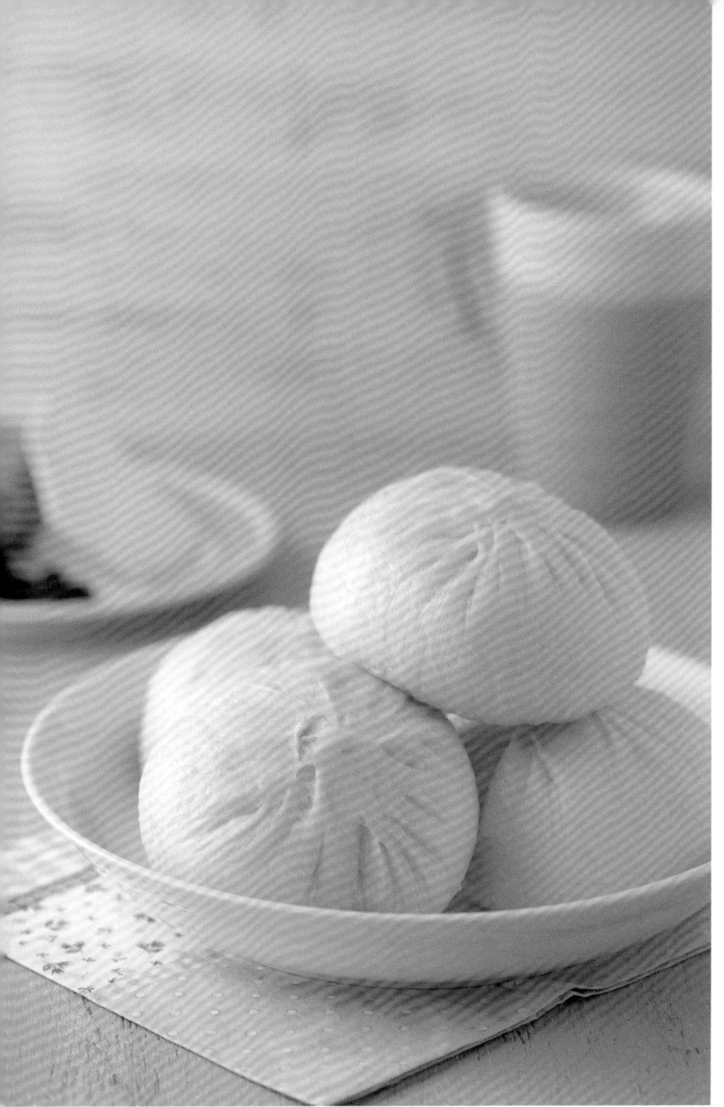

山藥茯苓包子

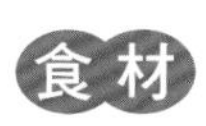
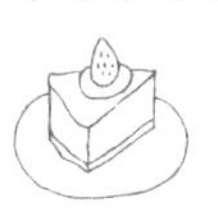

新鮮山藥	100g
茯苓	100g
葡萄乾	50g
白糖	50g
豬油	適量
鹽	2大匙

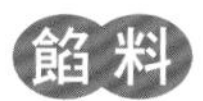

低筋麵粉	135g
高筋麵粉	65g
乾酵母	1小匙
砂糖	1小匙
水	120cc
油	少許

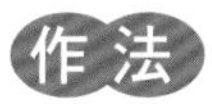

1. 新鮮山藥洗淨去皮切片，放入鍋內加水適量煮熟後搗爛。茯苓研成粉末狀備用。
2. 將山藥、茯苓、葡萄乾、豬油、白糖和勻做成餡料。
3. 將麵粉材料拌成光滑的麵團後，用溫布蓋上發酵1小時。
4. 完成後切成10等分，搓成圓形，中間要稍有厚度。
5. 包入內餡，放在烤盤上再發酵30分鐘。
6. 用蒸籠蒸約15分鐘即可。

營養功效

山藥、茯苓具有利水滲濕，健脾促進消化的功效，做成包子的創意吃法可讓孩子變化不同的風味，促進食慾。

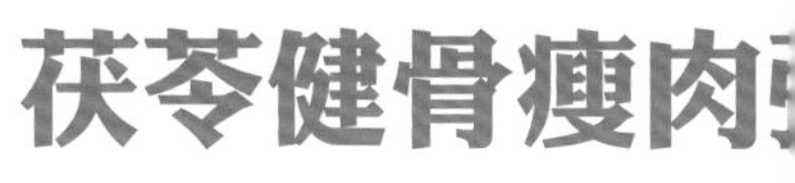

茯苓健骨瘦肉

食材

茯苓	10g
乾木瓜	3g
石斛	15g
杜仲	3g
生薑	3片
肉絲	適量
大骨高湯	一杯
米	一杯

調味料

鹽	少許

作法

1. 將藥材放入藥袋中，用10杯水，以大火煮滾，轉為小火煮約一小時。
2. 取藥材，再加入高湯及米熬煮成粥，最後加入肉絲及鹽調味，即可。

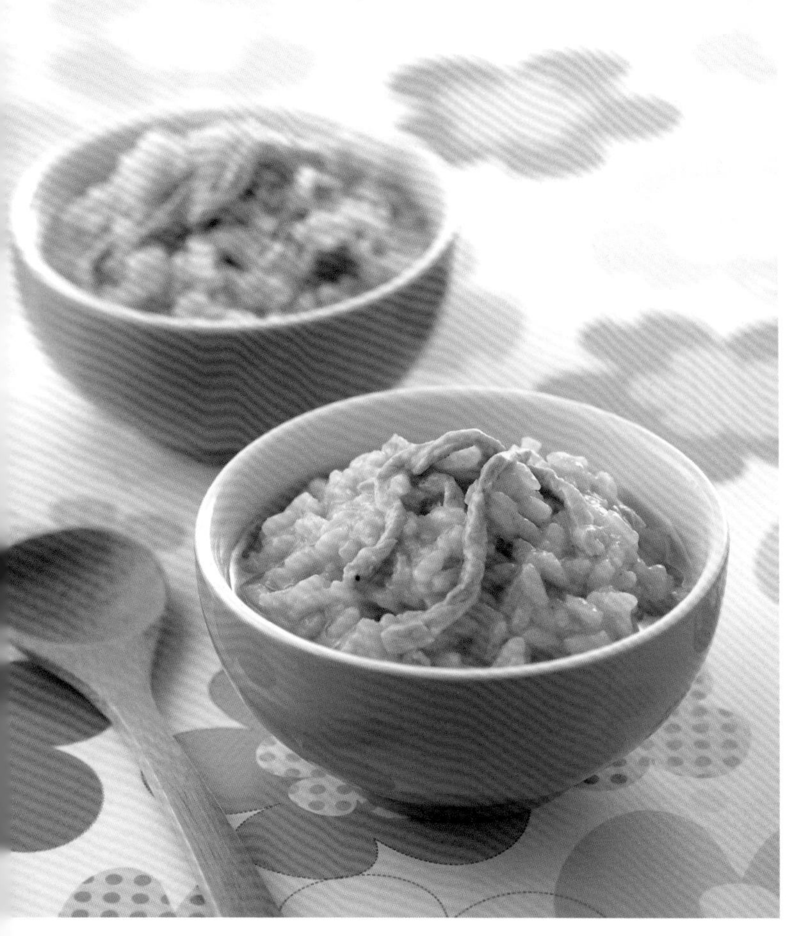

營養功效

茯苓補氣健脾促進消化，乾木瓜除濕和胃，石斛益胃生津，杜仲補益肝腎，共煮具有促進生長，健脾開胃的效果，對於生長發育速度緩慢，胃口不佳的孩子改善效果很好唷！

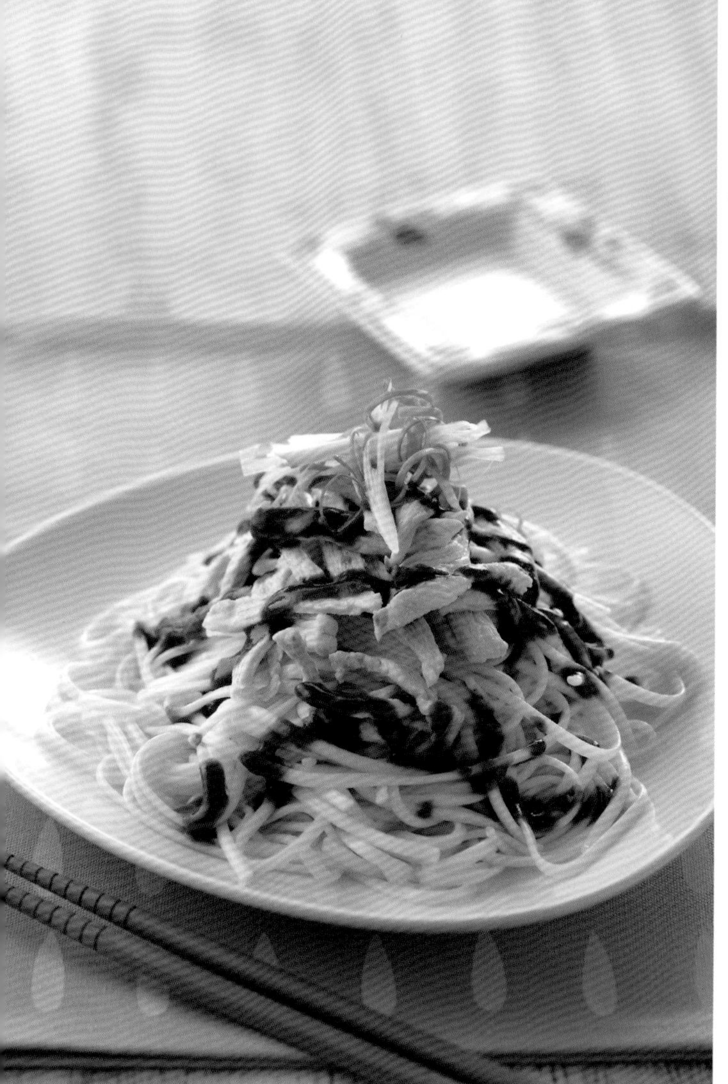

麻醬雞絲拌麵

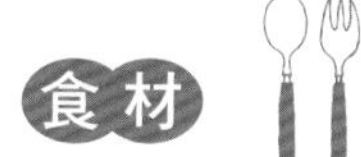

食材

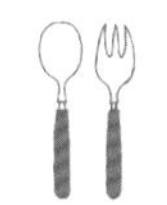

麵條	一束
雞胸肉	1/4塊

調味料

芝麻醬	2大匙
果糖	1/2茶匙
醬油	2大匙

作法

1. 雞胸肉切絲放入滾水中汆燙，迅速撈起備用。
2. 芝麻醬加調味料及冷開水1大匙和勻。
3. 麵條煮至浮起後再煮2分鐘撈出，再與1、2拌勻即可。

營養功效

芝麻的營養成分主要為脂肪、蛋白質、醣類，及豐富的膳食纖維、維生素B群、E與鎂、鉀、鋅與多種微量礦物質。根據《本草綱目》紀載，芝麻味甘、性平，屬於強壯滋養藥物，有潤膚補血、明目、補益精血、潤燥滑腸、生津等作用。利用芝麻醬作為調味，有促進食慾補充體力的效果。

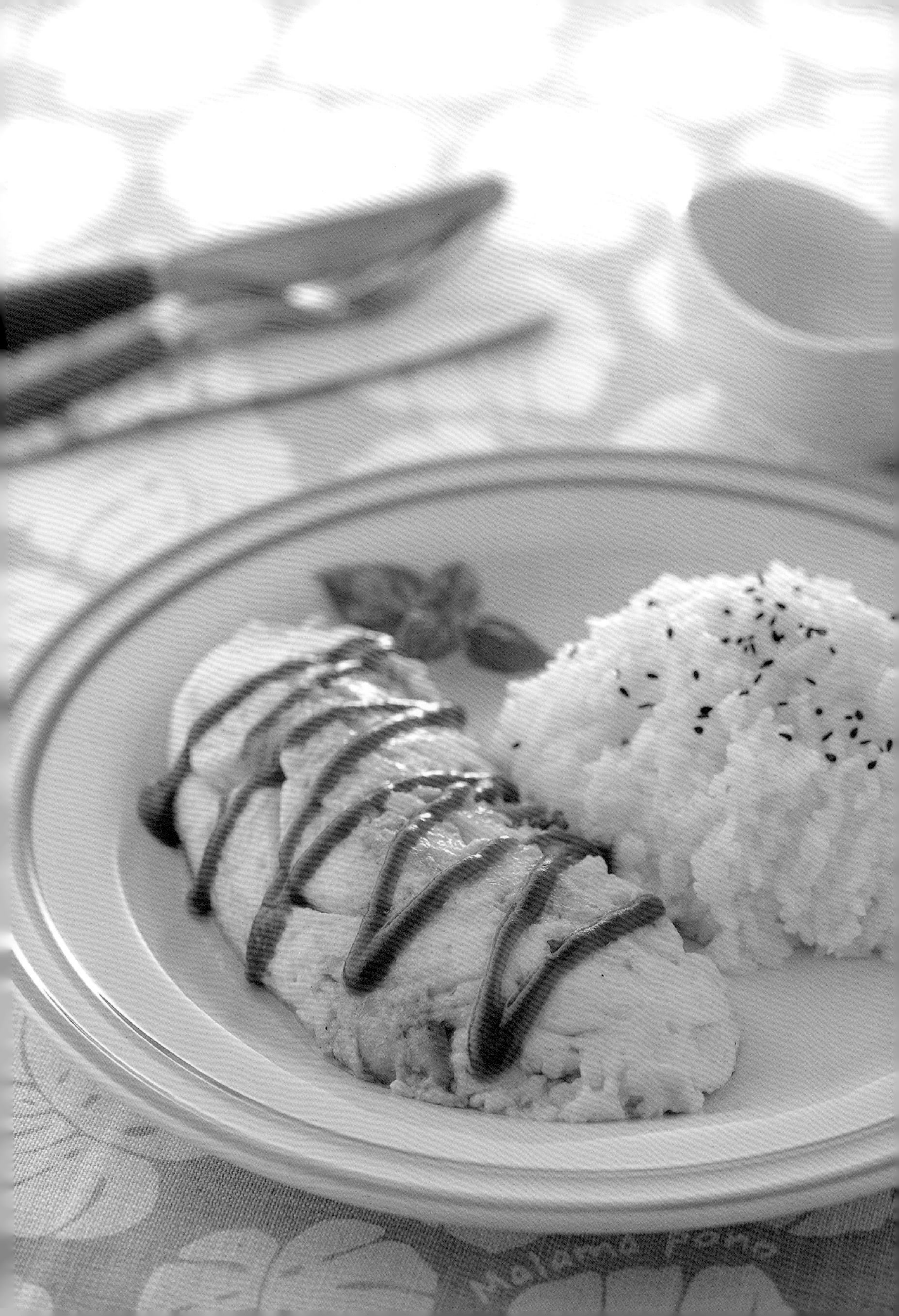
Malama Pono

黃金歐姆蛋包飯

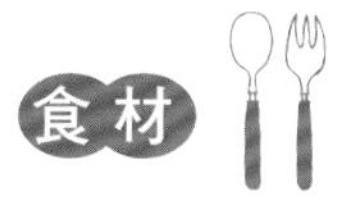

食材

雞蛋	4顆
洋菇	3朵
火腿	2片
波菜	40g
洋蔥丁	2大匙

調味料

鮮奶	50CC
鹽	適量
黑胡椒	適量
番茄醬	適量

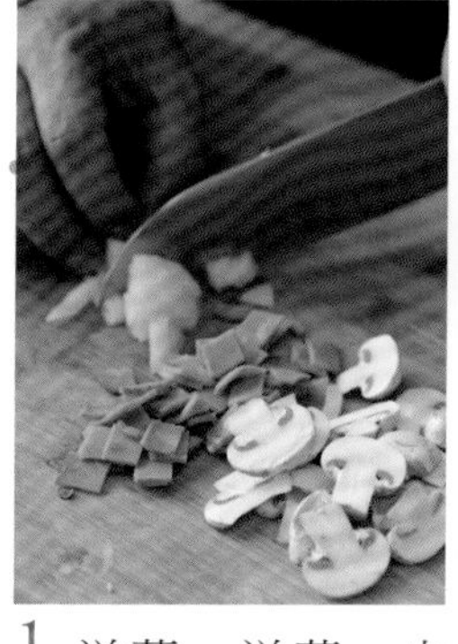

1.洋蔥、洋菇、火腿丁及波菜切段狀，先炒軟備用。

2.蛋倒入鮮奶打勻。

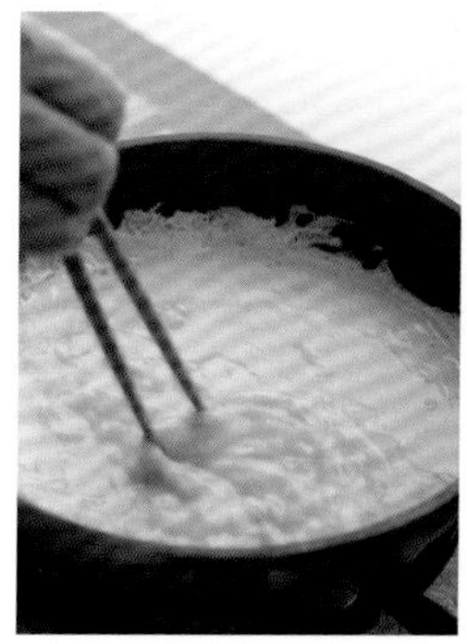

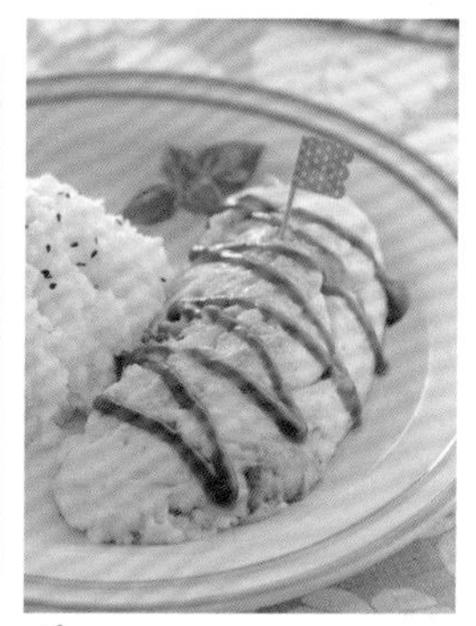

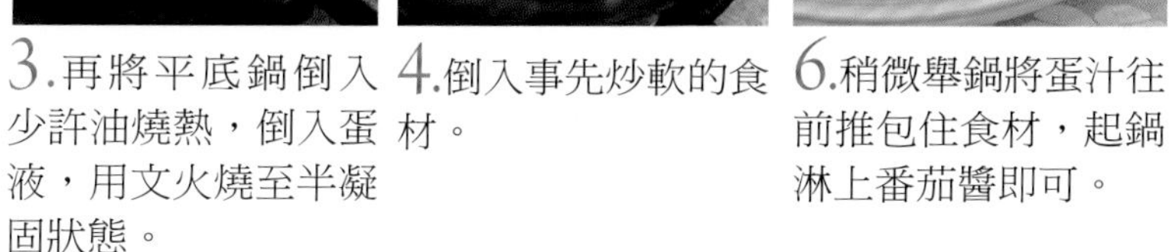

3.再將平底鍋倒入少許油燒熱，倒入蛋液，用文火燒至半凝固狀態。

4.倒入事先炒軟的食材。

6.稍微舉鍋將蛋汁往前推包住食材，起鍋淋上番茄醬即可。

營養功效

蔬菜與菇類雖然富含纖維質與維生素，但經常有特殊氣味讓孩子難以接受，切成細丁拌炒後，變成歐姆蛋的內餡，讓濃濃的蛋香蓋過蔬菜的氣味，孩子吃的開心又營養!

海鮮什錦炒麵

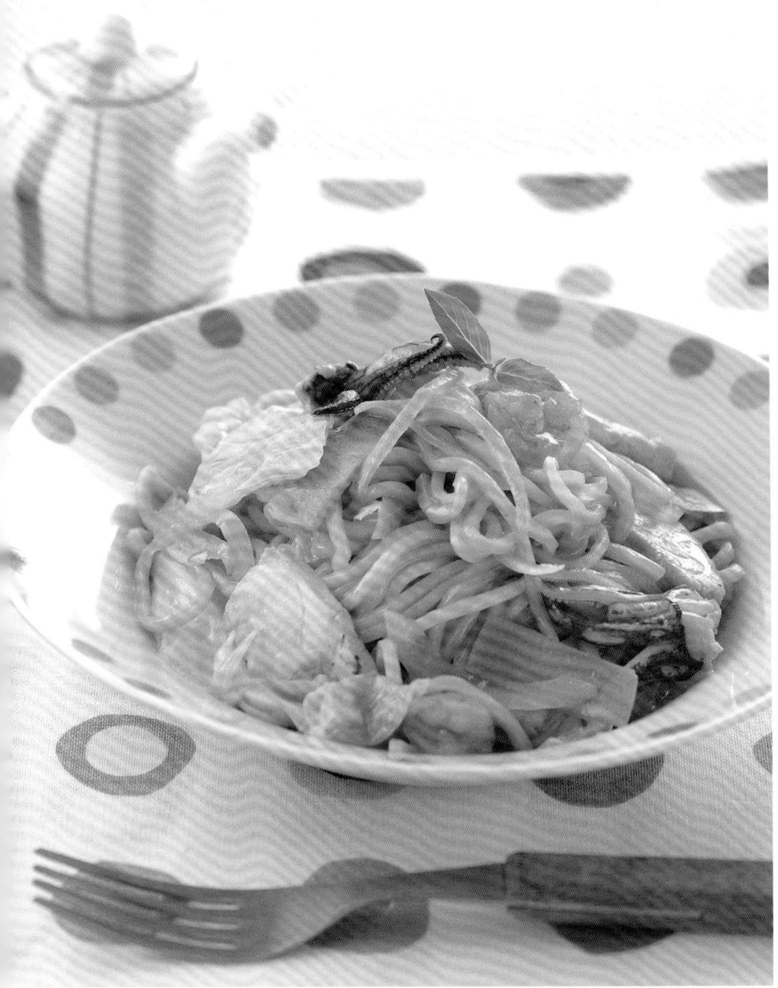

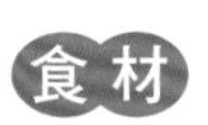

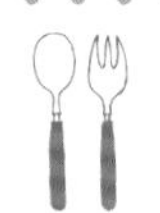

食材

油麵	1碗
高麗菜葉	3片
洋蔥	1/6顆
蝦仁	5尾
軟絲	1段
紅蘿蔔	1段
魚片	100g

調味料

醬油	2大匙
烏醋	2大匙

作法

1. 高麗菜、紅蘿蔔洗淨切細絲，洋蔥切絲、軟絲切花備用。
2. 平底鍋熱油，爆香洋蔥，再加入高麗菜、紅蘿蔔拌炒。
3. 入油麵、調味料、水2大匙及海鮮料，以中火炒至海鮮熟透入味即可。

營養功效

貝類及甲殼類海鮮均含豐富蛋白質、維他命和礦物質及其他重要營養素，是促進孩子成長許多關鍵營養素的來源。

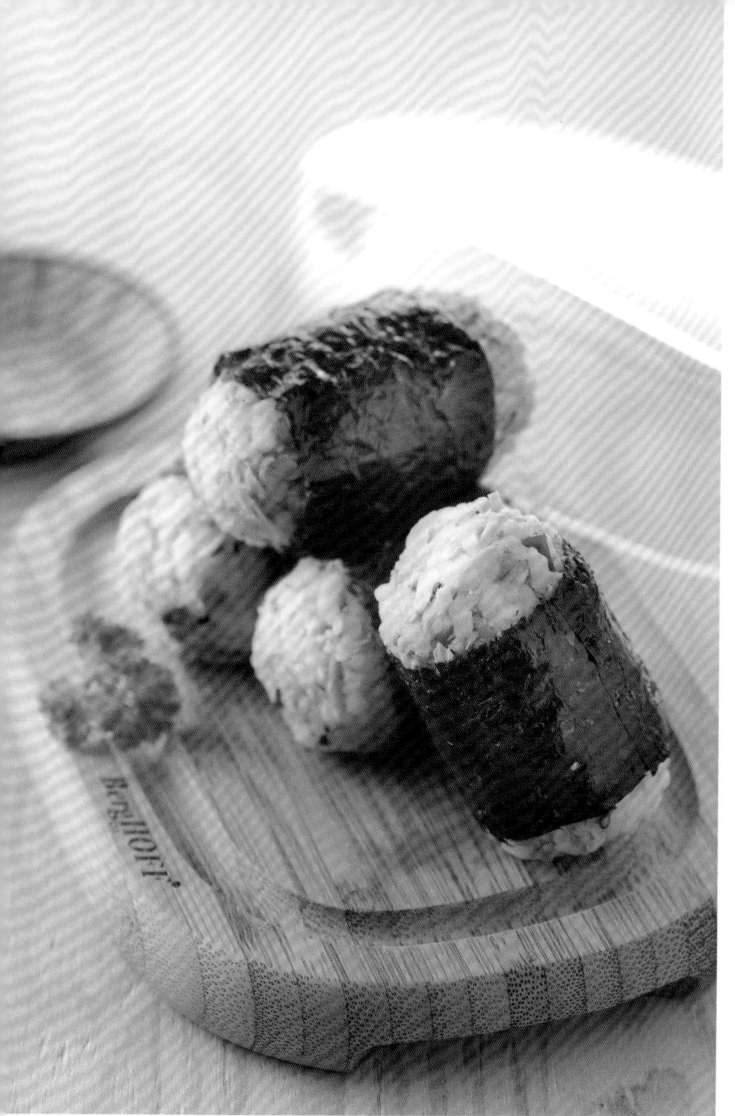

海苔烤壽司

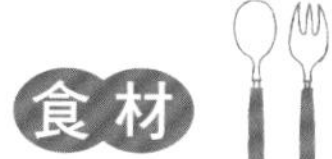
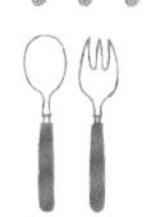

食材

白米	1杯
昆布	20g
黑白芝麻	各10g
水煮鮪魚(吞拿魚)	1小罐
蝦米	10g
海苔	1張
三島香鬆	適量

作法

1. 將昆布用水稍加沖一下連同白米一起煮成白飯。
2. 取出昆布切成細末。備用。
3. 將罐頭鮪魚瀝乾水分，壓碎魚肉。
4. 起油鍋將鮪魚、蝦米、昆布和芝麻炒香。
5. 連同三島香鬆一起拌入白飯中，捏成所需形狀。
6. 將海苔剪成長條狀，將飯糰包起來。
7. 放入烤箱中，以150度的溫度烤個5分鐘就可以囉。

營養功效

魚類含有豐富的DHA及促進鈣質吸收的維生素D，能有助於腦部發展。利用昆布的多醣體所煮出來的米飯帶有特殊的清香味，調入三島香鬆及同樣富含鈣質及碘的小蝦米，讓口感多了一份鮮甜，對於鈣質也能大大吸收，最後將海苔連同飯糰一起利用烤箱烤一下收乾水分，吃起來頗有嚼勁，讓小朋友帶著當正餐，當點心都很好。

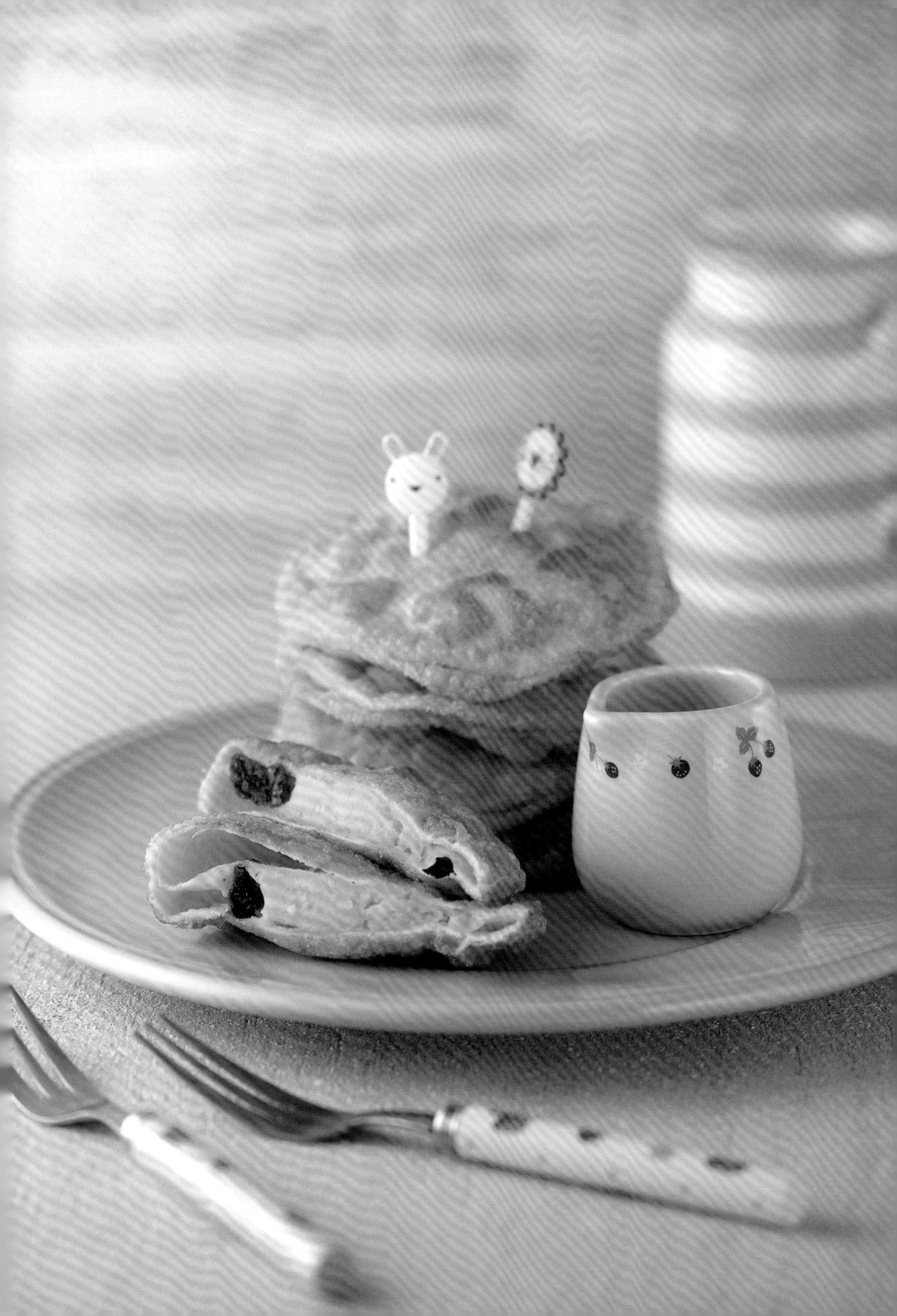

地瓜煎餅

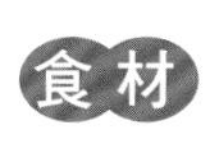
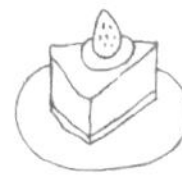

食材	
黃地瓜	2顆
葡萄乾	2大匙
水餃皮	20張
牛奶	1杯

調味料	
醬油	1大匙
水	100cc
黑糖	3匙

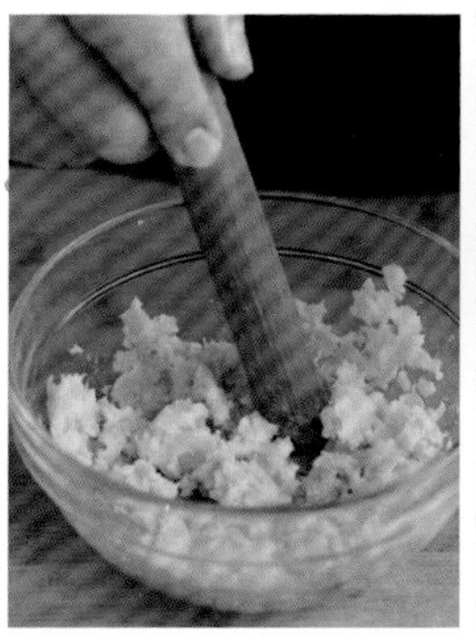

1.地瓜洗淨去皮放入電鍋中蒸熟後取出，搗碎。

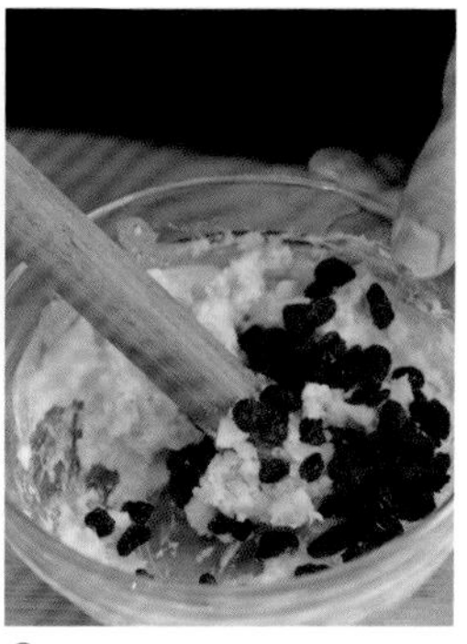

2.加入牛奶、葡萄乾拌勻，做成地瓜內餡備用。

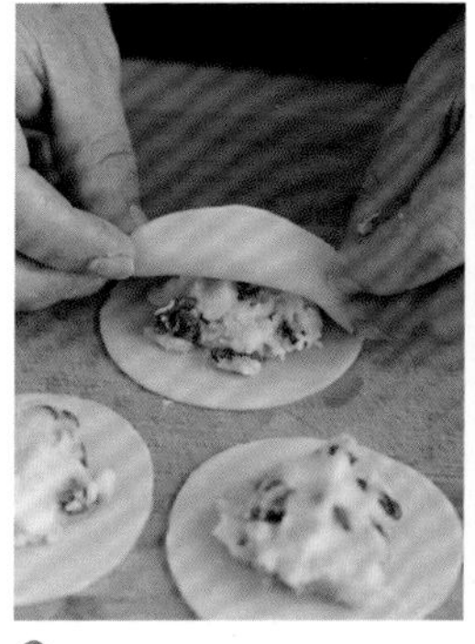

3.取適量地瓜內餡以兩片水餃皮上下包起，邊緣抹水收口，做出10個地瓜餅。

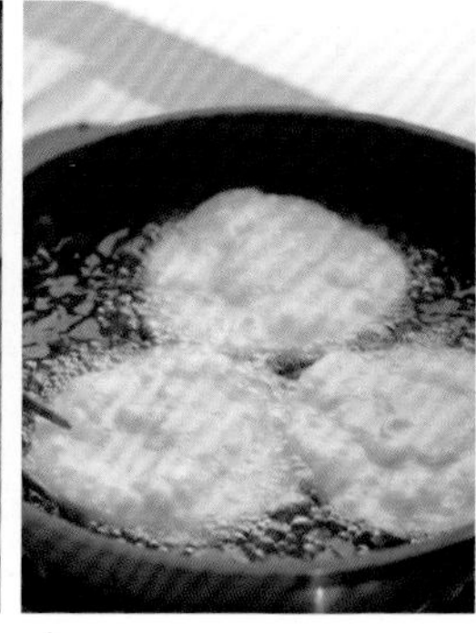

4.熱鍋倒入少許油燒熱，放入包好地瓜餅小火煎至兩面金黃，盛入盤中。

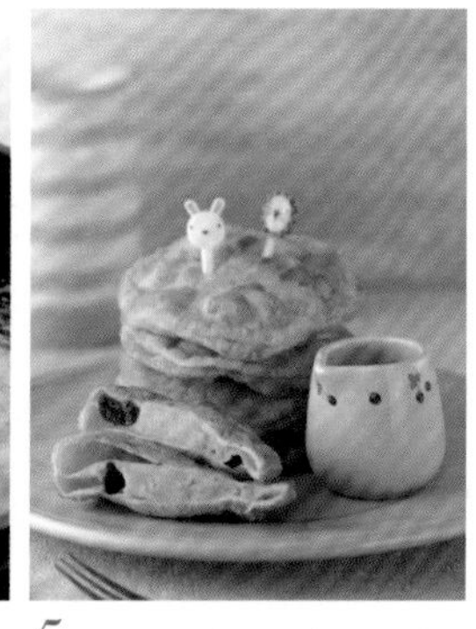

5.另一熱鍋倒入醬油、水、黑糖煮為濃稠醬汁，淋在地瓜煎餅上即可。

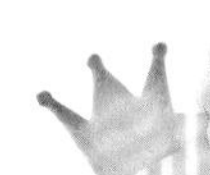
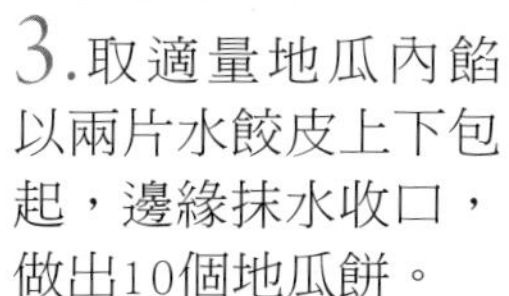

營養功效

地瓜又名甘薯，含有豐富纖維質、維生素A、C、E與β胡蘿蔔素，《本草綱目》紀載其能「補中、和血、暖胃、寬腸胃、通便秘、去宿瘀藏毒。」從營養的角度來看，地瓜為屬於非精緻澱粉食物，相較於一般我們日常所吃的澱粉類食物（飯、麵、麵包吐司等）來說，地瓜可說是相當好的一個營養又健康的澱粉類食物！

滑蛋蝦仁燴飯

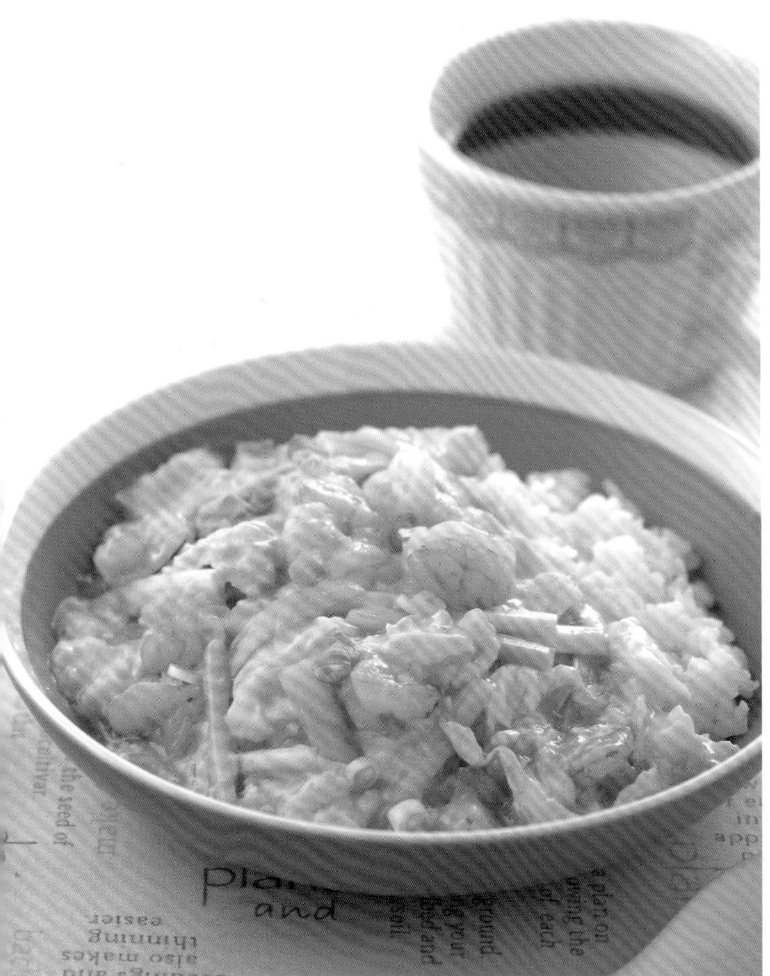

食材

草蝦仁	10隻
蔥末	1根
韭黃段	4根
雞蛋	2顆
白飯	適量

調味料

白胡椒粉	適量
鹽、米酒	適量
太白粉水	適量
雞湯	1碗

作法

1. 將蝦仁以蛋白與少許太白粉、米酒、鹽抓醃至入味備用。
2. 蝦仁汆燙撈起。用燒熱的雞湯加太白粉水勾薄芡再放入蝦仁、韭黃，再淋入蛋汁拌炒。
3. 取白飯置於盤中，淋入滑蛋蝦仁，撒上白胡椒粉和少許蔥末即可。

營養功效

孩子生長過程中優質的蛋白質是不可或缺的，蝦仁含有豐富的蛋白質，配合蛋液讓蝦仁吃起來更滑順爽口，是孩子補充蛋白質非常適合的一道佳餚。

海鮮燉飯

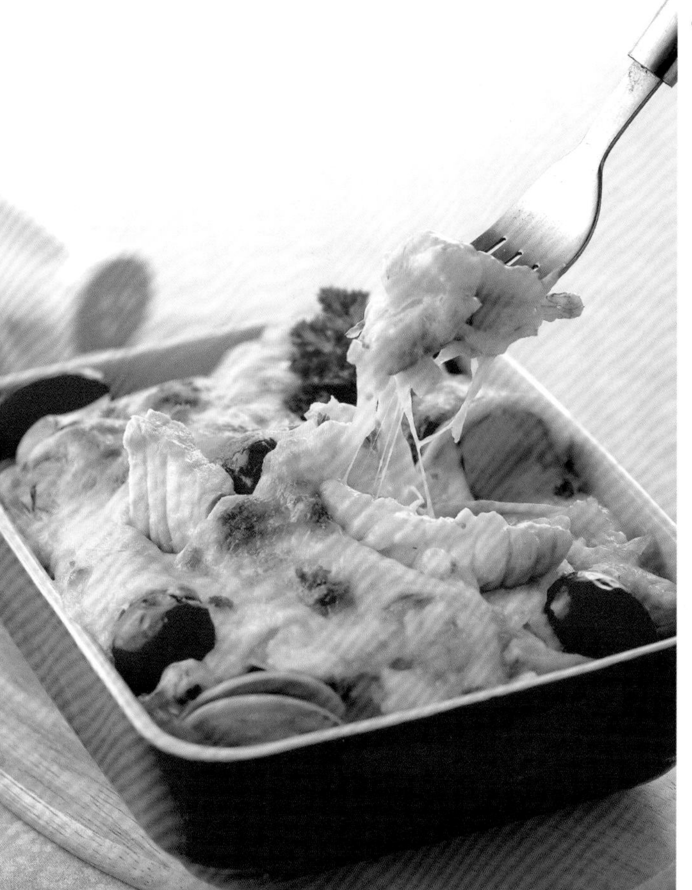

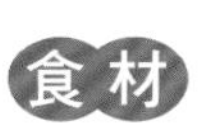

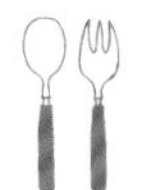

白飯	1碗
水	1杯
洋蔥	半顆
小番茄	12顆
海鮮配料	500g

(文蛤、透抽、蝦子、魚片)

調味料

黑胡椒	少許
鹽	少許
檸檬汁	半顆

作法

1. 洋蔥切絲；小番茄對切。蝦子去腸泥，透抽切片，魚肉切塊備用。
2. 起油鍋將洋蔥爆香，放入海鮮及小番茄，海鮮熟了之後可先將鮮撈起。
3. 倒入白飯炒香，倒水蓋鍋蓋，燜煮一下。
4. 下調味料，翻炒後，起鍋。
5. 將飯呈入烤盤內，再將海鮮倒入，灑上起司絲。
6. 利用烤箱將起司烤至帶點金黃色即可。

營養功效

在海鮮中富含有牛磺酸、肝醣、天然鈣質等有助於脂肪消化吸收，促進腦部發育，更能增加體力，強健肝臟功能。加上洋蔥的甜，蕃茄與檸檬的提味，對小朋友是一大誘因，最後灑上富含鈣質的起司絲，可是小朋友的最愛哦！

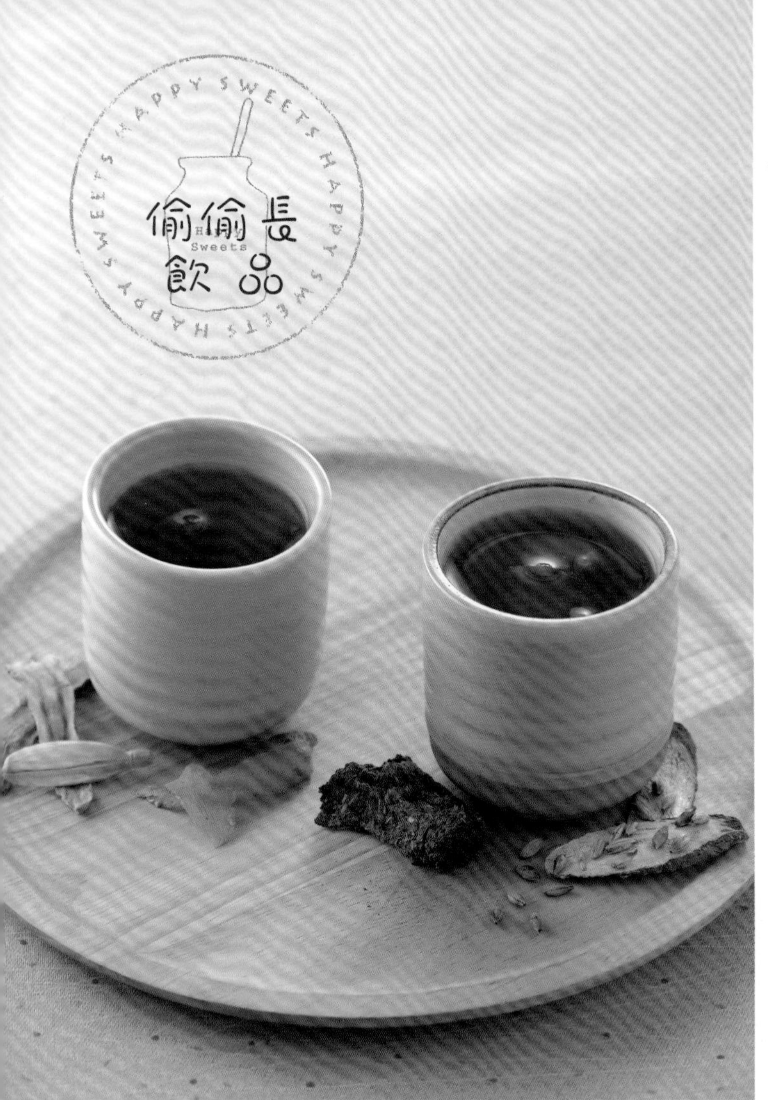

山楂神麴麥芽飲

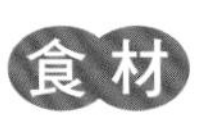

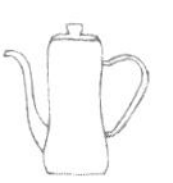

山楂	20g
炒麥芽	20g
神麴	7g
甘草	3g
紅糖	適量

作法

將藥材以1000cc水煮沸，小火再煮15分鐘，過濾後加入紅糖即可。

滋陰麥茶

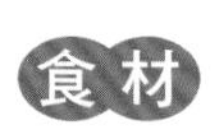

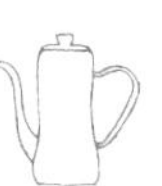

玉竹	10g
秦艽	10g
枸杞	10g
麥芽	15g
石斛	15g
紅糖	適量

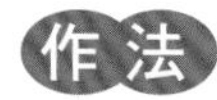

將藥材以1000cc水煮沸，小火再煮20分鐘，過濾後加入冰糖即可。

營養功效

山楂酸甘，微溫，消食化積，散瘀行滯，可以消油膩肉積、促進消化。麥芽鹹平，消食和中，可以消一切米麵諸果食積，兩者合用具有和胃消食導滯，促進食慾的效果。

玉竹、秦艽、石斛養陰潤肺，對於經常熬夜晚睡，虛火旺盛導致胃口不佳的孩子，可用此茶飲開胃促進食慾。

山藥蓮子桂圓茶

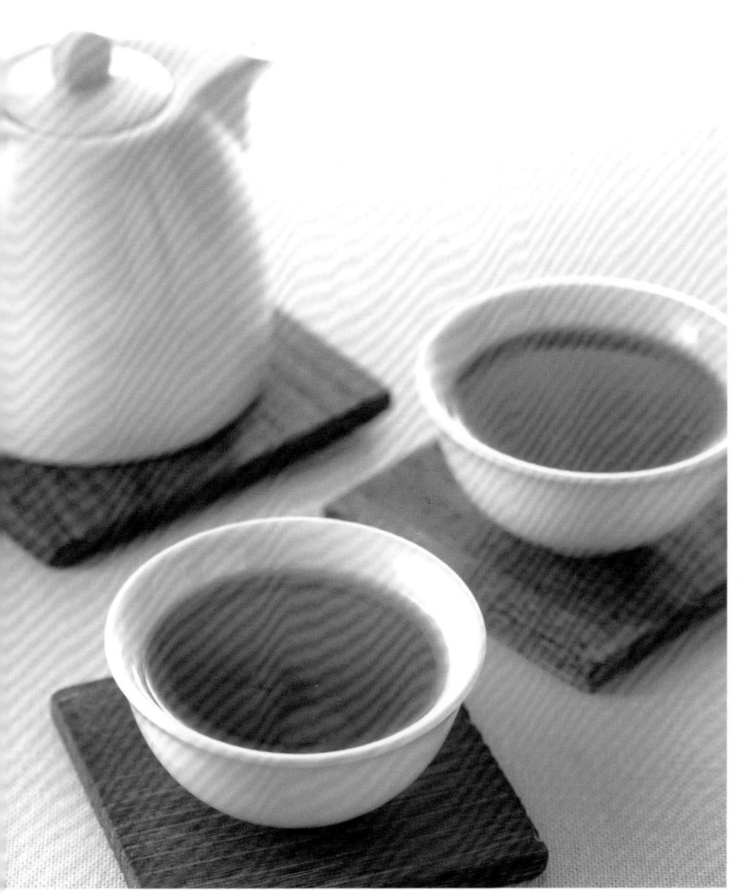

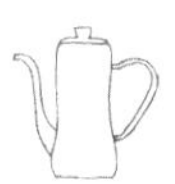

新鮮山藥	35g
蓮子	10g
龍眼肉	10g
紅糖	適量

作法

1. 山藥洗淨削皮切小丁，泡水備用。
2. 蓮子洗淨放入鍋中，加適量水大火煮開，煮約20分鐘。
3. 放入準備好的山藥，續煮10分至蓮子、山藥鬆軟後，加入龍眼肉，煮滾放溫即可食用。

營養功效

山藥具有健脾益胃的效果，加上養心安神，補血益氣的蓮子與龍眼肉，對於食慾不振，貧血，體虛乏力，失眠的孩子有補益的效果。若孩子經常熬夜或晚睡，體質偏於燥熱，龍眼肉會太燥不適合服用。

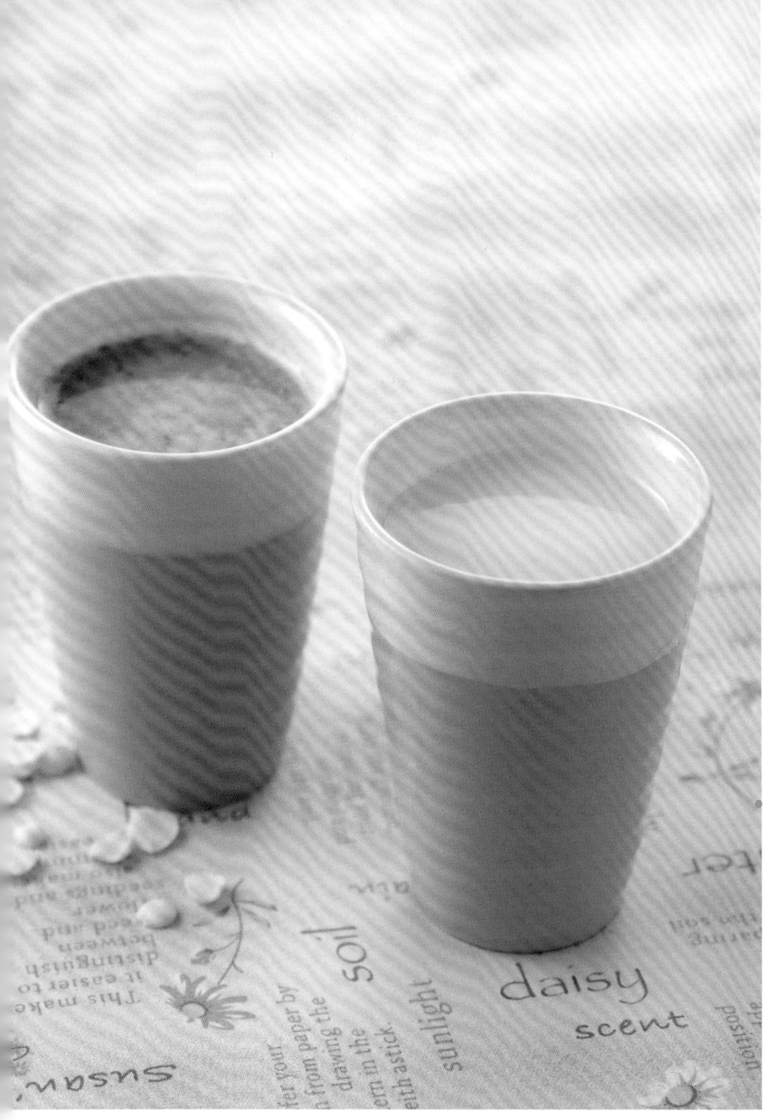

香蕉牛奶

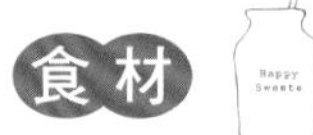
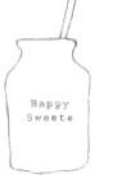

牛奶	300cc
香蕉	一根

作法

香蕉肉切段，與牛奶倒入果汁機中打勻即可。

松子杏仁飲

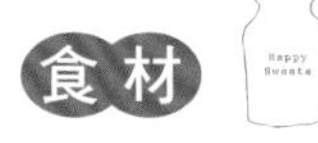
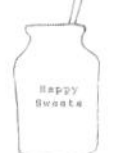

松子	2大匙
杏仁粉	2大匙
牛奶	300cc
果糖	少許

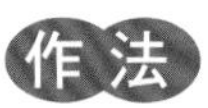

將松子與牛奶入果汁機打勻後倒入鍋中，以小火加熱，再加入杏仁粉與果糖和勻即可。

營養功效

香蕉的纖維質與礦物質，維生素含量高，對孩子來說是非常優質的水果。可促進腸胃蠕動哦！

松子與杏仁的營養價值高，且兩者同屬種子類食物，富含油脂具有潤腸通便的效果，對於便祕造成腸胃消化吸收不良的孩子效果佳。

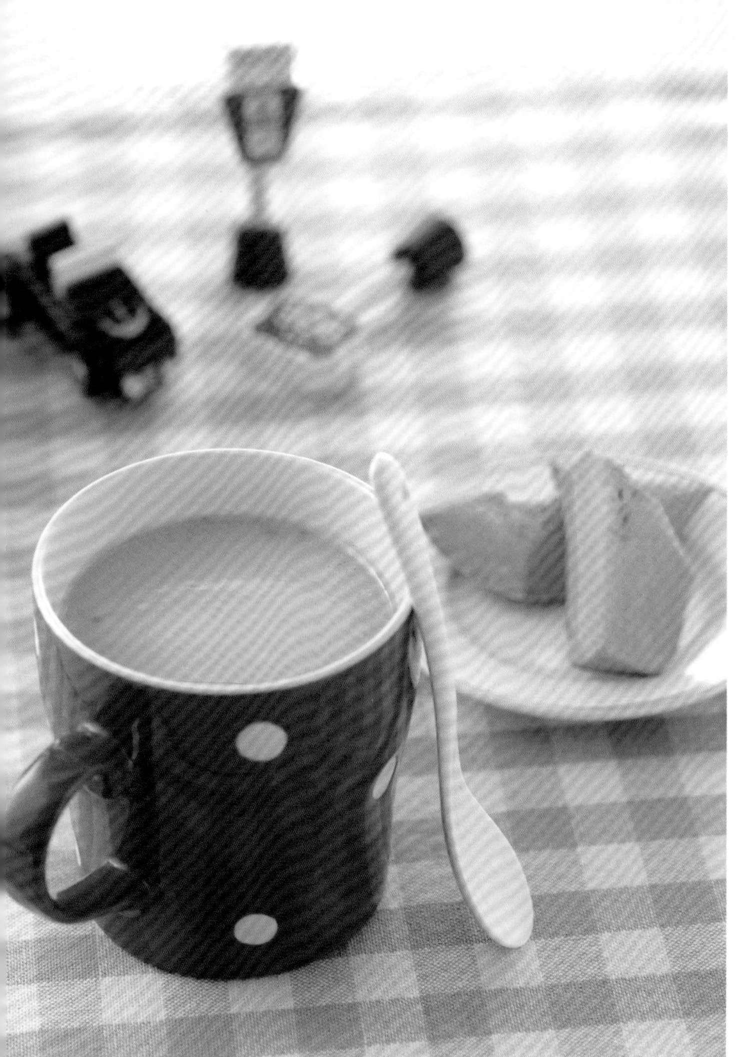

南瓜鮮奶飲

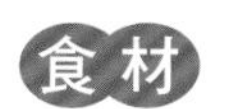

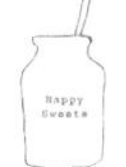

南瓜	4/1顆
牛奶	250cc
蜂蜜	少許

作法

1. 將南瓜先蒸熟，去除南瓜子，皮則可保留。
2. 將南瓜連同牛奶一起打成汁。
3. 可調入少許蜂蜜。

營養功效

南瓜含有大量的維生素及果膠，可消除體內不好的細菌及毒素，緩解消化不良，加上南瓜中含大量的維生素B12與鈷，能促進人體的新陳代謝，消除疲勞，對女孩子的發育也有幫助。

堅果豆奶

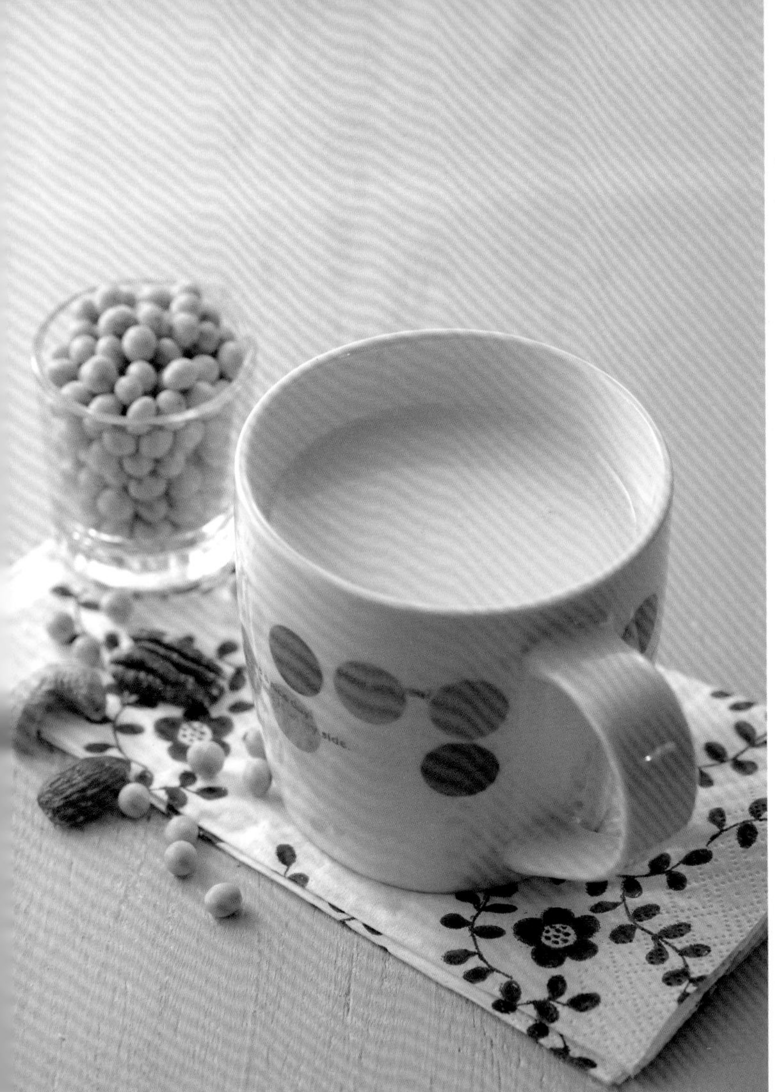

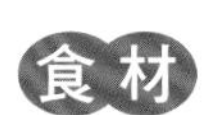

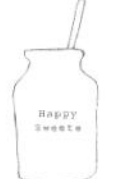

黃豆	40g
無調味綜合堅果	60g
水	600cc

作法

1. 將黃豆洗淨、瀝乾。
2. 將洗好的黃豆、綜合堅果、水，放入調理機中絞碎。
3. 將打好的食材倒入鍋中，煮滾。
4. 煮滾後再以小火滾30分鐘即可。
5. 堅果糊、豆奶等食材易燒焦，烹煮時應多攪拌，以避免燒焦、沾鍋的情形發生。

營養功效

利用這些堅果類煮成甜粥點心，可以讓孩子在念書時加強專注力與記憶力，達到益智健腦的效果喔!

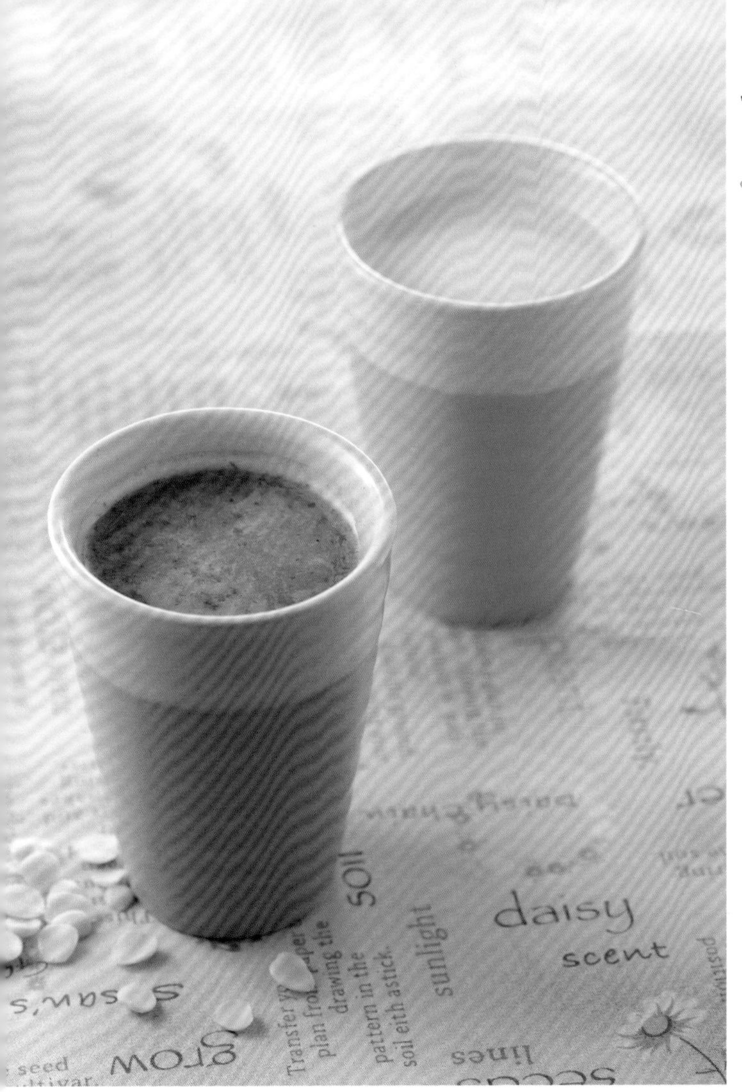

南杏胚芽黑豆漿

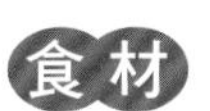

食材

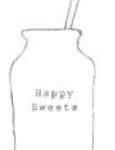

南杏	50g
胚芽米	50g
黑豆	50g
水	1200cc
冰糖	70g
鹽	少許

作法

1. 將南杏、胚芽米及黑豆分別利用足夠的冷水浸泡一晚。
2. 將泡好的食材，濾掉水分。
3. 放入果汁機入先倒水500cc水打碎。
4. 可先將米渣及豆渣先過濾起來。
5. 原汁加700CC的水先煮滾，再慢慢分次倒出來的米渣與豆渣。
6. 原邊煮需邊攪拌。才不會沾鍋底。
7. 最後調入冰糖調味即可。

營養功效

杏仁分成南杏與北杏二種，北杏體形較長，味苦大多用來當做藥材使用，而南杏又稱為甜杏，體型較為圓潤，具有潤肺、止咳、滑腸等功效，大都拿來做杏仁茶、杏仁豆腐等甜品。

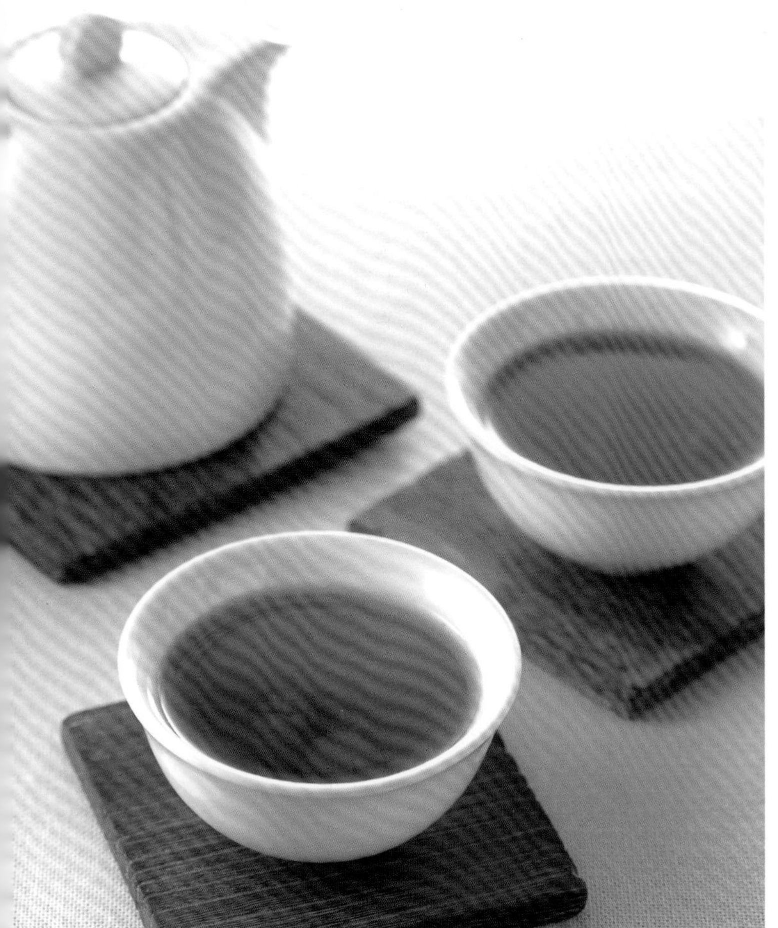

麥冬銀花茶

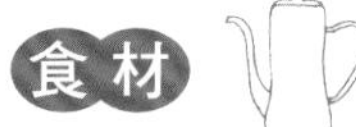
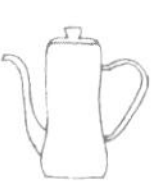

食材

桑葉	10g
菊花	10g
薄荷葉	5g

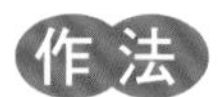

作法

所有藥材以1000cc水煮沸，小火再煮15分鐘，過濾即可。

桑菊茶

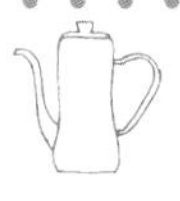
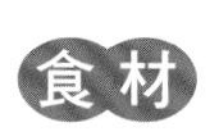

食材

松子	2大匙
杏仁粉	2大匙
牛奶	300cc
果糖	少許

作法

所有藥材以1000cc水煮沸，小火再煮15分鐘，過濾即可。

營養功效

麥門冬、玄參養陰潤肺，金銀花、生甘草清熱解毒，合用能夠舒緩喉嚨不適的熱性咳嗽，也可加強免疫力，對於急性的感冒也有預防的效果喔！

桑葉、菊花甘苦性涼，能疏散頭面部之風熱，加上辛涼的薄荷可加強桑葉、菊花疏散風熱的效果，用於熱性感冒初起咽喉腫痛伴隨咳嗽效果很好。

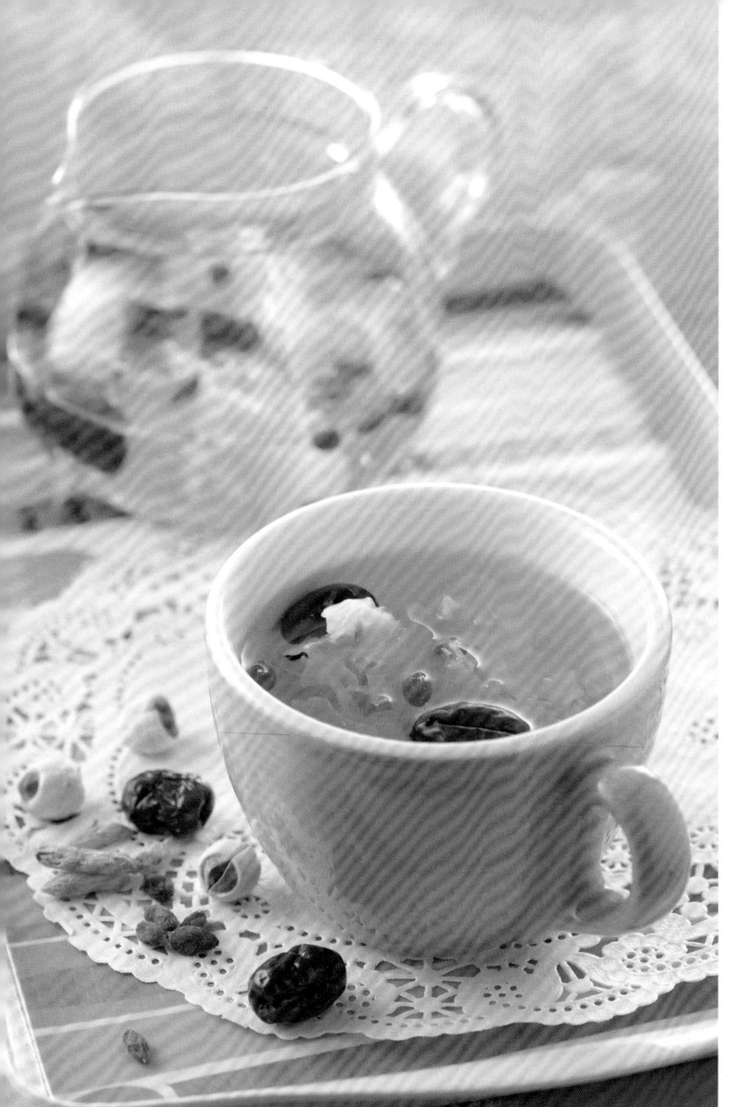

補脾潤肺銀耳羹

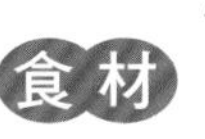

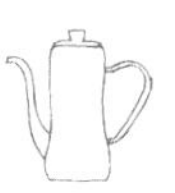

食材	份量
西洋參	2錢
麥冬	半兩
白木耳	1兩
蓮子	2兩
大棗	20粒
枸杞子	1錢
冰糖	適量

作法

1. 白木耳用大量的水洗淨，浸於乾淨水中，用果汁機輕打2下成小碎片。
2. 西洋參切細片。蓮子洗淨，用熱水燙洗後，放入碗中加蓋略為悶潤。
3. 將1、2及枸杞子、麥冬放入電鍋中，加水5～6杯，外鍋加水1杯，煮至開關跳起。略冷後，加入冰糖即可食用。

營養功效

西洋參性甘微苦，歸心、肺、腎經。具有補氣養陰生津潤肺的效果，可提升免疫力與記憶力，配合潤肺的麥冬、銀耳生津潤燥，能夠改善孩子因考試帶來的情緒不穩與煩躁不安的狀況。

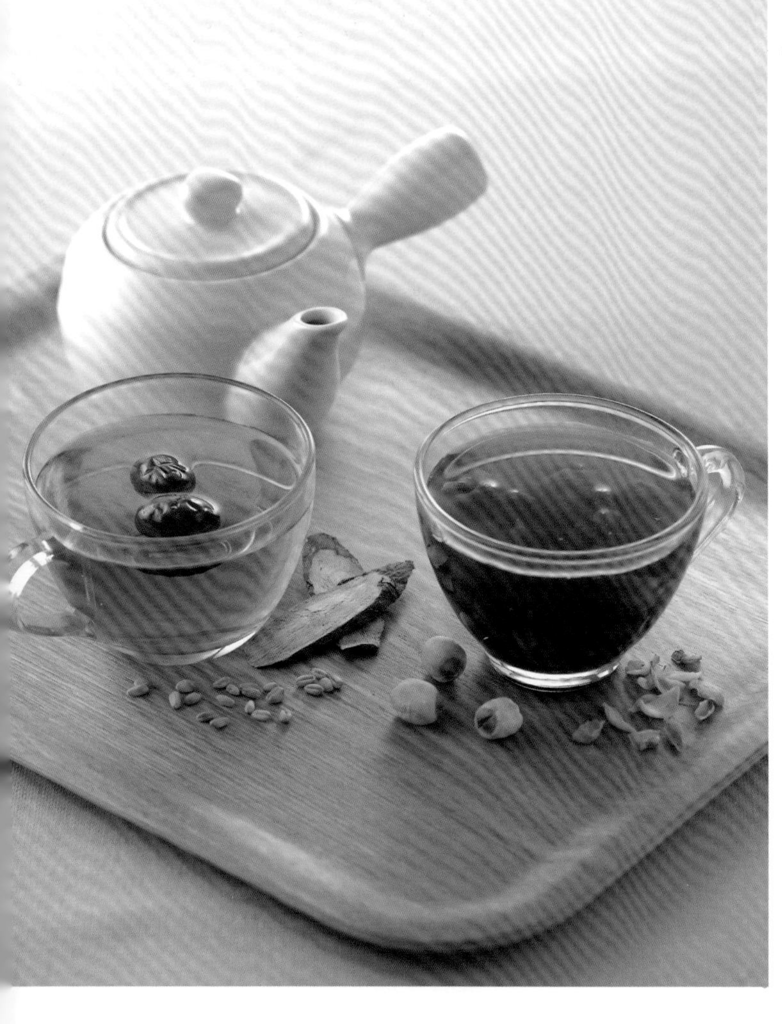

清心安神茶

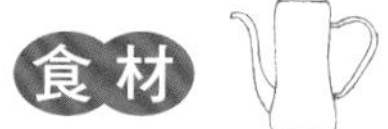

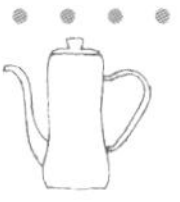

百合	1兩
蓮子(去心)	1兩
桂圓	5錢
枸杞	2錢
冰糖	適量

作法

1.將百合、蓮子、桂圓肉一起放入電鍋內鍋中，加水5～6杯。

2.外鍋加水1 杯，煮至開關跳起。加入冰糖及枸杞子即可食用。

甘麥大棗茶

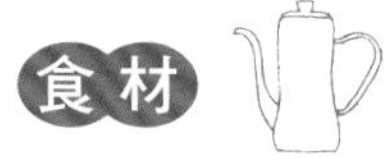

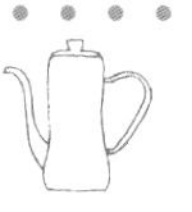

紅棗	15顆
浮小麥	10錢
甘草	3錢

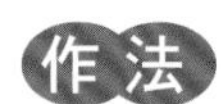

所有藥材以1500cc煮沸，小火再煮15分鐘，過濾即可。

營養功效

甘草甘緩和中；大棗甘溫益氣，與小麥相伍，能補中益氣，調養心陰，減緩焦慮不安、心神不寧、睡眠不安等症狀。

益智健腦粥

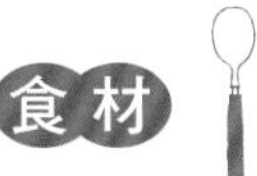

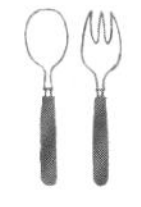

核桃仁	120g
蓮子	12g
黑芝麻粉	12g
五穀米	150g
紅糖	適量

作法

1. 將核桃仁去皮膜。
2. 蓮子、五穀米一起加適量水煮成粥後。
3. 灑入芝麻粉，並加適量糖調味。

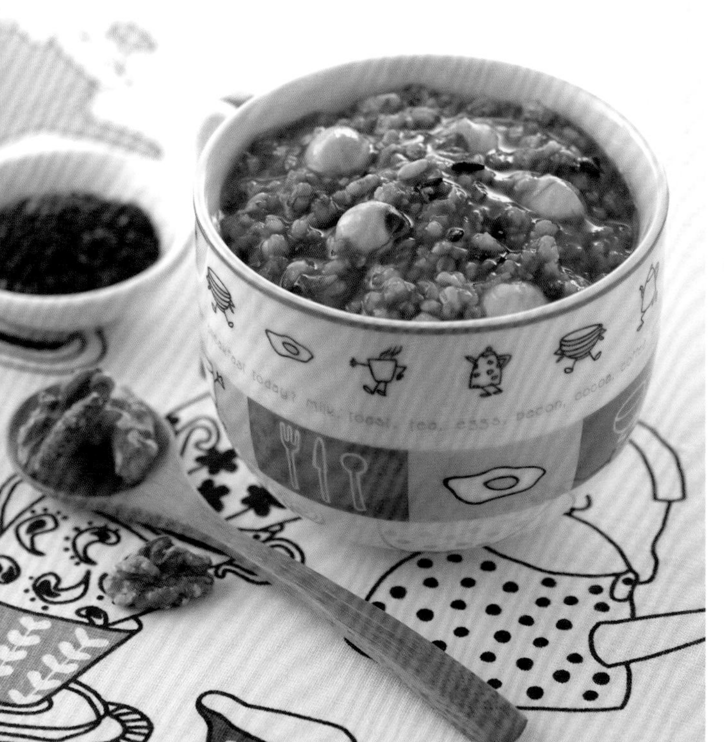

營養功效

核桃、芝麻等堅果類食品，具有補腎益智的效果，能夠促進神經系統生長，被腦部迅速吸收利用，達到有效補充腦部營養的目的。利用這些堅果類煮成甜粥點心，可以讓孩子在念書時加強專注力與記憶力，達到益智健腦的效果喔!

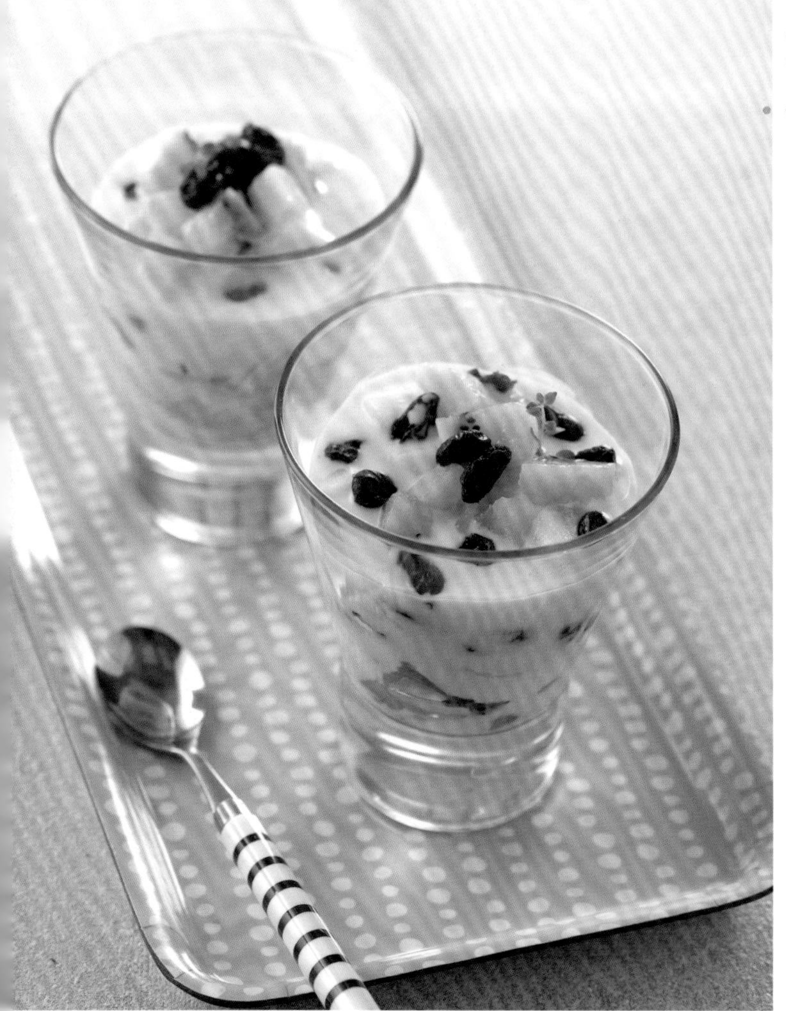

水果牛奶優格

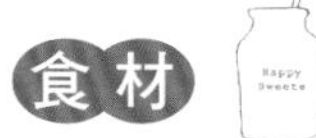

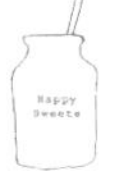

奇異果	1顆
蘋果	1顆
葡萄乾	適量
玉米脆片	適量
牛奶	200cc
無糖優格	50g

作法

1. 將家中時令的水果切成丁狀。
2. 奇異果可壓成泥狀再與優格混勻後倒入牛奶。
3. 灑上脆片，即可使用。

營養功效

含有益生菌的優格能調節小朋友的腸道，與牛奶搭配可攝取到蛋白質與鈣質的養分，改善便秘，加入脆片可以增加其口感。

做為小朋友的成長飲或是舒緩情緒都很有助益。

Q&A 成長階段的疑難雜症

從孩子呱呱墜地到長大成人，這段成長歷程對於父母而言充滿著各項挑戰與學習，在這裡我們為您列出了許多成長過程中常見的問題，讓我們一起從Q與A中解答心中的疑惑吧！

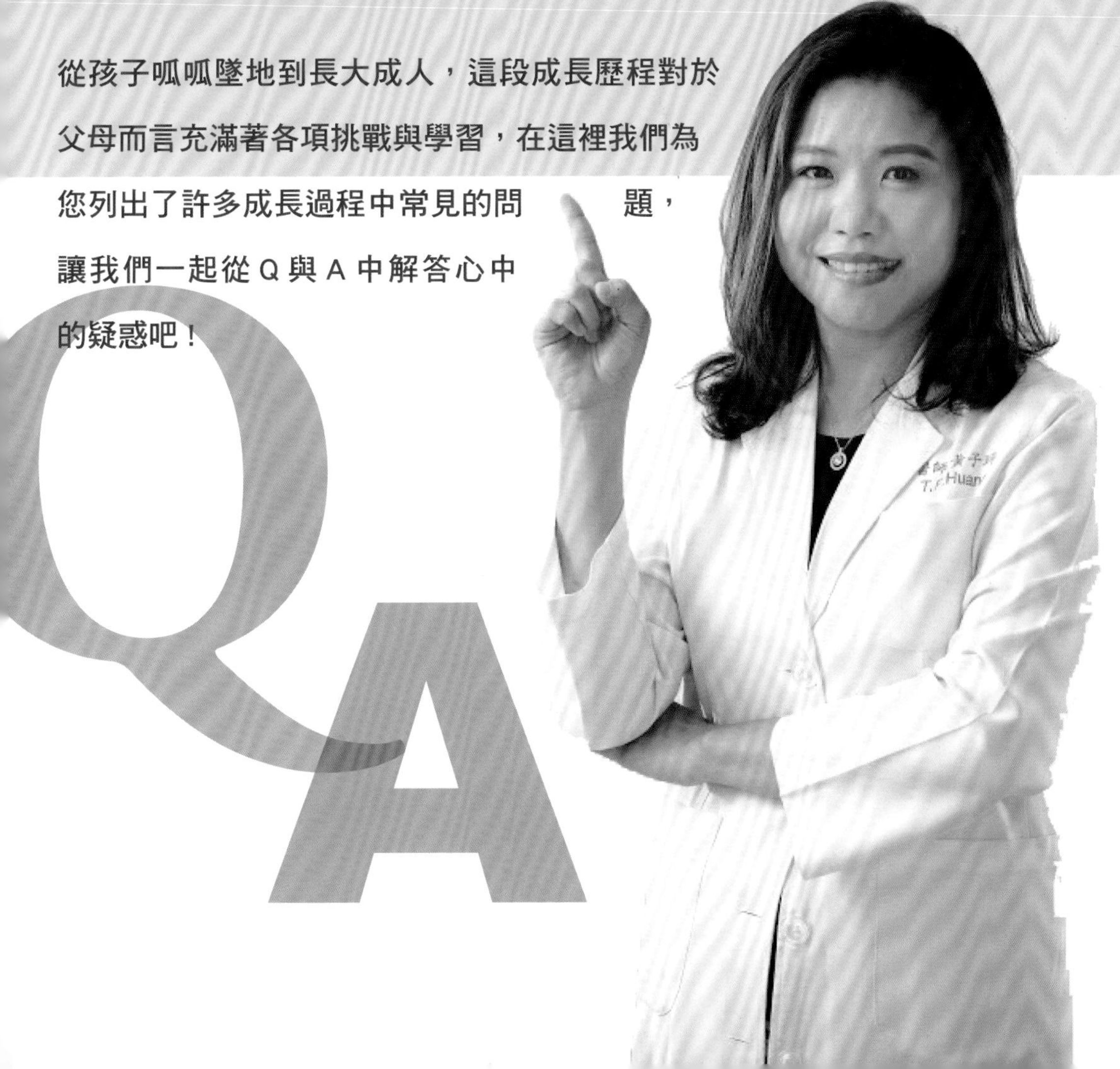

孩子食量小，不愛吃飯，先補還是要先殺蟲？

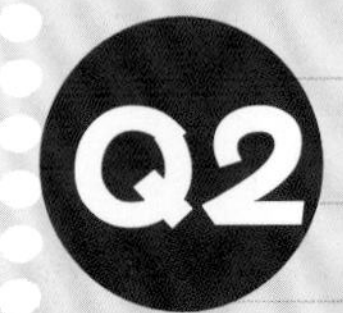

A1 一位奶奶帶著瘦小的孫兒來求診，說孩子食量很小，不愛吃飯，問說是不是肚子裡有蛔蟲？還是可以開些讓小孩愛吃飯的藥。

孩子沒有食慾、一頓飯總要吃很久，總讓大人很傷腦筋。

其實家長只要觀察一下就不難發現問題在哪裡了。

1. 三餐之外，零食不缺乏。
2. 肉食主義，又偏食。
3. 只坐，不動，不然就是運動過度。
4. 便秘，肚子老覺得脹。
5. 一邊吃飯，一邊玩或是看電視
6. 牛奶當水喝，容易很飽
7. 人不舒服，當然沒胃口
8. 關心孩子是否有以上狀況，對症下藥，乖乖吃飯絕不是問題！

女兒小一，胸部就有硬塊突起，這是提早發育嗎？

A2 隨著飲食西化及環境荷爾蒙的影響，我國兒童性早熟的發病率有增加趨勢，一般女孩較易診斷發現，以乳房發育最常見。兒童性早熟指的是女孩 8 歲前、男孩 9 歲前就出現第二性徵發育的一種內分泌疾病。女生在 8 歲前有乳房開始發育，出現陰毛、腋毛生長，甚至有月經來潮的現象，或男孩在九歲以前就開始睪丸體積增加、陰莖增大、體毛生長、變聲、時常勃起，都是性早熟的表現。

中醫認為性早熟的發生與小兒體質「陽常有餘、陰常不足」、「肝常有餘、腎常不足」的生理特質有關。常因為孩子過度的食用油炸飲食等或濫用補品等，造成腎氣過早充盈，腎火妄動導致生長發育提早啟動，因而造成性早熟的發生。

據國際期刊「輔助與替代醫學」刊登在台灣的研究資料顯示，無論服用中藥或西藥的性早熟孩童均比未服藥治療的孩童骨齡成長要延緩得多，也就是說，使用中醫或西醫治療對性早熟孩童均有幫助。

家長應時時留心孩子的生長狀況與心理發育，若遇到有孩子提早發育的狀況也莫驚慌，將孩子交給專業醫師診斷與治療方能對孩子有最妥善的照顧。

Q3 小女孩初長成！初經要注意事項

A3 恭喜家中的女兒初經來囉，在日本可是要吃紅豆飯慶祝的哦！從現在開始，要提醒孩子開始要記錄下自己月經來潮與結束的日期，血量多還少？血色是否鮮紅，是否有血塊，或在經期當下與前後有沒有任何不適的情況。

因為以上這些問題可能與體質偏寒或偏熱有關，但也可能是課業壓力太大或沉迷於電腦等，每天睡眠不足又缺乏運動，加上飲食習慣不良，不是過甜過油，就是過於生冷，要不然就是減肥過度，導致體質偏差所致。

經期間的飲食原則要注意「寒溫適宜」，勿食生冷冰飲，而過於燥熱辛辣烤炸的食物也不適合食用。

若是月經紊亂或不適的症狀輕微，可以先行觀察就好，但如果嚴重，就需尋求中醫或婦產科專業醫師的評估與治療。

Q4 經痛怎麼辦？

A4 經痛是青少女的常見症狀，嚴重甚至影響到學業，其實不論中西醫都可有不錯的療效，不過應先檢查排除器質性病變。針對經痛，中醫認為病因可能為氣滯血瘀、寒濕凝滯、氣血不足或肝腎虧損等，依證型可給予溫通理氣、活血化瘀止痛的藥物來治療。

經痛時也可用暖暖包或熱敷墊針對小腹部局部熱敷，舒緩疼痛，或以穴位按摩的方式局部點按「三陰交」、「血海」等穴位也有良好的效果。

三陰交～從內踝尖上測量 4 指寬度，沿著骨頭後沿處下壓，會有些微酸脹的感覺。

血海～屈膝，以對側手腕對準膝蓋下緣，掌心包覆膝蓋，2-5 指向膝上伸直，拇指向膝內側約呈 45° 角斜置，拇指端所按的地方就是血海穴唷！

女子無長「胸」？怎麼補才會 UP UP!

A5 一位媽媽帶著孩子來門診諮詢生長發育的治療，臨出診間門口時突然又探頭回來，比著胸前説：「醫師，阿那個能不能也幫孩子補一下？」

除了身高發展，第二性徵的發育，也會在青春期達到成熟。少女在青春期間是刺激乳腺發育、豐胸的最佳時機，雖然胸部的大小受到先天遺傳因素的影響，但適當的把握青春期，配合良好的營養補充與胸部按摩，也能夠成功打造孩子的事業線！

食補＋按摩　雙管齊下

從中醫角度而言，因為足陽明胃經通過胸部（乳頭正前方），所以把腸胃消化系統顧好，自然而然胸部就會發育良好。

飲食方面，在均衡飲食的前提下，可以多加攝取優質的動物性和植物性的蛋白質食物，優質的脂肪、富含維生素 E、微量元素鋅等的食物。像是黃豆、山藥等富含植物性荷爾蒙、豐富蛋白質、鈣、卵磷脂、和易被人體吸收的鐵，是豐胸不可缺少的食材。

不過若是有性早熟提早發育的孩子就不建議吃太多上述食材。

此外，像是酪梨富含不飽和脂肪酸、維生素E及蛋白質，能夠作為胸部發育所需的原料。海鮮類如蝦、牡蠣、蛤蜊等，所含鋅量高，與細胞生長，蛋白質合成相關，更是製造荷爾蒙的重要元素。核果、種子類富含維生素E，能促使卵巢發育完善，刺激雌性素的分泌，促進乳房長大，也是胸部發育的好原料。

除了營養補充，按摩方式可藉由每日洗澡時，由外至內畫圈式按摩，一次約按摩30至50圈，刺激生長。

中醫的豐胸湯藥配方因人而異，個性屬於緊張、內向、壓抑的人身體會比較瘦弱，需選用舒肝解鬱的中藥，若個性溫和、手腳冰冷、氣血虛弱的人則要以補益氣血為主加強補充元氣。

身材矮小，是生病了嗎？

A6 造成潛在身材矮小的原因很多，大致可以區分為兩類：矮瘦型及矮胖型。

矮瘦型的孩子，指的是身材矮小但是體重更輕（比身高的生長曲線百分比更輕），這型兒童應朝向營養不良的原因去找，如飲食攝取不夠、長期慢性疾病如氣喘、先天性或後天性心臟病、腎病變、長期嘔吐腹瀉、慢性肝病、糖尿病等原因，應著手改善這些潛在原因才能讓生長狀況恢復。

矮胖型的孩子，則是身材矮小但是體重正常或過重（接近或比身高的生長曲線百分比更重），這型兒童就需要朝向家族性矮小、染色體異常、骨骼發育不良、先天性代謝異常、內分泌疾病（如腦垂腺低能症、生長素缺乏症、甲狀腺低能症）等去尋找可能的原因。

針對內分泌機能異常造成生長遲緩，可分為促進成熟的荷爾蒙（生長素、雌激素、睪固酮、甲狀腺素）缺乏或抑制生長的荷爾蒙（可體松）過量；至於其他任何情況或疾病會干擾到身體正常的營養代謝吸收，精神情緒，內分泌，骨骼發展，都可能造成生長遲緩。

當有生長遲緩問題時，還是建議尋求專業小兒內分泌科醫師的協助，透過詳細病史理學檢查以及檢驗檢查，找出原因對症下藥，才能為孩子的成長找到最好的方向。

四物湯全家都可喝嗎？

A7 並不是每個人都需要服用四物湯，而且臨床應依病情不同調整藥味或藥量，例如經量過多時，減少或不用當歸和川芎；又如血虛有熱時，將熟地改成生地。如果過度服用人參、黃耆或四物湯等補藥，有可能導致長青春痘、口乾嘴破以及心煩失眠等副作用，因此即使只是服用藥膳，都應因人而異。

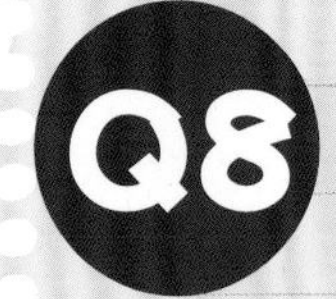

轉骨湯方，男女都能喝嗎？

A8 中醫認為「腎藏精、主骨、生髓」，髓居骨中，骨靠骨髓得到營養，腎精充足，便能滋養骨骼，腎精虛少，骨骼發育就會受到影響。而「脾」為後天之本，主四肢肌肉，與營養的消化吸收相關。因此「轉骨期」的調理應以補腎健脾、補益氣血為主。補腎強筋健骨的藥材，能促進骨骼發育，有利長高；健脾的藥材則可幫助消化與營養吸收。

男生女生在藥物選擇的側重上有所不同，男生重在「補腎益氣」，女生則重在「調肝養血」，然而，重點在於需針對每個人的體質給予個別化適當的處方進行調理。轉骨方之使用時機，女孩約於十一至十三歲，從乳房發育開始到初次月經來潮前後，而男孩則於青春期第二性徵開始發育，約於十二至十四歲時開始服用。

一般市售宣傳有增高療效的中成藥，由於是固定藥方內容，不一定適合每個孩子的體質，且太早服用轉骨藥方，反而可能揠苗助長，造成生長板癒合而影響成長，所以在選擇轉骨方藥時，最好諮詢合格的中醫師，經醫師診斷後根據孩子的體質及服用時機，開立適合方藥，才能達到最好的療效。

需要打生長激素嗎？

A9 身體能順利運作，是靠著體內許多荷爾蒙相互協調維持生理運作的結果，只要一點點荷爾蒙，就足以對生理功能產生明顯的影響。

因此，一般而言除非確定罹患生長激素缺乏症，才會進行施打生長激素的治療。除此之外，若要使用生長激素一定要經過專科醫師仔細評估後才能決定使用時機及劑量。

醫師在治療前，會先評估孩子健康狀況是否適合生長激素的施打，在治療期間，也會定期追蹤孩子的各項健康指數。

何時進行增高針灸才有效

A10 根據中醫理論，「肝主筋，腎主骨」，只要肝腎強固，自然能強筋健骨，轉骨針灸通常以健脾、補腎、補肝及疏肝理氣為主，在適當穴位上施針，通常可收到不錯效果。

穴位的選擇上，可參考第三章所選擇的按摩穴位，如湧泉穴，合谷、足三里、三陰交及百會等穴位和按摩相比，針灸可更直接地刺激這些穴位，「轉大人」效果會更加顯著。

針灸的時機，女孩約乳房發育開始到初次月經來潮前後，男孩則於第二性徵開始發育開始，可進行一週二至三次較密集的治療，也可配合轉骨藥物相輔相成，達到最佳的生長促進效果。

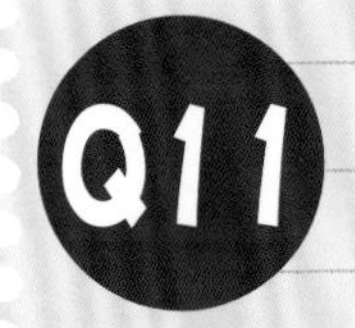

過度拉筋，練體操會長不高？

A11 目前沒有實際證據證明練體操會變矮，因為練體操時需要伸展、拉筋，這些動作對於長高而言都有益處，但是要小心可能伴隨的運動傷害。拉筋拉太過，除了容易受傷，也容易造成肌肉纖維化，反而可能造成長不高的危機。

體操選手之所以較多矮個子，並非練體操造成，而是矮個子重心比較穩，較高個子容易翻滾，所以適合練體操。

過了成長黃金期，還來得及補嗎？

A12 男孩發育一般到達骨齡十六歲，女孩到達骨齡十四歲時，身高平均會到達成年身高的百分之九十九，也就是說過了生長黃金期之後能夠再生長的空間就相對有限了。因此建議家長要從小開始把握孩子生長的黃金期，配合睡眠、飲食、運動、情緒管理四大原則，幫助孩子順利健康的長大「轉大人」。

當然，在生長板尚未癒合之前都還是有成長的空間，所以即使過了生長的黃金期，還是可以把握四大原則照顧身體，此時的調補，像是賽跑跑到最後一圈，還是可以依據孩子的體質，給予一個推動的力量讓身體順利發展到終點！

Q13 半夜抽筋，少鈣？還是生長痛？

A13 根據統計，約有 25%至 40%的孩子會在半夜發生成長痛或抽筋，在身高的衝刺期，有時因為骨骼長得比肌肉快，會造成肌肉出現牽拉痛，也就是所謂的「生長痛」。

其特徵常是早上起床不會痛，活動一天後，在傍晚、睡前，單側或對稱性的小腿、膝蓋、大腿、腳踝會疼痛，休息後或第二天就恢復正常；但若只有固定部位痛、白天持續痛，則要考慮有可能是運動傷害或其他骨骼問題，不能視為單純的生長痛。

生長痛的產生通常是因為發育不平衡造成的。在兒童骨骼生長迅速的同時，四肢骨骼周圍神經、肌腱、肌肉生長相對較慢，這樣的「不同步」發育很容易造成下肢腿部肌肉緊張。

許多家長認為生長痛是不是因為孩子缺乏鈣質？事實上，成長痛與鈣質吸收是否充足完全無關，鈣充足的孩子也可能出現生長痛，補充鈣片也不會緩解成長痛。

「生長痛」一般不需要治療就可以自行舒緩，但若情況嚴重，像是門診曾經遇過孩子因小腿酸楚行走常感到不適，甚至有孩子因為每天疼痛到哭著無法入眠而前來就診。

可利用適當地局部熱敷，或是按摩膝窩的委中、小腿肚的承山穴（可參考 P58、59 圖示）均有很好的緩解效果，有此困擾的家長不妨幫孩子試試看。

結論
以健康的心態面對身高才是重點！

偶爾在門診遇到孩子已經過了生長發育黃金期的孩子，評估後能夠生長的空間不多。父母的臉色總是一沉，孩子們看到父母的反應更是感到難過不已。又或是正在生長期的孩子，每次在門診反覆測量身高，父母親錙銖必較 0.1 公分的成長，一次又一次的測量讓孩子開始不耐煩也失去信心。

其實孩子身材嬌小，大部分家長所擔心的，不外乎是自信心的問題。然而父母若有過度強調身高發育的言語與行為，事實上都不是良好的身教，反而傳達著「身材矮真是糟糕」的錯誤信息。

更有些孩子因為感受到來子家長的焦慮，出現睡眠不安或情緒控制不佳，人際關係發展不良的自卑感，這些一定不是家長所樂見的！

從一開始我們所強調的長高的關鍵，最重要的還是「均衡的飲食，充足的睡眠，規律的運動，以及愉快的心情」。父母對孩子適當的期望是孩子成功的動力，但若只擔心孩子的身高，反而灌輸孩子過多負面的情緒，在不快樂的環境下，想長高又更加的困難了。

因此，了解並傾聽孩子對身高與身材的想法，共同討論為孩子樹立經過努力可以達到的目標，並在目標實現過程中不斷予以鼓勵和幫助，這樣可以讓孩子建立較強的獨立性和自信心，具有愉快的情緒和良好的適應力，「除了長得高，更要長得好」。以健康的心態陪伴孩子度過生長發育期，才能讓孩子身心都健康快樂的長大！